《专科护士临床工作手册》丛书

急危救治护士
临床工作手册

主　审　李乐之

主　编　李亚敏

副主编　赵先美　彭　娟

参　编　（以姓名的汉语拼音为序）

　　　　陈珊珊　贺晓波　龙柳欣　李亚敏

　　　　黎　远　彭　娟　王花芹　肖艳超

　　　　蒋荣华　赵先美　赵倩倩

人民卫生出版社

图书在版编目（CIP）数据

急危救治护士临床工作手册 / 李亚敏主编 . —北京：人民卫生出版社，2018

ISBN 978-7-117-25168-6

Ⅰ. ①急… Ⅱ. ①李… Ⅲ. ①急性病 - 急救 - 手册 ②险症 - 急救 - 手册 Ⅳ. ①R459.7-62

中国版本图书馆 CIP 数据核字（2018）第 124523 号

人卫智网	www.ipmph.com	医学教育、学术、考试、健康，
		购书智慧智能综合服务平台
人卫官网	www.pmph.com	人卫官方资讯发布平台

急危救治护士临床工作手册

主　　编：李亚敏
出版发行：人民卫生出版社（中继线 010-59780011）
地　　址：北京市朝阳区潘家园南里 19 号
邮　　编：100021
E - mail：pmph @ pmph.com
购书热线：010-59787592　010-59787584　010-65264830
印　　刷：北京铭成印刷有限公司
经　　销：新华书店
开　　本：710×1000　1/16　　印张：16
字　　数：296 千字
版　　次：2018 年 7 月第 1 版　2018 年 7 月第 1 版第 1 次印刷
标准书号：ISBN 978-7-117-25168-6
定　　价：39.00 元

打击盗版举报电话：**010-59787491**　**E-mail：WQ @ pmph.com**
（凡属印装质量问题请与本社市场营销中心联系退换）

根据《中国护理事业发展规划（2016—2020年）》要求，为大力发展专科护理，提高临床护士的专业能力，提升护理服务的专业化程度，帮助护士更好地进行职业规划，中南大学湘雅二医院根据2007年5月卫生部颁布的《专业护理领域护士培训大纲》的内容和要求，充分发挥医院作为湖南省专科护理质量控制中心的优势，结合医院护理专业小组的宝贵工作经验，组织编写了这套《专科护士临床工作手册》。

本丛书由医院护理部正副主任、科护士长担任主编，主编同时也是各护理专业组的牵头人，各专业组组长、副组长担任副主编。丛书包括12本，其中《静脉治疗护士临床工作手册》由李乐之教授主编，《急危救治护士临床工作手册》由李亚敏教授主编，《糖尿病联络护士临床工作手册》《营养管理护士临床工作手册》由黄金教授主编，《围手术期管理护士临床工作手册》《教学护士临床工作手册》由赵丽萍教授主编，《造口伤口护士临床工作手册》由曾立云主编，《疼痛管理护士临床工作手册》由姜志连主编，《药疗咨询护士临床工作手册》由欧尽南主编，《康复护士临床工作手册》由何桂香主编、《心理联络护士临床工作手册》由陈琼妮主编，《礼仪促进护士临床工作手册》由周昔红主编。

在编写过程中，始终强调理论与实践相结合，将临床实践经验归纳总结并提升到理论高度，对临床实践有较强的现实指导意义。同时，注重篇幅适宜、内容精练、便于记忆、实用性强，旨在为医院从临床专业护士的遴选、培训、晋级管理等方面提供参考建议；也可为临床专科护士提供理论、实践指导。

中南大学湘雅二医院

2017年6月

《专科护士临床工作手册》丛书
编 委 会

一、丛书编委会

主　任　李乐之　唐四元

副主任　黄　金　赵丽萍　李亚敏

委　员　欧尽南　何桂香　姜志连　曾立云　陈琼妮　周昔红　高竹林

　　　　张孟喜　杨玲凤　谭晓菊　刘卫红　陈谊月　王小艳

　　　　张慧琳　金自卫　欧阳沙媛

二、主编与副主编

书　名	主审	主编	副主编	
《静脉治疗护士临床工作手册》	黎志宏	李乐之	高竹林	夏春芳
《急危救治护士临床工作手册》	李乐之	李亚敏	赵先美	彭　娟
《糖尿病联络护士临床工作手册》	周智广	黄　金	杨玲凤	王　琴
《营养管理护士临床工作手册》	李乐之	黄　金	张孟喜	李迎霞
《围手术期管理护士临床工作手册》	李乐之	赵丽萍	刘卫红	徐　灿
《教学护士临床工作手册》	李乐之	赵丽萍	张慧琳	方春华
《疼痛管理护士临床工作手册》	李乐之	姜志连	陈谊月	肖　树
《药疗咨询护士临床工作手册》	李乐之	欧尽南	王小艳	杨　群
《康复护士临床工作手册》	李乐之	何桂香	谭晓菊	熊雪红
《造口伤口护士临床工作手册》	李乐之	曾立云	金自卫	杨　静
《心理联络护士临床工作手册》	陈晋东	陈琼妮	张展筹	汪健健
《礼仪促进护士临床工作手册》	李乐之	周昔红	欧阳沙媛	骆璐

《专科护士临床工作指南》丛书编写组

2018 年 3 月

4

　　中南大学湘雅二医院始建于 1958 年,是国家教育部重点高校——中南大学附属的大型综合性三级甲等医院,是国内学科最齐全、技术力量最雄厚的医院之一。医院脱胎于 1906 年美国雅礼协会在中国创办最早的西医院之一——雅礼医院,素有"南湘雅"之美誉。经过几代人六十年的努力,湘雅二医院不断发展壮大,医疗护理、医学教育及科学研究均居于全国前列水平。医院拥有两个国家临床医学研究中心、6 个国家重点学科以及包括临床护理在内的 23 个国家临床重点建设专科。作为湖南省专科护理质量控制中心挂靠单位,牵头指导全省 15 个专科领域专科护士的培养与认证工作。

　　为响应国家医改目标导向,深入开展优质护理服务示范工程,建设一流临床护理重点专科,进一步提高护士专业素养和综合素质,医院积极探索适应新形势、满足护理新需求的专科护士培养途径。近十年来,依托医院优势学科,借助开展湖南省专科护士培训工作的经验,结合医院护理学科发展实际,构建了多部门多学科联动的专科护士培养体系,整合了院内 12 个护理专业小组,从培训、考核、研究、质控以及专科护士层级培养与使用等方面开展了大量卓有成效的工作。

　　为继承湘雅优良传统,弘扬医院文化理念,展示我院建院六十年来在护理学科建设尤其是护理人才培养方面的经验与做法,护理部组织 12 个护理专业小组编写了这套《专科护士临床工作手册》丛书,从每个领域专科护理发展的历史沿革、组织与管理、质量控制等方面介绍了医院对专科护士的培养与使用策略;每本书还重点介绍了各领域专科护士必备的知识和基本技能,为专科护士打好理论和实践基础提供支持与借鉴。丛书的出版,将为广大读者带来新的视角、新的理念和新的方法,为护理学生和临床护士规划职业生涯和提高专业素养提供新的参考,为护理管理者谋划学科发展提供新的思路。

　　我院将在习近平新时代中国特色社会主义思想指引下,始终秉承"公勇勤慎、诚爱谦廉、求真求确、必邃必专"的湘雅校训和"团结、严谨、求实、创新"的院训,践行"技术硬如钢,服务柔似水"的二院文化理念,不断完善专科护士的培养模式,与全国护理工作者一道,共同提高专科护理水平,造福更多病人,为健康中国建设作出新的更大的贡献。

中南大学湘雅二医院党委书记
周智广
2018 年 4 月于长沙

2011年3月8日,国务院学位办颁布了新的学科目录设置,其中护理学从临床医学二级学科中分化出来,成为了一级学科,这给护理学科发展提供了广阔的空间,也给护理工作者提出了如何定位护理学科以及如何加强学科建设、提升护理学科内涵与质量的问题。广大护理工作者围绕培养护理人才、夯实护理基础、提升护理专科化水平、加强科学管理和创新护理手段等方面开展了大量卓有成效的工作,促进护理学科迅速发展,使其逐渐成为既与临床医学有交叉又有自身特色的独立学科体系。

临床护士专业化,是临床护士在专业上发展的新领域,是护理学科建设的重要元素,是适应社会进步和诊疗技术不断发展的重要手段,是保证护理工作质量、合理使用护理人力资源、构建护理人才梯队以及体现护士专业价值的重要举措。提升临床护士的专业化水平,需要在建立护士专科培训和管理使用机制的基础上,加强专业知识和专业技能培训,增加护士工作责任感、成就感,进而提高他们在不同专科领域的能力。

中南大学湘雅二医院系国家卫计委临床护理重点专科建设项目单位,湖南省专科护理质量控制中心挂靠单位。医院以建设国家临床护理重点专科为契机,借鉴培养、认证、考核湖南省专科护士方面的经验,构建学科联动专科护士培养体系,联合医务部、教务部、药学部及营养科等部门及各临床专科,成立12个护理专业小组,从培训、考核、研究及质控以及专科护士层级培养与使用等方面开展了大量工作,取得有目共睹的成效,并在湖南省专科护士能力提升大赛中斩获冠军。

为分享在专科护士培养与使用方面的经验,中南大学湘雅二医院组织各专业组长及专科护士编写了这套《专科护士临床工作手册》丛书,共12本,由医院护理部正副主任、科护士长担任主编,各专业组组长、副组长担任副主编。丛书共12本,涵盖了静脉治疗、围手术期管理、急危救治、糖尿病联络、康复护理、造口伤口护理、营养管理与支持、疼痛管理、心理联络以及药疗咨询等病人需求大、专业化要求高的领域,也包括了临床教学、护理礼仪促进等提升护理管理水平的领域。丛书既介绍了专业组构建与管理相关的信息,也介绍了各领域专科护士必备的专业知识与专业技能,对规范专科护士培养以及拓宽专科护士专业视野、提升专业能力有良好的借鉴作用。

探索科学、有效的专科护士培养与使用策略,不断提升临床护士专业化水平,促进临床护士适应社会的进步、医学专业的发展和人民群众对美好生活的期盼,是广大护理管理者和护理教育者恒久关注的话题,也是广大临床护士努力的方向。期待丛书的出版,能为护理工作者提供一些新的思路,也为护理学科发展注入新的生机和活力。

中南大学湘雅护理学院院长
唐四元
2018 年 3 月

随着专科护理迅速发展,护理学科专业化水平不断提高,要求护士必须具备更高的专业素质,更扎实的理论基础和更精准的技术。尤其急救危重专科护理领域,要求掌握跨学科、跨专业的知识技能,迅速准确的发现病人的主要问题,采取有效护理措施,配合医生抢救病人生命;要求本领域护士通晓各种急危重症的护理方法,熟悉各种急危重症监护技术,掌握多种现代化监测和治疗设备的使用方法,更加注重新知识、新技术的运用。

本手册以适应临床需求的急危重症专科护理教育,系统化培养急危重症专科护理人才为目的。围绕急危重症专科护理领域内容,参考国内外新知识、新技术和新方法,旨在向急危重专科护理领域护士提供具有临床实用性、指导性和可操作性的专科指导手册。

本手册以临床应用为基础,在内容的编写上,以最基本的急危重症护理知识和技能着手,对危重症的病因、发病机制等只加以简单概述,侧重专业的护理知识和内容,重点突出急危重症专科护士的专业性。通过本手册的学习能够掌握急危重症护理学的基本知识、基本原理、基本急救技术,熟悉常用急救仪器的性能与使用方法、医院急诊科及 ICU 病房的设置与布局、工作流程。包括院前急救、急诊科和 ICU 工作、常用急救技术和监护技术、常用仪器设备的使用以及内外妇儿学科中各种常见的急危重症的救护等。全书理论与实践相结合,较全面概述了急诊急救的常用技术和危重病人的救治,具有较强的科学性、实用性,充分体现现代急危重医学与护理的新观点、新进展,对临床急危重症专科护士有很好的指导作用。

本书由长期从事急救危重专科领域的临床与教学的资深专科护士共同编写,以医学专业及护理教材为基础,参考多部医学专著,引进最新护理理论,融入编者丰富的临床护理经验,力求达到科学性、学术性和实用性。

由于编者水平有限,不足之处在所难免,敬请各位读者批评指正。

李亚敏

2017 年 7 月

目　录

第一章　概述……………………………………………………………… 1

第一节　急危重症护理学的起源与发展………………………………… 1
　　一、国外急危重症护理学的起源与发展…………………………… 1
　　二、我国急危重症护理学的起源与发展…………………………… 2
第二节　急危重症护理学的范畴………………………………………… 3
　　一、院外急救………………………………………………………… 3
　　二、急诊科抢救……………………………………………………… 4
　　三、重症监护………………………………………………………… 4
　　四、急救医疗服务体系的不断完善………………………………… 4
　　五、急危重症专科人才的培训、教学与科研 …………………… 5

第二章　基本要求………………………………………………………… 6

第一节　院前急救………………………………………………………… 6
　　一、概述……………………………………………………………… 6
　　二、院前急救护理的实施…………………………………………… 9
第二节　急诊科管理……………………………………………………… 14
　　一、急诊科的任务与设置…………………………………………… 14
　　二、急诊科的人员组成与工作制度………………………………… 16
　　三、急诊科护理工作………………………………………………… 17
　　四、急诊科仪器设备………………………………………………… 18
第三节　重症监护室管理………………………………………………… 19
　　一、监护室的任务与设置…………………………………………… 19
　　二、监护室人员组成与工作制度…………………………………… 20
　　三、监护室医院感染管理…………………………………………… 21
　　四、危重病人监护…………………………………………………… 22

第三章　基本技术…………………………………………25

　第一节　心肺复苏术…………………………………25
　第二节　心电除颤……………………………………31
　第三节　监测技术……………………………………34
　　　一、心电监测……………………………………34
　　　二、体温监测……………………………………36
　　　三、血流动力学监测……………………………37
　　　四、动脉血气和酸碱监测………………………43
　　　五、呼吸功能检测………………………………45
　　　六、脑功能检测…………………………………48
　　　七、肾功能监测…………………………………49
　第四节　环甲膜穿刺技术……………………………50
　第五节　气管插管、切开术…………………………51
　　　一、气管内插管…………………………………51
　　　二、气管切开置管术……………………………52
　第六节　动、静脉穿刺置管术………………………54
　　　一、静脉穿刺置管术……………………………54
　　　二、动脉穿刺置管术……………………………56
　第七节　胸腔穿刺及闭式引流………………………57
　　　一、胸腔穿刺术…………………………………57
　　　二、胸腔闭式引流术……………………………59
　第八节　外伤止血、包扎、固定、搬运术……………60
　　　一、止血…………………………………………60
　　　二、包扎…………………………………………62
　　　三、固定…………………………………………66
　　　四、搬运…………………………………………68
　第九节　呼吸机的应用………………………………70
　　　一、目的与原理…………………………………70
　　　二、机械通气的适应证与禁忌证………………70
　　　三、常用通气模式及应用………………………71
　　　四、常用机械通气参数的设置…………………72
　　　五、无创通气技术及操作规程…………………73
　　　六、有创通气技术及操作规程…………………74

第十节　降温毯的应用…………………………………………………78

一、目的与原理………………………………………………………78

二、适应证与禁忌证…………………………………………………78

三、使用方法…………………………………………………………78

四、使用冰毯机的注意事项…………………………………………80

第十一节　振动式排痰机的应用………………………………………80

一、目的与原理………………………………………………………80

二、适应证与禁忌证…………………………………………………81

三、使用方法…………………………………………………………82

第四章　专科护理…………………………………………………………84

第一节　心搏骤停………………………………………………………84

一、概述………………………………………………………………84

二、心肺复苏…………………………………………………………84

三、心肺复苏有效标准和终止抢救标准……………………………87

四、心肺复苏术常见并发症…………………………………………88

五、复苏后的监测与护理……………………………………………89

第二节　急性心肌梗死…………………………………………………91

一、病因和诱因………………………………………………………91

二、病情评估…………………………………………………………91

三、辅助检查…………………………………………………………93

四、护理要点…………………………………………………………94

第三节　主动脉夹层动脉瘤……………………………………………96

一、病因和诱因………………………………………………………96

二、病情评估…………………………………………………………97

三、救治与护理………………………………………………………97

第四节　急性上消化道大出血…………………………………………100

一、概述………………………………………………………………100

二、病情评估…………………………………………………………100

三、护理措施…………………………………………………………101

第五节　急性心力衰竭…………………………………………………105

一、病因和诱因………………………………………………………106

二、病情评估…………………………………………………………106

三、救治与护理………………………………………………………109

第六节 重症哮喘 ··· 114
　　一、病因和诱因 ··· 115
　　二、病情评估 ··· 116
　　三、救治 ··· 118
　　四、护理 ··· 119
第七节 急性呼吸衰竭 ··· 121
　　一、病因 ··· 121
　　二、病情评估 ··· 122
　　三、救治与护理 ··· 123
　　四、预防 ··· 126
第八节 脑血管意外 ··· 127
　　一、概述 ··· 127
　　二、病因和诱因 ··· 127
　　三、病情评估与判断 ··· 128
　　四、临床表现 ··· 132
　　五、救治与护理 ··· 132
第九节 急腹症 ··· 136
　　一、概述 ··· 136
　　二、病因 ··· 137
　　三、病情评估 ··· 137
　　四、救治与护理 ··· 142
第十节 咯血 ··· 145
　　一、概述 ··· 145
　　二、病情评估 ··· 146
　　三、救治与护理 ··· 148
第十一节 多发伤 ··· 153
　　一、概述 ··· 153
　　二、病情评估 ··· 154
　　三、救治与护理 ··· 157
第十二节 常见临床危象 ··· 163
　　一、超高热危象 ··· 163
　　二、高血压危象 ··· 164
　　三、高血糖危象 ··· 165
　　四、低血糖危象 ··· 166

　　五、甲状腺危象……………………………………………… 167
　　六、重症肌无力危象………………………………………… 168
第十三节　多脏器功能障碍综合征………………………………… 170
　　一、病因和分类……………………………………………… 170
　　二、病情评估………………………………………………… 172
　　三、救治与护理……………………………………………… 175
　　四、预后……………………………………………………… 180
第十四节　休克……………………………………………………… 180
　　一、病因和分类……………………………………………… 181
　　二、病情评估………………………………………………… 181
　　三、治疗措施………………………………………………… 183
　　四、护理措施………………………………………………… 184
第十五节　急性中毒………………………………………………… 187
　　一、概述……………………………………………………… 187
　　二、常见急性中毒的救护…………………………………… 187
第十六节　中暑、淹溺与触电……………………………………… 197
　　一、中暑……………………………………………………… 197
　　二、淹溺……………………………………………………… 199
　　三、触电……………………………………………………… 201
第十七节　危重病人营养支持……………………………………… 203
　　一、概述……………………………………………………… 203
　　二、营养支持的方式………………………………………… 205
　　三、肠外营养在重症的应用………………………………… 206
　　四、肠内营养在重症的应用………………………………… 208
　　五、营养支持的监护………………………………………… 211
第十八节　危重病人管路护理……………………………………… 213
　　一、管路分类………………………………………………… 213
　　二、管道的护理……………………………………………… 214
　　三、气管插管的护理………………………………………… 215
　　四、气管切开导管的护理…………………………………… 216
　　五、T 管引流的护理………………………………………… 217
　　六、脑室引流的护理………………………………………… 217
　　七、胸腔闭式引流的护理…………………………………… 218
　　八、导尿管的护理…………………………………………… 218

九、胃管的护理 ……………………………………………… 219

第十九节 危重病人皮肤护理 ……………………………… 220

一、概述 ……………………………………………………… 220

二、压疮的分类及护理 ……………………………………… 221

三、床上擦浴、洗头及翻身 ………………………………… 225

第二十节 急危重病人的心理护理 ………………………… 230

一、急危重病人心理状态 …………………………………… 231

二、临床上常见心理伤害表现 ……………………………… 231

三、护理干预措施及对策 …………………………………… 232

参考文献 …………………………………………………… 235

第一章 概　述

第一节　急危重症护理学的起源与发展

随着科技的进步、医学科学和诊疗技术的迅速发展,人民群众健康需求不断提高。《中国护理事业发展规划纲要（2010—2015 年）》明确提出,要提高护士专业化水平,建立专科护理岗位培训,促进护理学科专业化水平的提高。《中国护理事业发展规划纲要（2005—2010 年）》将重症监护、急诊等护理专科确定为我国首批开展的专科护士培训领域专科。这给急危重症护理学的发展带来了新的机遇,同时也对急危重症专业的护理同仁提出了新的挑战和更高的要求。

急危重症护理学是伴随急诊医学和危重症医学同步建立、成长起来的。急危重症护理学由最初的急诊护理学、急救护理学演变而来。急危重症护理学是以挽救病人生命、提高病人抢救成功率、促进病人康复、减少病人伤残率、提高病人生命质量为目的,以现代医学、护理学理论为基础,以急危重症病人的抢救、护理和科学管理为研究内容的一门跨学科的综合性的应用学科,具有专科性、综合性和应用性。目前主要研究急诊和危重症护理领域的相关理论知识及技能,是护理学科的一个重要专业。

一、国外急危重症护理学的起源与发展

现代急危重症护理学起源于 19 世纪南丁格尔（Florence Nightingale）时代。1854—1856 年克里米亚战争时期,护理学创始人南丁格尔率领 38 名护士前往克里米亚野战医院工作,为战伤士兵提供医疗救护。她发现英军死亡的主要原因为战场外感染疾病,以及在战场受伤后未得到适当的护理而伤重致死。她建议将有希望救活的重伤员安置在离护士站最近的地方,以便能够及时的发现病情变化并提供最及时有效的救治。此行为使前线战伤的英国士兵死亡率由 42% 下降到了 2%。1863 年,南丁格尔提出将术后病人安置于距离手术室最近的房间内,待病人度过危险期后再安返病房,形成了最初的 ICU 雏形。这些充分说明了急危重症护理在抢救危重伤（病）员中起着至关重要的作用。

20 世纪 50 年代初期,北欧脊髓灰质炎大流行,许多病人出现呼吸肌麻

痪,无法自主呼吸。通过集中放置辅以"铁肺"及其他特殊护理技术,脊髓灰质炎病人的治疗取得了良好的效果。成为世界上用于监护呼吸衰竭病人的最早的"监护病房"。

20 世纪 60 年代,随着电子仪器的蓬勃发展,如电除颤器、心电示波装置、血液透析机、人工呼吸机的应用,急危重症护理进入了有抢救设备支持的新阶段。同时,现代监护仪器的集中使用,不仅促进了急危重症护理学理论与实践的完美结合,也大大促进了重症监护病房的快速建立。

20 世纪 70 年代初期,美国国会举行了建立急救医学的听证会,建立了世界第一个急救医疗服务联系中心。并于次年颁布了《急救医疗服务体系EMSS 法案》。于 1976 年完成立法程序,并相继建立了包括院前急救、现场和途中救护、ICU、CCU 监护体系。70 年代中期,在德国召开的国际医学会议上,国际红十字会提出了急救事业国际化、国际互助化和国际标准化的方针,要求急救车配备必要的仪器设备,国际间统一急救电话以及相互交流急救经验等,大大促进了院前急救的快速发展。

20 世纪 80 年代,德国运用直升机亦称"空中救护车"运送伤员。"空中救护车"被视为空中的抢救室、飞行中的重症监护室,因此也被称为空中 ICU。到 90 年代初,德国建立了直升机医疗急救站 30 个,覆盖了德国国土面积的95%,实行了半径为 50km 的空中急救网络,保证德国境内任何一点在 15 分钟内即可得到空中救援服务,成为世界空中急救最发达的国家。"空中救护车"不受地理条件的限制,不仅可以实现地区性的转运,也可以实现国际间的医疗救护转运,在意外灾害以及突发公共事件中发挥着快速高效的作用。在医疗技术飞速发展的今天,空中救护车服务已经成为一个全球性的行业。

二、我国急危重症护理学的起源与发展

我国急危重症护理学经历了一个漫长的认识与发展的过程,由最初的急诊医学、危重症医学衍生出急诊护理学、急救护理学,直至今天的急危重症护理学。急危重症护理学发展早期停留在重症病房及急救站的阶段,并没有急诊、急救、危重症护理学等概念。即是将危重病人集中在距离护士站比较近的病房便于观察及护理抑或是将外科手术后的病人安置于术后复苏室待稳定后送回病房。20 世纪 70 年代,随着心脏手术的发展,心脏术后监护病房得到了大力发展,各专科和综合监护病房也应运而生。

随着 1980 年 10 月 30 日,卫生部颁发《关于加强城市急救工作的意见》的通知以及 1984 年颁发了《医院急诊科(室)建设方案(试行)》的文件之后,北京、上海等地相继组建或准备筹建了独立的急诊科、急诊室以及急救中心,这大大促进了急诊医学与急诊护理学的发展,开始了我国急危重症护理学

的初级阶段。北京协和医院于 1982 年设立了中国的第一张 ICU 病床。1983 年,教育部和卫生部正式承认急诊医学为一门独立学科。1984 年协和医院宣布正式成立了综合性 ICU。1985 年,急诊医学研究生点正式被国家学位评定委员会批准设置。1986 年《中华人民共和国急救医疗法》颁布,同年 10 月第一次全国急诊医学学术会议在上海召开。1987 年 5 月 28 日中华医学会急诊分会在杭州正式成立。1988 年,国内首门《急救护理学》课程在第二军医大学开设。1989 年,国家卫生部将医院建立急诊科和 ICU 作为等级评定的评定标准,并确定《急救护理学》为护理学科的必修课程,明确了急诊和危重症医学的不可或缺的地位,我国急危重症护理学也随之进入了快速发展阶段。

20 世纪 90 年代国家教育部、中华护理学会、护理教育中心相继设立多个培训基地、多次举办急危重症护理学习班,培训了大批急危重症护理人员,将急危重症护理观、护理技术由医院内延伸到急救现场、扩展到社会,取得了一大进步。

2003 年"非典"疫情发生后,在国务院、卫生部领导的支持下,由急救、灾害救援医学专家举办了第一届现代救援医学论坛,每年举办一次,现已成为具有中国特色、享誉海内外的医学救援论坛。我国急危重症护理学在应对大型灾害中的地位得到了进一步提升。

2014 年中国成立首个专业航空医疗救援机组,并于 10 月 7 日赴德国接受专业的航空救援培训,9 日购入国内首架设备齐全的空中救护车。预示我国将逐步建立高效、快捷的直升机医疗急救体系。

第二节 急危重症护理学的范畴

随着急诊医学和重症医学范畴的不断扩展,急危重症护理学的范畴也日趋扩大、内容更加丰富、完善。急危重症护理学的工作范畴主要包括以下五个方面:①院外急救;②急诊科急救;③重症监护;④急救医疗服务体系的不断完善;⑤急危重症专科人才的培训、教学与科研。

一、院外急救

院外急救是指在病人送达医疗机构前,在医疗机构外开展的以现场抢救、转运途中紧急救治和监护为主的医疗活动,由急救中心(站)和承担院外急救任务的网络医院按照统一指挥调度完成。院外急救是社会保障体系的重要组成部分,是公共卫生服务和基本医疗服务的提供者,是一项服务于广大人民群众的公益性事业,关系到广大人民群众生命安全。我国是地震、洪涝、火灾等灾害事故多发的国家,因交通事故死亡的人数位居世界前列。同时,人民群众日常医疗需求的增长也给院外急救提出了更高的要求。及时有效的院外急救,对维持病人的生命、防止再损伤、减轻病人痛苦,具有极其重要的意义。同时为进一步诊治创造了条件,提高了抢救成功率,降低了致残率。

二、急诊科抢救

急诊科抢救是指对到达医院急诊科后的病人进行的医疗救护,包括快速的鉴别分诊、急诊检查及危及病人生命的对症治疗处理,急诊科需提供24小时的急诊服务,保持良好的应急状态。需及时检查补充抢救药品、物品,保持仪器设备功能完好备用,保证抢救工作能够随时开展。

三、重症监护

重症监护是指由经过专业培训的医护人员在备有先进救护和监护设备的重症监护病房(ICU)内对急、危、重症病人进行的专业、全面的监护和治疗。

四、急救医疗服务体系的不断完善

急救医疗服务体系(Emergency Medical Service System,EMSS)是指集院外急救、院内急诊科救护、重症监护病房救护和"生命绿色通道"为一体的急救网络。是城市精神文明建设、经济发展和综合服务能力的重要标志。它体现了政府的职能、树立了政府形象、保障了群众健康、促进了社会发展。急救医疗服务体系始于20世纪50年代,在一些大中城市陆续出现了院外医疗急救的专业机构:救护站。1980年,卫生部颁发了《关于加强城市急救工作的意见》的通知,EMSS进入快速发展时期,形成了集医疗急救和快速转运为一体的院外医疗急救模式。许多城市先后建立了急救站或急救分站,对意外灾害事故伤员和急危重症病人实施现场急救和快速转运。1987年,卫生部颁布《关于加强急诊抢救和提高应急能力的通知》,提出了各级急救组织需"通讯灵敏、指挥有效、抢救及时、减少伤亡"的工作目标。同年卫生部、原邮电部一起开通了急救呼叫专线电话120。1994年,《医疗机构管理条例》中规定一级医院需设立急诊室,二级以上医院需设立急诊科。2004年,卫生部、信息产业部共同颁布了《关于加强院前急救网络建设及"120"特服号码管理的通知》。截至2005年,我国成立急救中心(站)141家,急救网络医院达18 703家。2013年10月22日国家卫生和计划生育委员会讨论通过《院前医疗急救管理办法》,加强了院前医疗急救管理,规范了院前医疗急救行为,提高了院前医疗急救服务水平,促进了院前医疗急救事业发展。

完善的急救医疗服务体系需包括功能良好的通讯指挥系统、现场救护、配有急救和监测装备的运输工具、高水平的网络医院急诊服务和强化治疗。各组成部分既有各自独立的工作职责和任务,又密切联系,形成一个既有严密组织又有统一指挥的急救网络。其中急救中心(站)负责院外急救的指挥和调度,按照院外急救需求配备通讯系统、救护车以及医务人员,开展伤病员的现场抢救和转运。

五、急危重症专科人才的培训、教学与科研

急诊科和重症监护室危重病人数量多、病情重、病种繁。为了适应急诊和危重症医学的发展和社会的需要,需努力加强急危重症护理学的科学研究及情报交流工作,将急危重症护理学的教学、科研与实践紧密结合,提高学术水平,促进人才培养。2007年卫生部办公厅印发《专科护理领域护士培训大纲》的通知,对重症监护和急诊专科护士培训做出了明确规定。在本学科领域内根据规定广泛开展教学、科研和人才培养工作,努力提高急危重症护理服务水平,加速人才队伍建设,促进急危重症护理专业及学科发展。

第二章 基本要求

第一节 院前急救

一、概述

院前急救（pre-hospital emergency medical care）是指承担院前急救任务的网络医院和急救中心（站）在病人被送达医院救治前，按照统一指挥调度，在医院之外的环境中开展的以现场救护和转运途中的救治、监护为主的医疗服务。它是我国社会保障体系的重要组成部分，是一项由政府主办的非赢利性的公益事业，是公共卫生服务和基本医疗服务的表现形式。我国是灾害事故多发的国家，火灾、地震、洪涝等灾害频发，交通事故死亡人数已位居世界前列。院前急救在满足人民群众日常医疗急救需求的同时，在应对数次严重灾害事故和 SARS 等疫情方面发挥了不可替代的作用。

（一）院前急救的重要性与特点

院前急救是急诊医疗服务体系中的重要一环。各种急危重症病人、意外事故以及突发灾难遇害者，均需要在第一现场进行紧急的初步救治，力争维持生命体征的平稳后，快速转送至最近的符合救治标准的医院急诊科进行进一步的诊治。院前急救是否及时、准确、有效，直接影响到病人的安危。及时、准确、有效的院前急救可以将遇难者安全、迅速地脱离危险环境，为院内救治赢得宝贵的时间和创造条件，大大降低病人的死亡率，减轻伤残及后遗症，提高今后的生活质量。院前急救具有公益性、突发性、紧迫性、艰难性、灵活性和复杂性等特点。

1. 公益性　院前急救是由政府举办的一项公益性事业。按照"统筹规划、整合资源、合理配置、提高效能"的原则，由卫生计生行政部门统一组织、管理和实施。

2. 突发性　院前急救的对象大多数是人们预料之外的、突然发生的危及生命安全的创伤、中毒、急症、灾害事故等伤员或病员。事件发生随机性强。重大灾害或事故何时发生往往都是未知数。伤员或病员可为少数发生，也可成批出现。当成批出现时，往往会造成恐慌，出现措手不及。因此，我们需平时普及并提高公众救护知识与技能，制定相关预案，当突发事件出现时，能够进行自救自护等专业救援。

3. 紧迫性 院前急救的紧迫性是指病人病情紧急、时间紧迫。时间就是生命,一般危重病人最佳急救时间为伤后12h内,猝死病人的抢救最佳时间是4min,严重创伤病人的急救黄金时间是30min。紧迫性还体现在心理上的紧急,病人及家属往往会出现心理上的焦虑、恐惧等。因此要求救护人员常备不懈,有任务立即出发,分秒必争,做好现场救治工作,尽早安全、快速将伤员送至就近的符合标准的医院,同时关注病人及家属的心理需求,做好安抚。

4. 艰难性 院前急救的艰难性体现在气象、环境恶劣。灾害发生时往往伴随着恶劣天气的发生,如地震发生时,往往伴随着下雨、环境恶劣,道路交通被阻断,余震的发生等还可能造成人员的再受伤;病人可能所处的环境光线暗淡、人群拥挤、空间狭小,抑或车辆振动、噪音大,都给院前急救带来了更多的困难与挑战。艰难性也体现于病人的病情救治的艰难性,事故及灾害遇难者往往病情重、病种复杂,伴随着多器官、多系统受累,需要具有丰富医学知识和过硬技术的医务人员才能胜任急救任务。

5. 灵活性 院前急救常在缺医少药的情况下进行,常无齐备的抢救药品、器材以及抢救工具。因此,抢救人员需机动灵活地在伤病员的周围寻找抢救代用品,修旧利废,就地取材,为伤病员争取最佳的抢救时机。

6. 复杂性 院前急救的伤病员多种多样,往往一名伤病员存在着多专科的病变、损伤,需要急救人员在较短的时间内对不同的病情进行及时、合理的处理。救护人员需具备过硬的急救理论知识及相关技能,才能胜任复杂的院前急救。

（二）院前急救的任务与原则

急救中心(站)是院前急救的主体,与急救网络医院共同组成院前医疗急救网络。由县级以上地方卫生计生行政部门按照就近、迅速、安全、有效的原则设立,并统一规划、统一设置、统一管理。急救中心(站)负责院前医疗急救工作的指挥和调度,按照院前医疗急救需求配备通讯系统、救护车和医务人员,开展现场抢救和转运途中救治、监护。急救网络医院按照急救中心(站)指挥和调度开展院前医疗急救工作。

1. 院前急救任务 院前急救的功能是维持伤病员基本生命体征,减轻伤病员痛苦,稳定伤病员病情,防止再损伤、降低伤残率,并快速实现安全转运。

（1）对平时呼救伤病人进行现场急救和快速、安全运送。平时呼救救护车的病人可分为三类:第一类是在短时间内有生命危险的急危重症病人,如急性心肌梗死、急性中毒、急性呼吸道梗塞、大出血严重创伤等病人,大约占呼救伤病员的10%~15%。需就地行心肺复苏抢救的伤病员低于5%。对此类伤病员需现场抢救,做好初步紧急处理,如:心肺复苏、畅通气道、止血等,待伤病员生命体征较平稳后进行安全转运。第二类为病情较紧急、短时间内不存在生命危险的急诊病人,如骨折、哮喘、急腹症、高热等病人,大约占呼救伤病员的60%。此类伤病员需采取现场的初步处理,以稳定病情、减轻痛苦、减少和避免并发症的发生,如骨折病人先固定后转运。第三类为慢性病病人,此类病人不需要现场急救,大约占呼救的10%~15%,但需要救护车提供转运服务。

（2）大型灾害或战争时的院前急救 灾害既包括自然灾害也包括人为灾害。灾害或战争发生时伤员数量多、伤情重、病情复杂。既需要做好对遇难者的平时急救,也需要与其他救灾系统如消防、交通、公安等部门进行密切配合。当出现大批伤员时,结合实际情况执行抢救预案,若无抢救预案,加强伤员分类、做好现场救护,进行及时合理的分流和安全运送。必要时,就地搭建帐篷医院。根据我国国家紧急医学救援队的主要任务,国家卫计委于2016年5月提出了帐篷医院管理要求,包括帐篷医院的基本功能、帐篷医院的基本技术形式、帐篷医院的部署、展开、运输方案、设备的包装形式等,明确了利用帐篷医院开展医疗救援工作的技术规范,从而进一步提升了国家紧急医学救援队能力建设的规范化水平。

（3）特殊任务的救护值班 特殊任务包括当地的大型集会、国际比赛、外国元首来访以及重要会议等。执行特殊救护值班任务的急救系统需时刻处于一级战备状态,随时应付各种意外事件的发生。

（4）进行紧急医疗救援调度和负责指挥信息系统开发和应用任务 院前医疗急救指挥信息系统是服务于院前医疗急救,围绕支撑和提高急救管理、服务能力,为挽救生命、减轻痛苦而提供信息处理以及智能化决策功能的计算机信息系统,是在统一的数据中心基础上搭建的应用性平台,包括调度指挥功能、质量控制和管理功能、急救资源和收费管理功能以及系统的管理功能。

（5）急救知识的宣传普及 院前急救的成功率与广大民众的自我保护意识、自救和互救的能力息息相关。在现场为伤病员提供紧急救护的人被称之为"第一目击者"。它可以是伤病员的家属、同事、警察、保安人员、消防人员,也可以是公共场所服务人员。平时通过广播、电视、网络、报刊等方式对公民普及急救相关知识,举办各种现场救护及复苏知识的技术培训班,可以大大提高第一目击者的救助能力,为伤病员赢得宝贵时间,提高院前医疗急救的成功率。

2. 院前急救的原则

（1）先排险后施救:在实施现场救护前,施救人员需先进行初步的环境评估,必要时,需排除危险后再实施救护。如触电导致的意外需先切断电源排除险境后再实施救护;如因煤气泄漏导致一氧化碳中毒现场,需先帮助中毒者脱离中毒现场再进行进一步的施救。只有这样,才能既保证伤病员的安全,又保证施救者自身的安全。

（2）先重伤后轻伤:优先抢救急危重症者再抢救病情较轻者。在伤员呈成批出现,时间、人力、物力有限的情况下,需在遵循"先重后轻"原则的同时,考虑重点抢救有可能存活的伤病员。

（3）先施救后转运:对急危重症伤病员,需先进行现场的紧急处理后在医疗监护下进行安全转运。切忌"抬起就跑",需进行初步处理,待伤病情较稳定时再进行转运至医院。

（4）急救与呼救并重:只有一人在场的情况下,需先进行紧急施救,再在短时间内进行呼救;多人在场时,救护与呼救同时进行。

（5）转运与监护相结合:转运途中密切监测伤病员伤情及病情,必要时进行急救处理,如心肺复苏、除颤、气管插管、面罩－球囊加压给氧等,使伤病员能够安全到达医院继续治疗。

（6）紧密衔接、前后一致:防止前后重复的操作、也要避免遗漏和出现差错。完善现场急救措施、正规填写医疗文本,保证医疗急救前后有文字数据,并妥善保管,做好交接工作。

二、院前急救护理的实施

（一）现场评估与呼救

1. 现场评估

（1）检查并评估事发现场的安全性、事故(事发)性质、事故原因及受伤人数等。必要时首先将伤病员移离险地、封锁现场,然后决定是否寻求帮助。并细心听取伤病员或旁观者提供的资料,迅速了解意外发生的过程及原因。如:怀疑煤气泄漏的现场,切勿使用电门铃、电话及其他任何会发出火花的装置;进入现场之前,关掉无线电话;在交通事故中,施救人员需确保道路交通已被控制并已关掉汽车发动机后开始实施现场急救;发生触电时,必须先截断电源或用安全的方法将伤者与电源隔离后再接近触电伤者。

（2）快速对伤病员的病情进行评估,诊断伤势。首先检查伤病员神志是否清醒、呼吸是否正常、气道是否通畅、脉搏是否有搏动等重要生命体征,并随时观察变化。对成人采取在双耳进行呼唤、轻拍双肩等方式,婴儿采取拍打足跟、掐捏上臂等方式进行刺激。若成人出现睁眼或肢体运动,婴儿出现啼哭说明伤病员尚有意识。若对刺激无反应,说明意识丧失。运用视、听、触、嗅等方法检查伤病员的病情,了解和发现其主要表现。同时让伤病员保持正确的体位(包括卧位),切勿随便摇晃以及搬运病人,以免加重病情。

2. 紧急呼救

(1)紧急启动EMSS系统:早期有效的呼救,对急危重症病人获得及时有效的救治至关重要。"通讯指挥中心"对急救电话作出即时反应,根据伤病员所处的位置、病情,指令离伤病员最近的急救中心(站)或医疗机构进行救护工作,以加快救援、提高效率。

(2)电话呼救:"120"是我国院前急救的唯一特服呼叫号码,是院前急救机构受理医疗救援呼救后,代表卫生行政部门进行协调、指挥医疗资源、应对突发公共卫生事件和灾害事故的重要工具。

第一目击者拨打120电话呼救时,需沉着冷静、忙而不慌、急而不乱。讲话不能采用方言,也不能含糊不清。第一目击者需准确、清楚地讲述以下内容:①伤病员所处的详细位置,包括街道、小区的标准名称、楼栋及门牌号码。若位置不详,则需指明特征性的标志物。②伤病员的基本情况:事故发生是车祸、脑卒中、坠楼,还是中毒、心脏病发作;若为食物中毒,大概有多少人、大概什么时候吃过什么东西,并留下可疑物品;伤病员神志是否清醒、存在哪些主要的症状等等。便于急救人员做好相应准备,一到现场立即投入抢救。③留下联系电话、约定好接车地点。④若为车祸,需讲明有大概多少人受伤。发生于高速公路上的车祸,需讲明车辆朝向以及大约在多少公里处。同时务必拨打110或122报警。讲述完毕后,需在120指挥中心调度员挂断电话以后放下话筒,确保调度员已获得急救所需的全部信息。

在挂断求救电话后,做好以下几件事情:①派专人在救护车必经的住宅楼大门口或路口等候,引导急救人员尽快到达现场。②移开楼道和院落中可能影响施救人员搬运伤病员的障碍物。③条件允许的情况下,将伤病员住院时必需的生活用品、病情资料准备携带,如门诊病历、B超报告单、心电图报告单等。④若救护车约定时间内未按时到达,再次拨打120电话询问,不要轻易离开约定接车地点。救护车到达后挥手示意接应。救护车到达后,向前来的急救人员介绍病情,告知已采取的初步急救措施,保证急救的连续性、完整性。⑤若第一目击者或家属离开约定接车地点或自行将病人送往医院,需给120指挥中心调度员回话讲明。同时,120求救电话是受我国法律保护的公益设施,不需要求救时不得随意拨打。

(二)现场救护

院前急救基本原则为先救命、后治病。救护人员到达现场后,首先要迅速而果断地处理直接威胁伤病员生命的伤情或症状,同时迅速对伤病员进行全身体检。

1. 检伤 进行检伤时,注意听取病人或旁观者的主诉;问清与发病、创伤有关的细节;仔细查看与主诉相对应的症状、体征及局部表现。检伤时,原则上尽量不移动伤病员的身体,尤其对尚不能确定伤势的创伤病人,移动可能会加重伤情。动作迅速、轻柔,不同病因的病人检伤的侧重点不同。要随时处理直接危及生命的症状、体征。

（1）生命体征:包括瞳孔、脉搏、呼吸、血压、皮肤温度及末梢循环情况。

1）瞳孔:对光反射是否灵敏、是否等大等圆、压眶反应或角膜反射是否存在。瞳孔不等大常提示颅脑损伤的存在;瞳孔一侧散大常提示颅脑血肿、脑疝形成。双侧瞳孔针尖样大小常提示有机磷、毒蕈、吗啡中毒或脑干病变。眼球固定、双侧瞳孔散大、对光反射消失,常提示濒死或已死亡。

2）脉搏:触摸桡动脉。若桡动脉触摸不清,提示收缩压低于 80mmHg。猝死或濒死伤病员触摸颈动脉或股动脉。心率 >120 次 / 分时,提示病情严重。

3）呼吸:观察呼吸频率、节律、深浅度有无异常。注意是否存在被动呼吸体位、呼吸困难、发绀及三凹征。

4）血压:常规测量肱动脉血压。若伤病员双上肢受伤,测量腘动脉压。血压过高需给予降压措施;血压过低提示大量出血或休克的存在。

5）皮肤温度及末梢循环:观察、触摸伤病员肢体末梢血液循环情况,有无皮肤湿冷、发绀或花斑形成,必要时测体温。

（2）头部体征

1）口:观察口唇有无发绀、破损,口腔内有无血液、呕吐物或脱落的牙齿。若发现牙齿脱落或安装有义齿,及时清除。观察是否存在因误服腐蚀性液体导致的口唇烧伤或色泽改变。经口呼吸者,观察其呼吸频率、幅度以及是否存在呼吸阻力或异味。

2）鼻:观察鼻腔是否通畅,有无血液、脑脊液自鼻孔流出,有无呼吸气流,鼻骨是否完整或存在变形。

3）眼:观察眼球表面及晶状体有无充血或出血,视物是否清楚等。

4）耳:评估听力如何,耳道中有无异物、有无液体流出、流出物为血性还是清亮的、耳廓是否完整。

5）面部:面色苍白还是潮红,有无额头大汗。

6）头颅骨:观察头颅骨是否完整,有无血肿或凹陷。

（3）颈部体征:检查颈部外形与活动,检查颈前部有无损伤、出血、血肿,有无颈项强直。颈后部有无压痛。触摸颈动脉,注意有无颈椎损伤。

（4）脊柱体征:主要是针对创伤病员。在未确定创伤病员是否存在脊髓损伤时,不可盲目搬动病人。检查时,手平伸向于病人后背,自上向下触摸,检查是否存在肿胀或形状异常。对神志不清者,若已确知病员不存在脊髓损伤或非创伤性急症,将病员放置于侧卧位,这种体位能使病人被动放松并保持呼吸道通畅。

(5)胸腹部体征:检查锁骨,有无异常隆起或变形,稍施压力,观察有无压痛,确定有无骨折并定位。检查胸部,观察病人吸气时两侧胸廓起伏是否对称;胸部是否存在创伤、出血或畸形。双手平开轻压胸部两侧,检查是否存在肋骨骨折。观察腹壁是否存在创伤、出血或畸形;检查腹壁有无压痛、肌紧张;尽可能的确定受到损伤的脏器及范围。

(6)骨盆体征:双手分别放在病人髋部两侧,轻加压力,检查有无疼痛、骨折。观察外生殖器是否存在明显损伤。

(7)四肢体征

1)上肢:检查上臂、前臂及手部是否存在异常形态、肿胀或压痛。若为清醒且能配合体检者,让病人活动手指及前臂,检查其推力、皮肤感觉、观察肢端、甲床血液循环状况。

2)下肢:双手同时进行检查双下肢,两侧相互对照,判断有无变形、肿胀,不可随意抬起病人的下肢,以免加重创伤。

2. 伤检分类 成批伤员出现时,需及时进行现场分类。根据伤病员的受伤部位、生命体征、出血量的多少判断伤情的轻重。伤病员可分为四类:

(1)轻度:此类伤病员病情较轻、意识清醒、能积极配合检查,反应灵敏,生命体征正常,以绿色标记。

(2)中度:此类伤病员若短时间内得到及时有效处理可不危及生命,若未得到及时处理伤情很快恶化,以黄色标记。

(3)重度:此类伤病员随时存在生命危险,需立即抢救,以红色标记。如:窒息、昏迷、溺水、休克、大出血、触电、中毒等。

(4)死亡:此类伤病员意识丧失,呼吸、心跳停止,各种反射消失,瞳孔固定散大,以黑色标记。

3. 救护要点

(1)保持呼吸道通畅、维持呼吸系统功能:包括清除痰液、分泌物;口对口人工呼吸、机械通气等;以及对重度气胸病人进行穿刺排气。

(2)维持循环系统功能:包括心力衰竭、高血压急症、急性心肌梗死以及各种休克的处理;严重心律失常的心电监测、药物治疗、电除颤、心脏起搏和体外心脏按压等。

(3)维持中枢神经系统功能:包括急性脑水肿的降颅压治疗、急性脑血管病的处理等。

(4)意外事故、急性中毒的处理。

(5)颅脑、脊柱以及其他外伤的固定、止血、包扎和搬运等。

（6）止血、止吐、止痉、止痛、止喘等对症处理。

（三）转运与途中监护

决定伤病员能否转运的条件是在搬动及运送途中,伤病员不会因为转运而危及生命或使病情急剧恶化。伤病员搬运工作需在原地进行抢救、止血、包扎、固定伤肢后进行转运。搬运重伤员时,动作需轻柔,颈、腰椎损伤病人需三人以上同时搬运,保持脊柱的轴线水平。院前急救需重视并合理运用搬运技术。常用转运方式的特点及护理。

1. 担架转运伤病员的特点及护理

（1）特点:不受地形限制,较舒适平稳,但速度慢、人力消耗大且受气候影响。

（2）护理要求:①行走时,病人的足在前,头在后,便于观察病情;②尽量保持病人身体呈水平状态;③必要时捆绑保险带,注意防雨、防寒、防暑。

2. 汽车转运伤病员的特点及护理

（1）特点:快捷、受气候条件影响少,但对道路有要求。部分伤病员存在晕车时会出现恶心、呕吐,甚至加重病情。

（2）护理要求:①避免突然刹车使车内人员受伤;②病人的担架需牢固固定;③医务人员和陪同者使用安全带或抓牢扶手;④病人在车内体位应根据病情随时调整,大多数应平卧位;⑤脊椎损伤病人垫硬板,骨折病人防止车辆剧烈颠簸造成损伤加重;⑥昏迷、呕吐病人头偏向一侧,避免误吸、呼吸道阻塞;⑦病情变化时,若车辆行进中不能操作,需立即停车急救;⑧若伤病员存在强迫体位,应以病人舒适为主;⑨个别伤病员病变部位在行驶中需做好减震。

3. 列车转运伤病员特点及护理

（1）特点:舒适,不受气候及道路的影响,但是时间较长。

（2）护理要求:①对特殊重伤员作出标记;②做到勤询问、勤查体、勤处理、勤巡回;③全面观察,重点监护。

4. 飞机转运伤病员特点及护理

（1）特点:速度快、效率高,不受道路地形影响,但随着飞行高度的改变,含氧量下降,对肺功能不全及肺部病变病员不利;气压低、湿度低,对气管切开病人不利;上升、下降时气压改变对开放性气胸、脑脊液漏及腹部术后病人不利。

（2）护理要求:①空运时应注意加强气道的湿化及保温;②休克病人头向机尾,防止飞行过程中脑缺血;③脑脊液漏病人用多层纱布保护,因气压低时会增加漏出液;④气管插管及切管切开病人气囊内注气量需较地面少,防止高空低压时气囊膨胀导致黏膜缺血性坏死;⑤颅脑外伤及颅内高压者需进行骨片摘除减压术后空运。

5. 轮船转运伤病员特点及护理

（1）特点：运送平稳，但是速度较慢，易受气候条件影响，易晕船加重病情，一般适用于洪涝灾害时。

（2）护理要求：晕船出现恶心、呕吐病人在病情允许的情况下采取侧卧位，防止误吸。

第二节　急诊科管理

一、急诊科的任务与设置

（一）急诊科的任务

急诊科是抢救急危重症病人的主要场所，是医院临床工作的前哨阵地。随着急诊医学的不断扩展，急诊科的工作任务也日趋扩大，主要包括院前急救伤病员的救治、院内急诊病人的救治、急危重症病人监护与救治、突发事件的急救工作以及急诊护理的教学、科研和人才培养等。

1. 院前急救伤病员的救治　院前急救对急、危、重症伤病员进入医院前进行了初步的医疗急救与护理，为病人的院内救治争取了宝贵的时间，创造了条件。对维持病人的生命、减轻病人痛苦、防止再损伤、提高抢救成功率、减少伤残率具有极其重要的意义。承担院前急救任务医院的急诊科需随时做好接收院前急救伤病员的准备，对其进行及时有效的救治。

2. 院内急诊病人的救治　院内急诊救护是指对到达医院急诊科的病人进行的医疗急救与护理，是医院急诊科的主要任务。急诊科需 24 小时应诊，包括病人的接收、快速的鉴别分诊、急诊检查以及对危及病人生命的急危重症进行对症治疗处理。

3. 急危重症病人监护　急危重症病人监护是指受过 EICU 专门培训的医护人员在备有急救设备和先进监护仪器的急危重症监护病房（emergency intensive care unit, EICU）对急危重症病人进行的治疗与护理。急诊科医生与护士密切配合，共同完成对急危重症病人的抗休克、心肺复苏等生命支持及救护，必要时行紧急手术来挽救生命。

4. 突发事件的急救工作　急诊科应随时做好充分的人力、物力准备以及各项应急预案。当自然灾害或突发事件发生时，接受政府部门的指令，随时做好承担重大灾害性事故及突发公共卫生事件的救援工作。

5. 急诊护理领域内教学、科研及人才培养　急诊科病人病情重、病种复杂，需积极开展各项研究工作，提高急诊急救质量。同时，急诊科是急诊专科人才培训的良好基地,应广泛利用专业资源开展教学、科研及人才培养工作,提高急救护理服务水平,加速急诊护理人才队伍建设,促进急诊护理专业的学科发展。

（二）急诊科设置

1. 急诊科建筑布局要求　急诊科是相对独立的医疗单元,建筑布局需遵循便于病人快捷就诊和利于预防控制医院感染的原则。

急诊科应设于门诊建筑楼的附近,自成一片独立就诊小区,与住院部及功能检查科室相邻。为便于病人就诊,急诊科白天需有指路标志,夜间需有路灯标志;设有病人专用出入口通道,便于分流病人;设有停放急救车的前坪,便于停放抢救车辆;急诊科大门需宽敞,便于担架、推车的进出转运;大厅需有足够空间,便于停放推车、轮椅等;急诊科各工作单元、通道设置需充分考虑人流、物流的合理,便于观察、治疗病人和人群流动;室内空气流通、光线明亮、符合卫生学要求。

2. 急诊科基本设置及要求　急诊科的基本设置包括鉴别分诊处、抢救室、急诊各科诊疗室、洗胃室、观察室、治疗室、急诊手术室、急诊重症监护病房（ICU）。同时还应独立设置急诊挂号收费室、药房等功能用房。此外,还应设置医生工作站、护士工作站、保安工作站、值班室、料理室、库房等辅助用房。

（1）鉴别分诊处设置要求:鉴别分诊处设置于急诊科入口处,由鉴别分诊护士初步评估病情,指导病人挂号就诊,疏导病人快速进入抢救室或各科诊室。鉴别分诊处基本设施包括分诊台、呼叫系统、电脑信息系统、电话等,有条件的医院配置电视监控系统;常用医用检查设备包括听诊器、血压计、体温计、压舌板、手电筒等;常用办公用品包括常用检验单、检查单、处方单、各种登记本、排班表、联络电话本等。

（2）急诊室设置要求:根据医院规模大小和就诊量设置有所不同。业务量较大、病种多的医院设置内科、外科、妇产科、眼科、口腔科、耳鼻咽喉科、皮肤科等诊室。小型医院设普通外科、普通内科和五官科。诊室配备诊查床1~2张。诊查床配有保护病人隐私的隔帘,床边配备氧气和输液装置。

（3）抢救室的设置要求:抢救室应设置为封闭式或半封闭式。①空间布局:抢救室设于急诊室进门处,需有足够的空间、充足的阳光。医护工作站需能观察到抢救室内的情况。抢救间配有抢救常用的流程图。如脑出血的抢救程序、心搏骤停的抢救程序、脑外伤的抢救程序等。制订抢救室工作制度、消毒隔离制度等。②常用器材:常规配备气管切开包、静脉切开包、开胸包、胸穿包、腰穿包、洗胃包、导尿包、压舌板、开口器、牙垫、舌钳等抢救器械。备有各种型号吸痰管、吸氧管、胃管、气囊、导尿管、胸腔引流瓶、外科止血带、气胸抽气机、冰袋、冰帽、加压输血器、氧气袋和输液、输血等用物。③仪器设备:抢救室备有必要的抢救器械如抢救车、洗胃机、心电图机、心电监护仪、简易呼吸气囊、给氧系统、负压吸引装置、除颤仪、呼吸机、全套气管插管箱或喉镜等。④常用抢救药品:抢救车配备各类抢救药品。如抗休克药、强心药、血管活性药、抗心律失常药、镇静镇痛药、中枢兴奋药、解毒药、利尿药、止血药、降压药及常用液体等。

（4）急诊观察室设置要求:急诊观察室或留观室按医院总床位的5%设置,收治对象为短时间内不能明确诊断、病情可能随时出现危险或抢救后生命体征暂平稳需候床住院的病人。急诊观察室按医院正规病房设置管理,由相对固定的医护人员负责管理。设独立的医生办公室、护士站、治疗室、开水房、卫生间等。设立正规床位,床号固定,对每一位留观病人均应建立医嘱本、病情交班本、护理记录单、书写正规病历等。

（5）急诊治疗室设置要求:治疗室靠近护士站,便于各项操作进行。

（6）急诊手术室的设置要求:急诊手术室的设置要求应与医院手术室相同,但规模较医院手术室小,主要接受急诊外科清创和急诊小手术。急诊手术室基本设备包括活动手术桌、简易手术床、无影灯、手术用清创缝合包、紫外线灯、手术用物品、中心供氧装置和吸引装置、器械柜、各种消毒容器、常用治疗及消毒用品等。

（7）急诊重症监护病房（EICU）的设置要求:急诊重症监护病房实行全封闭式管理,对生命体征不平稳、诊断不明、暂不能转运的急危重症病人进行监护治疗。

二、急诊科的人员组成与工作制度

（一）急诊科人员组成

急诊科根据医院急诊每日就诊人次、工作量以及开放床位数综合配备人员。需配备受过专门训练、掌握急诊医学基本理论、基础知识、基本操作技能,并具备独立工作能力的医护人员。抢救床位与护士比为1:2~3;观察床位与护士比为2~3:1,监护床位与护士比为1:3~4;急诊科护士需具备3年以上临床护理工作经验,经规范化培训,掌握急危重症病人的急救护理技能,并定期接受急救技能再培训。

（二）急诊科工作制度

急诊科应24h开放,随时应诊,节假日照常接诊。工作人员严格执行首诊负责制、明确急救工作的性质、任务。严格执行抢救规则、制度及技术操作常规。严格掌握急救医学的理论和抢救技术以及分诊制度、抢救制度、交接班制度、查对制度、观察室工作制度、治疗护理制度、病历书写制度、监护室与抢救室工作制度、消毒隔离制度、查房会诊制度等。严格履行各级各类人员职责。

三、急诊科护理工作

（一）急诊护理的工作特点

1. 病情紧急 急诊病人发病急、变化快，护理病人时需有对病人生命高度负责的精神，分秒必争，争取抢救时机。

2. 随机性强 急诊病人就诊人数、时间、病种、病情危重程度等难以预料，急救药品、物品及抢救仪器设备应定专人管理、定数配备、定位放置，随时处于备用状态。

3. 工作繁忙 急诊病人就诊相对随机性大、无规律、可控性小，难以预料。发生意外灾害时，需承担成批伤员的抢救工作，工作更加繁忙。

4. 工作压力大 急诊病人病情危重需要紧急抢救处理，病人及家属对生命安危处于焦虑、极度紧张甚至恐惧的状态，也处于十分激惹状态，救治过程中的不理解容易产生误会甚至医疗纠纷，致使护士工作压力大，职业风险程度高。

5. 协作性强 急诊病人疾病谱广、病情复杂、涉及临床科室多，需各类专科人员相互协作、参加抢救、处理病情。

（二）护理工作流程

急诊科护理工作流程包括：接诊、分诊和处理三部分。

1. 接诊 预检护士对到达急诊科的病人进行接诊。由救护车或其他运输工具送达的急诊病人，预检护士需至急诊门口进行接诊。

2. 分诊 急诊分诊是急诊科工作的首要步骤。急诊病人需先通过分诊护士分诊后，才能得到专科医生的诊治。若分诊不当或错误，会延误抢救治疗最佳时机，危及病人生命。提高分诊的准确性能为病人提供科学就诊、缩短就诊的时间，提供有效的抢救措施，保证绿色生命通道的畅通。

与分诊程序为：护理评估、分析与诊断、计划与实施、评价，亦称为 SOAPIE 方法。其中，S（subjective）：主观感受；O（objective）：客观资料；A（analysis）：分析与诊断；P（planning）：计划；I（implementation）：实施；E（evaluation）：评价。

（1）护理评估：分诊评估是分诊程序中首要、关键的第一步。为确保急诊就诊病人获得快速、高效的服务，急诊分诊护士需在 5min 内完成简单、系统的护理评估、做出分诊评价，指导就诊。评估分为初步评估（primary survey）和进一步评估（secondary survey）。初步评估的重点是 A、B、C，即气道畅通情况（airway, A）、呼吸情况（breathing, B）和循环情况（circulation, C）。初步评估是极其简单、迅捷的评估，仅用 30s 即可完成，包括迅速看一眼病人或快速浏览院前报告。进一步评估指深入系统的评估，深入的程度取决于病人病情，包括收集病人的主观与客观信息。通常初步与进一步评估同时进行，以节省时间。若病人暂时没有生命危险,应对病人进行简单的系统评估。采用问诊和身体评估两种方法收集病人的主观与客观信息,决定病人就诊紧急程度和就诊科别。

（2）分析与诊断:分诊护士根据评估获得的信息,对病人的病情进行分析与诊断。根据医院或急诊科规模大小、设置、人员配备以及开设的急诊学科范围的不同将病情严重程度分为四类:

Ⅰ类:危急（emergent）:此类病人为危及生命或肢体的急重症,需立刻进行抢救与治疗。如:呼吸心跳停止、重度呼吸困难、静脉大出血、严重创伤伴无法控制的动脉出血、大面积烧伤、药物中毒、休克等。

Ⅱ类:紧急（urgent）:此类病人病情较严重,需尽快接受治疗,但在短时间之内不会导致生命危险或永久性损伤。如心肺功能衰竭不伴有严重的呼吸窘迫、腹痛不伴有生命体征的变化、多发性骨折不伴有神经、高热、尿潴留、血管损伤、局部撕裂或划破伤无大出血或压迫可以止血者等。

Ⅲ类:亚紧急:此类病人生命体征尚平稳,无严重的并发症。如小面积烧伤、闭合性骨折等。

Ⅳ类:非紧急（non-urgent）:此类病人可等候、也可到门诊就诊。如皮疹、皮擦伤等。

（3）计划与实施包括:

1）根据分诊标准制定相应的计划,实施必要的检查与护理措施。

2）护送病人至合适的治疗区。

3）通知合适的医生与负责护士。

（4）评价:评价治疗区内病人和等待就诊病人的分诊工作的准确性。分诊护士不仅需要对刚刚到来的急诊病人进行评估,排列就诊次序,还需要对等待就诊的病人进行观察,评价分诊工作的准确性。对非紧急病人分诊护士应至少每 30min 巡视一次,一般紧急病人每 15min 巡视一次。一旦发现病情变化,对病情进行重新分类、更改就诊次序。

3. 处理　根据病人病情进行急救处理。

四、急诊科仪器设备

（一）仪器设备的基本配置

急诊科应常规配置:简易呼吸器、呼吸机、心电监护仪、心电图机、心脏起搏/除颤仪、心脏复苏机、负压吸引器、给氧设备、洗胃机等。三级综合医院要求配备床旁 X 线机和便携式超声仪。有需求的医院可配置床旁快速检验设备和血液净化设备。

（二）仪器设备的维护与管理

急救仪器需完好率应达到 100%,保证急救仪器的正常运行。要求做到:

1. 专人保管,建立仪器专用登记本,定期检查,及时维修。

2. 制定操作规程,悬挂于仪器旁方便使用。

3. 严格执行操作规程,确保各调节器开关处于正常位置。

4. 工作人员不断接受培训,掌握正确的操作方法、适应证和注意事项。熟悉仪器的性能,及时排除故障,做好日常清洁保养,未经过培训人员不得随意使用仪器。

5. 仪器使用完毕,擦拭干净、消毒处理、及时安装,备用。

6. 各类仪器定位放置,保养做到五防,即防潮、防热、防震、防尘及防腐蚀。

第三节 重症监护室管理

一、监护室的任务与设置

(一)监护室的任务

ICU 的收治范围:

1. 急性、可逆性、危及生命的器官功能不全,经过 ICU 的严密监护和治疗,短期内可能得到康复的病人。

2. 具有潜在生命危险,存在各种高危因素,经过 ICU 严密的监护和有效治疗可能减少死亡风险的病人。

3. 慢性器官功能不全的基础上,出现急性加重危及生命,经过 ICU 的监护和治疗可能恢复到原来状态的病人。

不可逆性疾病、慢性消耗性疾病的终末状态和不能从 ICU 的监护治疗中获得好转的病人,一般不作为 ICU 的收治范围。

(二)监护室的设置

1. ICU 应该设于特殊的地理位置。设置于方便病人检查、治疗和转运的区域。接近于主要服务对象病区、影像学科、化验室、手术室和血库等。横向无法实现"接近"时,考虑楼上楼下的纵向"接近"。

2. ICU 开放式病床每床占地面积为 15~18m²;每个 ICU 至少配备一个单间病房,面积为 18~25m²。配备负压隔离病房 1~2 间。在人力资源充足的条件下,鼓励多设计单间或分隔式病房。

3. ICU 的基本辅助用房包括主任办公室、医师办公室、中央工作站、工作人员休息室、治疗室、仪器室、配药室、更衣室、值班室、清洁室、污废物处理室、盥洗室等。有条件的 ICU 可配置其他辅助用房,如示教室、营养准备室、家属接待室、实验室等。辅助用房面积与病房面积之比应大于 1.5∶1。

4. ICU 的整体布局应该有利于感染的控制。如使放置病床的医疗区域、医疗辅助用房区域、医务人员生活辅助用房区域和污物处理区域等有相对的独立性,减少彼此之间的互相干扰。

5. ICU 应具备良好的采光和通风条件。应装配气流方向从上到下的空气净化系统,独立控制室内的温度和湿度。医疗区域内的温度维持在（24±1.5）℃左右。空气调节系统应该每个单间独立控制。安装足够的手部消毒装置和感应式洗手设施。单间保证每床 1 套,开放式病床保证至少每 2 床 1 套。

6. ICU 应最大限度地减少各种干扰和交叉感染。要有合理的包括物流和人员流动在内的医疗流向,通过不同的进出通道实现。

7. ICU 病房建筑装饰遵循不产尘、不积尘、防潮防霉、防静电、耐腐蚀、容易清洁和符合防火要求的总原则。

8. ICU 的设计应该使医护人员能够便利的观察病人。建立必要时尽快接触病人的通道。

9. 除了病人的监护仪器和呼叫信号的报警声外,打印机、电话铃声等仪器发出的声音均属于 ICU 的噪音。这些声音应尽可能减少到最小的水平。根据国际噪音协会的建议,白天 ICU 的噪音最好不要超过 45 分贝（A）,傍晚不超过 40 分贝（A）,夜晚不超过 20 分贝（A）。墙壁、天花板和地面覆盖物应该尽量采用高吸音的建筑材料。

10. ICU 应建立完善的通讯系统、广播系统、网络与临床信息管理系统。

二、监护室人员组成与工作制度

（一）监护室人员组成

1. ICU 固定编制的专科医师人数与床位数之比应大于 0.8~1∶1。ICU 医师应包括高级、中级和初级医师,日常工作中可有部分进修和轮科医师。每个管理单元至少配备一名具有高级职称的医师,并由其全面负责医疗工作。

2. ICU 固定编制的专科护士人数与床位数之比应大于 2.5~3∶1。

3. ICU 可以根据需要配备一定数量的医疗辅助人员,有条件的医院配备相关的技术与维修人员。

（二）监护室工作制度

ICU 必须建立健全各项规章制度,制定工作职责,规范诊疗常规。ICU 的病人由 ICU 医生负责。相关专科情况,ICU 医生与专科医生共同协商处理。执行政府和医院临床医疗的各种制度,制订符合 ICU 相关工作特征的制度,保证 ICU 的工作质量。如医疗质量控制制度、病人转入、转出 ICU 制度、临床诊疗及医疗护理操作常规、抗生素使用制度、疑难重症病人会诊制度、血液与血液制品使用制度、突发事件的应急预案、人员紧急召集制度等。

三、监护室医院感染管理

（一）工作人员管理

1. 工作服　保持服装的清洁。接触特殊病人如多重耐药病人或处置病人可能有血液、体液、排泄物、分泌物喷溅时,应穿隔离衣或防护围裙。不建议常规穿隔离衣。

2. 口罩　接触有体液喷溅可能或可能有传染性的呼吸道感染病人时戴一次性外科口罩;接触疑似为高传染性的感染病人如禽流感、SARS 等病人,戴 N95 口罩。口罩潮湿或有污染时立即更换。

3. 手套　接触黏膜或非完整皮肤、进行无菌操作时,戴无菌手套;接触血液、体液、排泄物、分泌物,或处理被它们污染的物品时,戴清洁手套。护理病人后摘手套。医护操作在同一病人的污染部位将移位到清洁部位或护理不同病人时更换手套。特殊情况下,如给 HIV/AIDS 病人进行高危操作或手部有伤口时,戴双层手套。

4. 手卫生　ICU 所有医务人员必须遵循手卫生指征,严格执行手卫生标准。定期开展手卫生专项培训,完善消毒管理制度,提高医务人员洗手依从性和洗手合格率。

（二）病人管理

将感染与非感染病人分开放置。对于疑似有传染性的特殊感染或重症感染,隔离于单独房间。空气传播的感染病人,如开放性肺结核,隔离于负压病房。对于泛耐药鲍曼不动杆菌、MRSA 等感染或携带者,隔离于单独房间,并有醒目的标识。房间不足时,将同类耐药菌感染或携带者集中安置。对于多重耐药菌感染或携带者、重症感染和其他特殊感染病人,建议固定人员,分组护理。免疫功能明显受损病人如接受器官移植,应安置于正压病房。正、负压隔离室内的病人不可由同一医务人员同时照顾。

（三）探陪管理

尽量减少不必要的探视。若被探视者为隔离病人,访客穿清洁隔离衣、穿鞋套或更换 ICU 内专用鞋。探视呼吸道感染病人,戴一次性口罩。对于疑似有高传染性的感染病人如禽流感、SARS 等,应避免探视。进入病室探视病人前、结束探视离开病室时,应用酒精擦手液消毒双手或洗手;探视期间,访客应尽量避免触摸病人周围物体表面。婴、幼儿或访客有疑似或证实呼吸道感染症状时,应避免进入 ICU 探视。ICU 入口处,以小册子读物、宣传画廊等多种形式,向访客介绍预防医院感染的基本知识。

（四）物品管理

1. 呼吸机及附属物品:呼吸机外壳采用 500mg/L 含氯消毒剂消毒,按钮、面板采用 75% 酒精消毒,每天 1 次。

2. 耐高热的物品如湿化罐、金属接头等,首选压力蒸汽灭菌。

3. 不耐高热的物品如呼吸机螺纹管、雾化器,首选洗净消毒装置进行洗净、然后 80~93℃ 消毒、烘干自动完成,清洁干燥封闭保存备用。亦可选择 0.1% 过氧乙酸、氧化电位水或 500mg/L 含氯消毒剂、2% 戊二醛浸泡消毒,无菌水冲洗晾干后密闭保存备用。呼吸机的内部不必进行常规消毒。

(五)环境管理

1. 空气 洁净 ICU,每小时至少 12 次气体交换。普通 ICU,建议每日 2~3 次开窗换气,每次 20~30min。负压隔离病室每小时至少 6 次气体交换。

2. 墙面和门窗 保持无尘、清洁,不允许出现霉斑。平时用清水擦洗即可,有血迹或体液污染时,用 1000mg/L 含氯消毒剂擦拭消毒。各室抹布分开使用,使用后清洗消毒晾干,并分类放置。

3. 地面 每天用清水或清洁剂湿式拖擦。对于有医院感染暴发或多重耐药菌流行的 ICU,采用消毒剂消毒地面,每日至少一次。地面被呕吐物、粪便或分泌物污染时,用 1000mg/L 含氯消毒剂擦拭。清洁工具分开放置,每天至少消毒 1 次,可用消毒剂浸泡消毒或巴斯德消毒法消毒(常用 65℃ 10min)。禁止在室内摆放鲜花、干花或盆栽植物。

(六)废物与排泄物管理

处理废物与排泄物时医务人员做好自我防护,防止体液接触暴露、锐器伤。有完善的污水处理系统的下水道,病人的感染性液体可直接倾倒入。否则,在倾倒之前和倾倒之后向下水道加倒含氯消毒剂。垃圾按要求分类处理。病人的粪便、尿液、分泌物和排泄物倒入病人厕所或专门的洗涤池内。

(七)医疗操作流程管理 医疗操作流程严格执行无菌操作。

四、危重病人监护

(一)监护内容包括

呼吸道的管理:维持良好的气体交换。循环管理:保障全身脏器以及末梢循环和脏器的氧合血液灌注。体液代谢管理和营养管理:保持体液、代谢的平衡以及营养支持。

(二)监护分级

根据病人全身脏器的功能状况以及对监测水平的不同需求,从重到轻分为Ⅰ~Ⅲ级监测。

1. Ⅰ级监测 病情危重,多器官功能障碍,支持治疗监护项目累及 2 个脏器以上者。

(1)呼吸系统:人工气道维持及氧疗管理;血气分析每 4~6h 测录 1 次;

监测项目:潮气量、呼吸频率、吸入氧浓度每 4~6h 测录 1 次;肺分流率、肺泡 – 动脉氧分压差每 12h 测录 1 次。

（2）循环系统:Swan-Ganz 气囊漂浮导管护理;持续血流动力学监测,全套指标每 4h 测录 1 次;动脉血压持续监测,每 15~30min 记录一次。

（3）肾功能:记录每小时、每 12h 尿量,每 24h 小结 1 次;尿生化检查、肌苷、尿素氮及常规每天 1 次;尿渗透压每 12h 检查 1 次;必要时行尿比重检查;尿肌苷清除率、自由水清除率、钠的排出率:每 12h 检查 1 次。

（4）水电解质平衡:计算每 8~24h 的水电解质出入平衡;血电解质、血糖检查:每 8~12h 一次;血渗透压检查每 12h 一次;测量体重每天 1 次。

（5）血液系统:血常规检查:每天 1 次;凝血机制检查(三民纤维蛋白半定量、优球蛋白溶解时间等)每天 1 次。

（6）代谢系统:计算 12~24h 的代谢平衡:热量、氮平衡;水电解质平衡。

（7）中枢神经系统:意识、瞳孔、反射每小时测录 1 次,必要时监测颅内压。

（8）肝功能:每天行黄疸的临床观察;血谷丙转氨酶、黄疸指数、白蛋白与球蛋白比值 1~3 天检查 1 次。

2. Ⅱ级监测 病情危重、支持治疗监护项目为 1 个脏器以上者。

（1）呼吸系统:人工气道维持及氧疗管理;床边胸部 X 线摄像每日 1 次;血气分析每 12h 测录 1 次;监测项目:潮气量、呼吸频率、吸入氧浓度每 8~12h 测录 1 次;肺分流率、肺泡 – 动脉氧分压差每天测录 1 次。

（2）循环系统:Swan-Ganz 气囊漂浮导管护理;持续血流动力学监测,全套指标每 4~6h 测录 1 次。动脉血压持续监测,每 1h 记录一次。

（3）肾功能:记录每小时、每 24 尿量;尿生化检查、肌苷、尿素氮及常规每天 1 次;尿渗透压每天检查 1 次。

（4）水电解质平衡:计算每 8~24h 的水电解质出入平衡;血电解质、血糖检查、血渗透压检查每天一次。

（5）血液系统:血常规检查:每天 1 次;必要时做凝血机制检查。

（6）代谢系统:计算每天的代谢平衡:热量、氮平衡;水电解质平衡。

（7）中枢神经系统:意识、瞳孔、反射每 3 小时测录 1 次,必要时监测颅内压。

（8）肝功能:每天行黄疸的临床观察;血谷丙转氨酶、黄疸指数、白蛋白与球蛋白比值 3 天检查 1 次。

3. Ⅲ级监测 病重、保留无创监测,仍需在 ICU 观察治疗者。

（1）呼吸系统:呼吸频率测录每小时回次;血液气体分析每 12~24h 检查 1 次。

（2）循环系统:持续心电图、心率床边监护仪监测,每小时记录袖带法测得血压数值 1 次,并观察周围循环。

（3）肾功能：必要时记录每小时尿量，每 12~24h 小结 1 次；尿常规及电解质检查每天 1 次。

（4）水电解质平衡：每 24h 计算 1 次。

（5）血液系统：血电解质、血糖、血渗透压检查每天回次，计算每 24h 摄入热量及氮平衡。

（6）代谢系统：血常规检查每天 1 次，必要时行凝血机制检查。

（7）中枢神经系统：意识、瞳孔、反射，每 8h 测录 1 次。

（8）肝功能：黄疸观察；血谷丙转氨酶、黄疸指数等每 3 天检查 1 次。

监测的分级人为划分，监测的项目应根据具体情况随时变化。尤其是急危重症病人，病情变化快，监测的项目不可一成不变，应该随时调整。急危重症病人常涉及许多器官功能，但最主要的是呼吸和循环功能。因此，呼吸和循环功能的监测更为重要。

第三章 基本技术

第一节 心肺复苏术

心肺复苏（cardiopulmonary resuscitation，CPR）术是指由于外伤、疾病、中毒、低温、淹溺和电击等各种原因导致的呼吸、心脏停搏，必须紧急采取重建和促进心脏、呼吸有效功能恢复的措施，从而保存和促进心肺脑有效功能的恢复的一系列急救技术。

心搏骤停（cardiac arrest，CA）是指各种原因引起的、在未能预计的情况和时间内心脏突然停止搏动，从而导致有效心泵功能和有效循环突然中止，引起全身组织细胞严重缺血、缺氧和代谢障碍，如不及时抢救即可危及生命。心搏骤停不同于任何慢性病终末期的心脏停搏，若及时采取正确有效的复苏措施，病人有可能被挽回生命并得到康复。

心搏骤停一旦发生，如得不到即刻及时地抢救复苏，4~6min 后会造成病人脑和其他人体重要器官组织的不可逆的损害，因此心搏骤停后的心肺复苏必须在现场立即进行，分秒必争尽最大的努力为抢救病人生命赢得最宝贵的时间。

（一）2015 年美国心脏学会《心肺复苏及心血管急救指南更新》

1. 利用社会媒体呼叫施救者

更新：对社区来说，利用社会媒体技术，帮助在院外疑似发生心搏骤停的病人呼叫附近有医院帮助并有能力实施心肺复苏的施救者是有一定合理性的。

理由：有限的证据显示调度员利用社会媒体在可能发生心搏骤停的病人附近呼叫施救者，但又没有证据表明启动社会媒体可以提高院外心搏骤停的存活率。

2. 以团队形式实施心肺复苏　早期预警系统、快速反应小组和紧急医疗团队系统。

更新：对于成年病人，快速反应小组或紧急医疗团队系统能够有效减少心搏骤停的发生，尤其在普通病房效果明显。

理由：对于临床状况恶化的病人，要建立快速反应小组或紧急医疗团队提供早期干预，从而预防院内心搏骤停。这类小组是由医师、护士或呼吸治疗师的多种组合组成。在各临床学科都强调团队合作的今天，新版指南也将快速反应小组和紧急医疗团队实施心肺复苏列入指南。这些团队接受过复杂急救复苏培训,具有良好的表现。对于有潜在心搏骤停风险的住院成人和儿童病人,均可考虑使用早期预警系统,从而预防院内心搏骤停。

3. 生存链　新版指南将原来的一条生存链分成了两条,将在院内和院外出现心搏骤停的病人区分开,这样就可以确认病人获得救治的不同途径。虽然没有证据表明启动社会媒体可以提高院外心搏骤停的存活率,但是利用社会媒体呼叫施救者在现代社会中是非常合理的变化(图 3-1)。

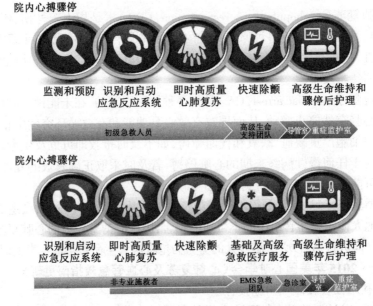

图 3-1　2015 年院内心搏骤停生存链与院外心搏骤停生存链

4. 简化评估环节　体征评估从 3 步变成 2 步,相对于 2010 年的指南"在评估病人意识之后再分别评估病人呼吸、脉搏"这样的按部就班,2015 年的指南倾向于评估病人意识后同时评估呼吸和脉搏,之后再启动应急反应系统(ERS)或求助。

5. 先按压还是先除颤　尽快除颤一直是 CPR 中保证病人存活率的关键一环。2010 年的指南要求在自动体外除颤仪(AED)或除颤器准备就绪时,先进行 1.5~3 分钟的 CPR,然后再除颤。2015 年的指南则表示,一旦除颤器准备就绪,就直接除颤。当然,在 AED 和除颤器的获取和准备过程中,还是需要 CPR 的。

6. 不能"拼命"按压　2010 年的指南规定了胸外按压的下限:频率不能低于 100 次 / 分、深度不能少于 5cm。但这样就会出现按压过度的问题,这样的后果是:病人因为按压受到伤害(比如胸骨和肋骨的骨折);负责胸外心脏按压的医务人员会因为长时间的按压而消耗大量体力,不能保证后续有效的按压(按压幅度不足与按压频率过快有关)。2015 年的指南相对于 2010 年的指南最大的改动就是设定了胸外按压程度的上限:频率在 100~120 次 / 分,深度在 5~6cm。对于小于一岁的婴儿和一岁至青春期的儿童(不包括新生儿),按压深度为胸部前后径的三分之一,大约相当于婴儿 4cm,儿童 5cm。对于青少年,应采用成人的按压深度,即 5~6cm。

7. 按压间隙不能倚靠病人胸部   2010 年的指南中强调按压间隙需要保证胸廓充分回弹。但是在绝大多数实际临床工作中,每次按压间隙时我们的重心还是偏向病人。2015 年的指南对此进行了更加严格的规定,要求按压间隙不能"倚靠"在病人胸部,以免影响病人胸廓回弹。这就意味着在按压间隙,不能有任何力量施加在病人胸部,这对施救者的重心调整提出了更高的要求:手可以放在病人胸上,但是不能有任何力量。

8. 按压比例限定、减少中断   尽可能减少按压中断,是为了在 CPR 时尽可能增加冠脉灌注和血流。2015 年的指南提出了一些硬性规定:每次中断必须控制在 10 秒之内,胸外心脏按压操作在整个 CPR 过程中所占用的时间不得低于 60%。这意味着在 1 分钟内需要做 100~120 次按压,根据按压呼吸比(30:2),中间要做 3~4 次人工呼吸,不仅每次人工呼吸的时间限制在 10 秒之内,而且还要保证每分钟至少有 36 秒在按压。这对单个施救者的操作熟练程度提出了更高的要求。

9. 设定固定的高级气道通气频率   对于建立了高级人工气道(气管插管、喉罩等)的病人,2010 年指南要求通气频率为每分钟 8~10 次,2015 年的指南为了方便学习和实施,将通气频率统一设定为每 6 秒 1 次(即 10 次 / 分)(表 3-1、表 3-2)。

表 3-1   单人 CPR 护理技术程序

步骤	实施	备注
1	病人具有心肺复苏指征:病人没有意识,没有呼吸或不能正常呼吸(即仅仅是喘息)	病人突然出现失去意识,在病人耳边大声呼唤病人:"你怎么了?",拍打病人双肩,婴儿拍击足跟
2	立即呼救,启动应急反应系统	请他人帮助获取及准备自动体外心脏除颤器(AED)或除颤仪;记录抢救开始时间
3	将病人放置复苏体位	病人去枕平卧,解开衣领、裤带,身下垫复苏板
4	判断病人有无自主心跳及呼吸	同时检查病人有无颈动脉搏动和自主呼吸,判断时间不超过 10 秒

续表

步骤	实施	备注
5	进行胸外心脏按压	按压部位:两乳头连线中点 按压频率:100~120 次 / 分 按压深度:胸骨下陷 5~6cm
6	开放气道	病人头偏向一侧,清理口腔分泌物及异物,取出义齿,以仰头抬颏法打开气道
7	口对口人工通气 2 次	吹气时注意捏紧鼻腔避免漏气,吹气结束松开鼻腔,吹气与放松比例为 1∶1,同时注意观察病人胸口有无起伏
8	进行 5 组 CPR	胸外心脏按压与人工通气比例为 30∶2
9	判断复苏效果	重新判断病人自主呼吸和循环恢复情况

表 3-2　双人 CPR 护理技术程序

操作者 A

步骤	实施	备注
1	病人具有心肺复苏指征:病人没有意识,没有呼吸或不能正常呼吸(即仅仅是喘息)	病人突然出现失去意识,在病人耳边大声呼唤病人:"你怎么了?",拍打病人双肩,婴儿拍击足跟
2	立即呼救,启动应急反应系统	请他人帮助获取及准备自动体外心脏除颤器(AED)或除颤仪;记录抢救开始时间
3	将病人放置复苏体位	病人去枕平卧,解开衣领、裤带,身下垫复苏板
4	判断病人有无自主心跳及呼吸	同时检查病人有无颈动脉搏动和自主呼吸,判断时间不超过 10 秒
5	进行胸外心脏按压	按压部位:两乳头连线中点 按压频率:100~120 次 / 分 按压深度:胸骨下陷 5~6cm
6	开放气道	病人头偏向一侧,清理口腔分泌物及异物,取出义齿,以仰头抬颏法打开气道
7	进行 5 组 CPR	胸外心脏按压与人工通气比例为 30∶2
8	判断复苏效果	重新判断病人自主呼吸和循环恢复情况
9	复苏成功给予高级生命支持:复苏不成功与操作者 B 交替换人	时间不超过 10 秒
10	接替操作者 B 进行人工通气,进行 5 组 CPR	

操作者 B

步骤	实施	备注
1	听到呼叫后立即到场	携带简易呼吸气囊及相关抢救物品
2	协助操作者 A 将病人放置为复苏体位	病人去枕平卧,解开衣领、裤带,身下垫复苏板
3	检查简易呼吸气囊性能	连接呼吸气囊面罩、储氧袋,检查呼吸气囊各工作阀性能完好,球囊密闭
4	连接氧气	调节氧流量:8~12L/min
5	简易呼吸气囊人工通气 2 次	操作中保持呼吸道通畅
6	配合操作者 A 进行 5 组 CPR	胸外心脏按压与人工通气比例为 30∶2
7	判断复苏效果	重新判断病人自主呼吸和循环恢复情况
8	复苏不成功与操作者 A 交替换人	时间不超过 10 秒
9	接替操作者 A 进行胸外心脏按压	按压部位、频率、深度同上
10	双人配合完成 5 组 CPR	胸外心脏按压与人工通气比例为 30∶2
11	判断复苏效果	重新判断病人自主呼吸和循环恢复情况
12	复苏成功摆放体位,整理床单位	取出复苏板,给予舒适体位,注意保暖
13	完善抢救记录	

(二)护理技术要领

1. 保证心肺复苏的有效性

(1)早期电除颤:早期电除颤是恢复心脏自主跳动的重要措施,理想的除颤时间应在发生室颤或心搏骤停 2 分钟内进行。

(2)建立理想的给药途径:建立理想的给药途径是心肺脑复苏的重要问题,最常见的是静脉给药和气管内给药。

(3)气管插管的时机:气管插管一直被认为是心肺复苏通气的"金标准",是气道管理的首选方法。

(4)高级气道支持的 CPR:一旦建立了高级气道,急救人员可不用中断按压进行人工通气,可连续 100~120 次/分频率进行按压。

(5)加强心搏骤停后治疗:稳定心肺功能和重要器官灌注;运送病人到适合的治疗中心;采用低温疗法恢复神经功能;预测、治疗和防止多器官功能衰竭。

(6)注重脑复苏:心肺复苏的关键是脑复苏,可采用亚低温(33~34℃)治疗。护士应在 5 分钟内予病人头部置冰帽和冰敷体表大血管行径处,1~1.5h 降到目标温度,并严密观察病人体温。

（7）强调心肺复苏技术的培训、实施和团队协作：2015年美国心脏学会《心肺复苏及心血管急救指南更新》强调基础生命支持的培训不仅应教授个人技能，还应当培训施救者作为一个高效团队成员如何进行工作。

2. 保证心肺复苏的安全性　正确确定自己在复苏小组中的位置，小组成员紧密合作，提高CPR的成功率；防止气管插管时的损伤、确定气管插管的位置、避免过度通气、准确执行医生医嘱方可保证心肺复苏的安全性。

（三）高级生命支持

高级生命支持（ACLS）是在基础生命支持（BLS）的基础上继续BLS的同时，应用辅助设备和特殊技术（如心电监护、除颤器、人工呼吸器和药物等）建立与维持更有效的通气和血液循环，有明确的分工，协调处理呼吸、胸外心脏按压、辅助药物应用、输液、监护及必要的记录。

1. 开放气道

（1）口咽和鼻咽通气道可避免因舌根后坠而导致的气道堵塞，但在放置时，需病人维持适当的头后仰位，以免通气道滑出。

（2）喉罩由通气密封罩和通气管组成。通气密封罩呈椭圆形，用软胶制成，周边隆起，注气后膨胀，罩在咽喉部可密封气道，可与麻醉机和呼吸机相连。

（3）气管插管是最有效、最可靠的开放气道方法。但此项操作应由受过专门训练的医务人员进行。

2. 呼吸支持　吸入纯氧可以提高动脉血氧分压

（1）简易呼吸器可使吸入气体的氧浓度增至60%~80%。

（2）麻醉机和呼吸机的应用。

3. 胸外心脏按压　心脏按压为心脏复苏提供了基础。除反射性心脏停搏外，经及时按压多可复跳，其他多需配合药物应用或（和）电击除颤才能复跳。

4. 复苏用药　复苏用药的目的主要用于：①增加心肌血液灌流量（MBF）、颅内血流量（CBF）和提高脑内灌注压（CPP）和心肌灌注压（MPP）。②减轻酸中毒或电解质紊乱。③提高室颤（VF）阈或心肌张力，利于除颤，防止VF的复发。

（1）静脉给药：静脉给药安全、可靠，为首选给药途径。

1）肾上腺素：为心脏复苏最有效且被广泛使用的首选药物。用法：标准剂量为1mg（0.02mg/kg）静注，若初量无效，每3~5分钟可重复注射1次，直至心搏恢复。

2）碳酸氢钠：心跳呼吸停止必然导致乳酸酸中毒和呼吸性酸中毒，使血pH明显降低，按压时低灌注使代谢性酸中毒进一步加剧，机体对心血管活性药物（如肾上腺素）反应差，只有纠正酸中毒，除颤才能成功。用法：碳酸氢钠首次静注量1mmol/kg，然后据动脉血气pH及BE值，酌情追加。不合理的应用碳酸氢钠存在潜在的危险，如碱血症，使血红蛋白的氧离曲线左移，氧释放受到抑制，而加重组织缺氧，出现高钠、高渗的状态，对脑复苏不利。

3）阿托品：适用于窦性心动过缓、房室传导阻滞。用法：1mg 静脉注射，如有必要可 3~5 分钟重复使用，最大单次使用剂量为 3mg。

4）胺碘酮：适用于血流动力学稳定的宽 QRS 心动过速，尤其是伴有心功能不全时，首选胺碘酮。用法：起始剂量 300mg，10 分钟后以 0.5~1.0mg/ 分的速度静脉输入。

（2）气管内滴药法：可经气管内滴入的药有肾上腺素、利多卡因、溴苄胺、阿托品及地西泮。用于静脉不明显或已凹陷者，一般用细塑料管，尽量插入气管深部将含有 0.5~1mg 肾上腺素的 10ml 生理盐水，从塑料管注入，然后用大通气量进行通气，把药物吹入远端，让其扩散。通常为静脉给药的 2~3 倍，如有需要，可隔 10 分钟给药 1 次。

（3）心内注射：心内注射是药物对心脏起作用最快的方法，但由于缺点多，操作不当可造成心肌或冠状动脉撕裂、心包积血、血胸或气胸等，目前不主张使用。

第二节 心电除颤

心电除颤是利用高能电脉冲直接或经胸壁间接作用于心脏，使得全部或绝大部分心肌细胞在瞬时内同时发生除极化，并均匀一致地进行复极，然后由窦房结或房室结发放冲动，从而恢复有规律的协调一致的收缩。用除颤器进行电击除颤是室颤最有效的治疗方法。如果已开胸，可将电极板直接放在心室壁上进行电击，称胸内除颤；将电极板置于胸壁进行电击称为胸外除颤。

（一）适应证

1. 室颤、室扑是最主要的适应证，无法识别 R 波的快速室性心动过速、转复各类异位快速心律失常，尤其是药物治疗无效者；

2. 转复室颤、房颤和房扑，可首选电除颤；

3. 转复室性和室上性心动过速，则多先用药物或其他治疗，无效或伴有显著血流动力障碍时应用本法；

4. 性质未明或并发于预激综合征的异位快速型心律失常，选用药物比较困难，宜用同步电复律治疗。电复律治疗异位性快速心律失常即时转复成功率在室性心动过速和房扑时几乎达到 100%，室上性心动过速和房颤则分别为 80% 和 90% 左右。

（二）禁忌证

慢性房颤，病程 >1 年、慢性风湿性心脏病，左心房内径 >45mm，或者严重

31

心功能不全、洋地黄中毒或严重电解质紊乱（如低血钾）、风湿活动期或心肌炎急性期、未能有效控制或纠正房颤的病因或诱因（如甲状腺功能亢进、心肌梗死、肺炎等）有心房内血栓或血栓栓塞史、电复律后，不能耐受长期抗心律失常药物治疗的病人、既往二次电复律成功，服用维持窦性心律的抗心律失常药物，短期内房颤复发、合并高度或完全性房室阻滞，或病态窦房结综合征（已安装起搏器者除外）、慢性房颤不能接受抗凝治疗者。

（三）早期进行电除颤的理由

1. 室颤最有效的治疗方法是电除颤。

2. 除颤的成功率可能随着时间的流逝而降低。

3. 室颤可能在数分钟内转化为心脏停搏。因此，尽早快速的除颤是生存链中最关键的一环。

4. 除颤器释放的能量是能够终止室颤的最低能量，能量和电流过低则无法治疗心律失常，能量和电流过高则会引起心肌损害。

（四）能量选择

电复律所用电能量单位用 J 表示，分单向波和双向波两种。根据除颤仪型号不同，可参考厂商推荐能量值来选择。一般来说，心室颤动为 250~300J，非同步复律。室性心动过速为 150~200J，心房颤动为 150~200J，心房扑动为 80~100J，室上性心动过速 100J，均为同步复律。

（五）同步电复律

利用病人心电图中 R 波来触发放电，使电流仅在心动周期的绝对不应期中发放，避免诱发心室颤动，可用于转复心室颤动以外的各类异位性快速心律失常，称为同步电复律。适用于有 R 波存在的各种快速性异位心律失常，尤其是药物治疗无效者，如阵发性心动过速、持续性房颤等。充电能量到 150~200J（房扑者充电 25~50J）。

（六）操作步骤

1. 做好术前准备，备好各种抢救器械和药品。

2. 病人去枕平卧于木板床上，开放静脉通道，充分暴露胸壁。

3. 接通电源，检查同步性能，选择 R 波较高导联进行示波观察。

4. 电极板涂上导电胶，按要求放置电极板，放于心尖部和胸骨右缘第 2 肋间。

5. 选择充电能量，充电，嘱所有人员不得接触病人及病床以免触电。

6. 两手同时按电击键放电。

7. 电击后即进行常规导联心电图，并进行心率、血压、呼吸和意识的监测，一般需持续 24 小时。

8. 发生室颤时，不作术前准备，不需麻醉，尽快实施非同步电除颤。

（七）心电除颤操作程序（表3-3）

表3-3 心电除颤操作程序

步骤	实施	备注
1	病人具有除颤指征	心电图显示室颤或室性心动过速,确认病人有无意识或检查颈动脉无搏动
2	呼叫医生	医护配合进行除颤
3	开除颤仪,仪器自检	仪器必须做好维护和保养,确保处于完好备用状态
4	将病人置于平卧位,暴露胸前皮肤	检查皮肤有无破损、潮湿;去除电极片和导联线
5	除颤仪电极板均匀涂抹导电膏	导电膏可降低皮肤阻力,提高皮下组织的电流传导性和减轻皮肤因电流产生的烧伤度
6	选择非同步除颤,选择能量,充电	运用高能量非同步电复律
7	将电极板放置除颤部位,贴紧皮肤	电极板放在心脏长轴两端,贴紧皮肤,下压 4~11kg 力
8	术者及他人离开床旁,放电	电击时手握电击柄,切不可接触病人或床,双手同时放电
9	持续 5 个周期 CPR	将 CPR 与除颤协调好,以使胸外心脏按压中断时间最小化
10	判断除颤效果	检查心电及脉搏

（八）注意事项

1. 进行除颤操作时要根据病人的适应证,选择同步除颤或非同步除颤,并根据不同的机型,按照仪器操作手册提示选择能量。

2. 电击时电极要与皮肤充分接触并施以一定的压力,切勿留有缝隙,以免发生皮肤烧灼。

3. 若心电图显示为细颤,应坚持胸外心脏按压或用药,先用 1% 肾上腺素 1ml 静脉推注,3~5 分钟后可重复一次,使细颤波转为粗颤波后,方可进行电除颤。

4. 操作过程中,严禁使用酒精代替导电膏,以免造成病人皮肤灼伤。

（九）并发症的预防及处理

1. 心律失常　心室颤动或者心动过缓,应立即给予药物治疗或安装人工起搏器等。

2. 低血压 电击后的短时降低或心肌损伤有关,必要时给予升压药物,如多巴胺、去甲肾上腺素等。

3. 心肌损伤 可发生急性肺水肿,心肌酶升高,对多次除颤的病人应在复苏后给予心肌保护性药物。

4. 周围动脉栓塞 肺栓塞或其他部位栓塞,可用抗凝治疗。

5. 皮肤烧伤 由电极板与皮肤连接不紧密所致,可给予抗生素预防感染和局部皮肤护理。

6. 高钾血症 电击后引起肋间肌的电损伤,释放钾离子,导致高钾血症。

（十）除颤仪的保养及维护

1. 保养的意义 ①除颤仪器保养到位可为抢救病人的成功提供保证,并提高抢救成功率。②还可以延长其使用寿命,使其充分发挥使用价值,提高社会效益和经济效益。

2. 维护 ①每次使用后彻底除去电击板上的导电膏并保持电极板的清洁。②每次使用后要及时对机内蓄电池进行充电以保证每次紧急使用时电池是饱满的。③每日对仪器进行一次外表的清洁,用软布擦拭显示屏,用90%酒精或中性肥皂液清洁外表,防止液体进入机内。④认真执行仪器交接班工作,每班交接电源线是否有破损,导联线、电极板是否完好,各种附件是否齐全,打印纸是否完好,如将用完须及时补充更换。

第三节 监测技术

一、心电监测

心电监测是急危重症常用的监测之一,通过心电监护仪对各种急危重症病人进行心电活动监测。通常进行持续的床旁心电监测的观察,用来指导临床抗心律失常的治疗,提高病人的抢救成功率。

（一）适应证

1. 用于各种需要监测心率、心律、ST 段等变化病人。

2. 用于观察心律失常的病人心律变化。

3. 用于各种重症病人。

4. 其他:监测冠心病,高血钾病人的心电影响等等。

（二）电极安放部位

1. 三个电极安放位置如下:负极（红）:右锁骨中点下缘;正极（黄）:左腋前线第 4 肋间;接地电极（黑）:剑突下偏右。

2. 五个电极安放位置如下:右上（RA）:胸骨右缘锁骨中线第 1 肋间右下

（RL）：右锁骨中线剑突水平处；胸导联（C）：胸骨左缘第4肋间；左上（LA）：胸骨左缘锁骨中线第1肋间；左下（LL）：左锁骨中线剑突水平处。

（三）参数的判定

1. 心率 心率是反映循环功能状态的重要指标之一，正常值60~100次/分。

2. P波 P波时限0.06~0.12秒，代表左右心房除极过程电位和时间的变化，呈钝圆形。

3. P-R间期 PR正常值0.12~0.20秒，代表了房室传导时间，年龄越大、心率越慢，P-R间期越长；年龄越小、心率越快，P-R间期越短。

4. QRS波群 代表左右心室除极过程电位和时间的变化，时限：0.06~0.1秒，<0.12秒。Q波是第一个向下的波形，<0.04秒。R波为高尖向上的波形，S波逐渐变小向下。

5. ST段 从QRS波群终点到T波起点的线段，代表心室复极早期的电位和时间变化，ST段下移≤0.05mV，抬高≤0.1mV。

6. T波 T波时间为0.1~0.25秒 电压为0.1~0.8mV，代表心室复极后期的电位变化。

7. QT间期 QT间期约0.36~0.44秒，指从QRS波起点到T波终点的时间，代表心室除极、复极的时间总和。

8. u波 u波代表心室除极后激后电位，在T波之后0.02~0.04秒出现，方向与T波一致。

（四）心电监测操作程序（表3-4）

表3-4 心电图监测操作程序

步骤	实施	备注
1	开机自检	病人病情变化需要监护
2	连接导联线	多为五导联，部分监护仪仅为三导联
3	连接血氧饱和度传感器	发光管所发出的光线必须全部通过病人的组织
4	连接无创血压监测，并开启血压测量	使用监护仪标配的血压袖带
5	根据病人参数设置报警界限	报警范围为病人参数的上下10%
6	选择所需要的各种导联	心电波常规选择Ⅱ、aVR、V₁导联
7	调节合适大小的波形	波形大小不合适可导致杂乱不清晰
8	选择心电监护滤波设定	心电波形容易受到干扰
9	读取各参数	观察病人参数与状态显示是否相符

（五）常见心律失常心电图的表现

1. 窦性心动过速 窦性心律，频率 >100 次 / 分。

（1）P 波规律出现，在 Ⅰ、Ⅱ、aVF、V$_4$~V$_6$ 导联直立，aVR 导联倒置。

（2）PR 间期及 QT 时限相应缩短。

（3）可伴有继发性 ST 段压低和 T 波振幅偏低。

2. 窦性心动过缓 窦性心律，频率 <60 次 / 分。

（1）窦性心律：P 波规律出现，P 波在 Ⅰ、Ⅱ、aVF、V$_4$~V$_6$ 导联直立，aVR 导联倒置。

（2）常伴有窦性心律不齐。

3. 房性期前收缩又称房性早搏 指 P 波提前发生，与窦性 P 波形态不同，P 波提前出现的心房节律，当心率过快时 P 波会隐藏于上一个 T 波中。P-R 间期正常或稍长，QRS 波群时间 0.04~0.1 秒，节律除期前收缩外，其余是规则的。

4. 心房颤动简称房颤 频率约 350~600 次 / 分。

（1）P 波消失，代之以形态、振幅、间距绝对不规则的颤动波（f 波）。

（2）心室律不规则，P-R 间期不能测量。

（3）QRS 波群形态正常，但振幅并不一致。

5. 阵发性室上性心动过速 心率 140~220 次 / 分，P 波隐藏于上一个 T 波或 QRS 波群中，P-R 间期不能测量。

6. 室性期前收缩又称室性早搏

（1）P 波在室性期前收缩的波前是没有 P 波的，P-R 间期不能测量，QRS 波提前发生，时限 >0.12s，宽大畸形，ST 段和 T 波的方向与 QRS 主波方向相反。

（2）心室率由房室传导反应而定，节律除期前收缩出现外，其余都是规则的。

二、体温监测

体温监测又称体温测量 BT（Body Temperature，体温），是指对人体内部温度进行测试、测量从而对疾病诊治提供的依据。

（一）温度计种类

1. 玻璃内汞温度计（水银温度计）临床上最常用的一种体温表。

2. 电子温度计。

3. 红外线体温计。

4. 液晶温度计。

（二）测温部位

1. 口腔温度 置于舌下测量，一般病人用。

2. 腋窝温度　探头置腋部,腋窝测温方便、无不适,较稳定,是测量体温常用部位。

3. 直肠温度　肛温,置于肛门深部,小儿置入 2~3cm,成人 6~10cm。

4. 鼻咽温度和深部鼻腔温度　置于鼻咽或鼻腔顶,反映颅温。

5. 食管温度　置于食管上段,受呼吸道影响,是测中心温的好方法。

6. 鼓膜温度　置于鼓膜,并堵外耳道以除外大气影响,是测中心温最准部位。

(三)临床意义

重要的生命体征,脑皮质和下丘脑调节中枢,经神经、体液调节产热散热,维持体温的恒定。

1. 体温升高　正常体温是 37 ± 0.4℃。升高分级:低热 37.5~38℃,中热 38.1~39℃,高热 39.1~41℃,超高热 41℃以上。

2. 常见的发热类型

(1)稽留热:多为高热,体温常在 39℃以上,昼夜间温度变动范围在 1℃以内,可持续数日或数周,见于一些急性传染病,如伤寒、大叶性肺炎等。

(2)弛张热:多为高热,体温高低不等,发热时可达 39℃以上,昼夜变动范围大于 1℃,有时体温可降至 38℃以下,但最低温度仍在正常体温以上。常见于化脓性疾病、败血症、严重肺结核、晚期肿瘤、恶性组织细胞病等。

(3)不规则热:发热时体温波动的范围极不规则,持续时间也不一定,体温曲线毫无规律。体温常在 38℃左右或波动于 37~40℃之间。临床可见于多种疾病,如上呼吸道感染、支原体肺炎、肺结核、胸膜炎、感染性心内膜炎、风湿热、白血病等,亦可见于药物或物理降温的干扰。

(4)波状热:体温逐渐升高,数日后又逐渐降至低热或正常温度,经数日后又逐渐上升,如此反复发作,体温曲线呈波浪形,见于布鲁杆菌病。

(5)间歇热:临床较为常见的一种发热类型,体温骤升可达 39℃以上,持续数小时,又迅速降至正常水平或正常以下,间歇数小时至数日又如此反复发作,常见于疟疾,急性肾盂肾炎等。

三、血流动力学监测

研究血液的流动性、凝固性及其有形成分变形的科学称为血流动力学。当血流动力正常时,血液可在血管内畅通无阻的流动,而在血液黏度增高以至于凝固成胶状物时,则血液流动缓慢、淤滞,甚至静止而形成血栓。

(一)无创血流动力学监测内容

1. 无创血压的测量　袖带测压充气,压迫动脉测量压力。正常值:收缩压 90~140mmHg(12.0~18.7kPa),舒张压 60~90mmHg(8.0~12.0kPa)。

2. **心率** 正常值 60~100 次 / 分。反映心泵对代谢改变、应激反应、容量改变、心功能改变的代偿能力。心率适当加快有助于心输出量的增加,心率大于 160 次 / 分后,心输出量会明显下降。

3. **呼吸** 呼吸频率可通过监测心电图的电极,根据胸部起伏产生波形反映在监护仪上。观察内容包括皮肤颜色、呼吸频率、深度和力度。

4. **血氧饱和度** 反映组织灌注情况和红细胞的携氧功能。

5. **尿量** 每小时尿量超过 0.5ml/kg 提示肾血流灌注功能良好。

6. **体温** 正常体温维持在 36~37.5℃。

（二）有创血流动力学监测内容

1. **有创血压** 有创血压是经过动脉穿刺置管后直接测量血压的方法。有创血压测量比无创血压测量一般会高出 2~8mmHg,危重症病人可以高出 10~30mmHg。平均动脉压 = 心输出量 × 全身血管阻力 + 右房压。

有创动脉压监测适用于休克、重症疾病、严重创伤、大手术或有生命危险手术病人的术中和术后监护。另外在病人使用血管活性药物时可及时发现动脉压的突然变化。

（1）有创血压监测操作程序（表 3-5）

表 3-5 有创血压监测操作程序

步骤	实施	备注
1	评估选择合适部位置管	部位:桡动脉、股动脉、腋动脉、肱动脉、足背动脉,其中首选桡动脉,其次为足背动脉
2	准备测压用物	压力传感器、肝素盐水、压力袋、固定夹、导线、压力模块
3	连接测压套装	将配置好的肝素盐水以无菌技术连接压力传感器,排气后将肝素盐水装入压力袋中,压力袋充气至 300mmHg,将压力传感器与动脉置管和压力模块相连
4	换能器零点设置	保持管道通畅,换能器与病人腋中线第 4 肋平行,关闭病人端,打开三通,使模块与大气相通,监护仪读数为零,波形为直线后,还原三通,使肝素盐水与病人端相通,重新读数
5	读数	监护仪上显示出动脉压为病人的有创血压

（2）有创血压监测的注意事项

1）做好管道的维护：①管道内有血块堵塞时应及时抽出，切勿将血块推入，防止发生动脉栓塞。②防止管道漏液：测压管每个接头应连接严密，肝素袋应及时更换。③妥善固定各管道和病人肢体，防止导管受压和扭曲。④三通开关在正确的方向。⑤测压管抽取动脉血后应及时用肝素盐水冲洗，防止管道堵塞。

2）严格无菌操作，有效预防感染：①穿刺部位敷料每天更换，如有血液污染随时更换。②抽血化验时导管连接口应用络合碘消毒，不得污染。③测压管应始终保持无菌状态。④监测过程中应该加强无菌技术管理。

2. 中心静脉压（CVP） 指测定于胸腔内的上、下腔静脉或右心房的压力，是反映右心前负荷的指标：正常值：$0.49 \sim 1.18kPa$（$5 \sim 12cmH_2O$）。$CVP < 2 \sim 5cmH_2O$，说明右心房充盈欠佳或血容量不足；$CVP > 15 \sim 20cmH_2O$，说明右心功能不良或血容量超负荷。CVP结果与血容量、静脉张力和右心功能有关。

（1）中心静脉压监测操作程序（表3-6）

表3-6　中心静脉压监测操作程序

步骤	实施	备注
1	评估具有监测指征及需求病人	病人病情危重、急性心衰、大量输液、体外手术循环等
2	导管	评估病情，双腔导管、位置良好
3	准备测压用物	压力传感器、肝素盐水、压力袋、压力模块
4	连接测压套装	将配置好的肝素盐水以无菌技术连接压力传感器并排气
5	连接中心静脉导管与压力传感器	无菌操作，选择静脉导管主腔，肝素盐水冲洗
6	连接模块与压力传感器	调节压力模块，调整监护仪参数、压力标名
7	换能器零点设置、测压	保持管道通畅，压力换能器平右心房水平，关闭病人端，打开三通，使模块与大气相通，监护仪读数为零，波形为直线后，还原三通，是肝素盐水与病人端相通，监护仪测出CVP波形
8	设定报警	设定报警限
9	读数、记录	监护仪上显示出数字为测得CVP值

（2）中心静脉压监测的注意事项

1）明确中心静脉压的监测目的：了解有效血容量的综合情况；对不明原因引起的急性循环衰竭进行鉴别；对危重病人、大手术以及紧急情况下大量补液作为参考。

2）正确的放置导管位置，保证监测值的准确性。

3）正确选择测压零点：压力换能器平右心房水平。

4）在测量 CVP 时应使病人处于平静状态，避免其他因素对测量值的干扰。

5）选择正确的测压液体：常规常用生理盐水、5% 的葡萄糖或平衡液。

6）正确测压，做好管道维护：测压管路应 2 小时用肝素盐水冲洗一次；保证各接头连接紧密，无松动，管道内无气泡；测压管路避免受压、扭曲等。

7）严格无菌技术操作规程，防止导管相关性血流感染：仔细观察穿刺点，当病人病情平稳不需要测压时应尽早拔除。

3. 肺动脉压（PAP）　将漂浮导管置入上腔或下腔静脉经右心房、右心室、肺主动脉干及左或右动脉分支，最后到达肺小动脉而测得的。

正常值：收缩压 2.00~3.33kPa（20~25mmHg），舒张压 1.07~1.87kPa（8~14mmHg），平均压 1.33~2.67kPa（10~20mmHg）。反映右心室后负荷及肺血管阻力的大小，肺动脉平均压超过 3.33kPa 时称肺动脉高压症，常见于肺栓塞、肺不张、低氧血症、肺血管疾病。肺动脉压低常见于低血容量休克。

（1）护理技术程序（表 3-7）

表 3-7　肺动脉压监测操作程序

步骤	实施	备注
1	具有监测指征病人	病人病情危重、急性心衰、大型外科手术术后病人
2	评估环境	通风、清洁、无尘
3	准备用物	压力传感器、肝素盐水、压力袋、压力模块、无菌手套、导管包、三通、急救药品及物品
4	病人准备	病人平卧，头转向左侧，保持 30° 头低位，插管部位清洁，监测生命体征，测量身高、体重
5	连接测压套装并校零	将配置好的肝素盐水以无菌技术连接压力传感器，排气后将肝素盐水装入压力袋中，压力袋充气至 300mmHg，保持管道通畅，压力换能器平右心房水平，根据波形指导 PAC 置入位置

续表

步骤	实施	备注
6	置入导管	将外套管插入静脉内,严格无菌操作,严密观察心律变化
7	测量	测量数值单位为 mmHg,气囊充气 1ml,波形不佳时及时调整导管位置
8	后续处理	妥善固定导管,记录导管深度,整理用物,详细记录监测参数

(2)肺动脉压监测的注意事项

1)了解漂浮导管的用途,仔细评估:①测定肺动脉舒张压和肺小动脉楔压,以计算左心室功能。②了解肺血管阻力的变化及右心功能。③用热稀释法测定心排,得出全身血容量及外周阻力的变化。

2)正确选择置管途径:临床上常选用锁骨下静脉和颈内静脉置管,置管深度为 35~45cm,污染概率少,易于护理。

3)规范操作步骤:调节零点,冲洗各管腔,用 10ml 注射器反复抽吸无菌冰盐水 10ml,使其接通右心房导管尾端,在 4 秒之内快速将冰盐水推入,机器即显示出心排血量数值;同时记录肺动脉压、肺小动脉楔压、右心房压力。

4)准确掌握各压力波形及正常值:①右心房/中心静脉压(RA/CVP):正常值 2~6mmHg,平均压力 4mmHg。②右心室压:正常收缩压(RVSP)15~25mmHg;舒张压(RVDP)0~8mmHg。③肺动脉压:正常收缩压(RASP)15~25mmHg;舒张压(RADP)8~15mmHg。④平均压(MPA)10~20mmHg。⑤肺小动脉楔压(PAWP):平均压 6~12mmHg。

4. 心排血量(CO) 采用热稀释法测量而出,用温度稀释法所得的结果实际上是右室输出量。输出量大小受心肌收缩力、心脏的前负荷、后负荷及心率等 4 个因素影响。表示为:CO=SV(心室每搏量)×HR(心率)。正常值:4~6L/min。心排血量监测操作程序(表 3-8)

表 3-8　心排血量监测操作程序

步骤	实施	备注
1	病人具有监测指征和需求	危重病人、各种休克需要监测血流动力学变化
2	准备	情绪安静,取平卧位或轻微左侧位
3	准备用物	超声心排血量监测仪、超声耦合剂、纸巾

续表

步骤	实施	备注
4	测量前准备	连接电源、开机、将病人的性别、身高、体质指标输入到超声心排血量监测仪主机
5	选择模式	选择监测 CO 模式
6	测量	探头涂抹超声耦合剂,部位:主动脉血流量(胸骨上窝或锁骨上窝),或肺动脉血流量(胸骨左缘 3~5 肋间隙)
7	取值	获得满意的图形后冻结,测量 3 次,取平均值
8	后续处理	协助病人取舒适体位,清洁监测部位皮肤

5. 连续心排量测量(pulse indicator continuous cardiac output, PiCCO) 是德国 PUISION 公司推出的新一代容量监测仪,只需配置中心静脉及动脉导管,不需放置肺动脉导管(pulmonary artery catheter, PAC)。该监测仪采用热稀释方法测量单次的心输出量(pulse contour cardiac output, PCCO),并通过分析动脉压力波形曲线下面积来获得连续的 PCCO,可同时监测 PCCO 和容量指标,并可监测血管阻力变化。经肺热稀释法可获得 PCCO、心脏指数、胸内容量指数、全舒张末容积指数、血管外肺水(extravascular lung water, EVLW)指数、肺血管通透性指数等数据,经肺热稀释法对动脉脉搏轮廓法初次校正后,可在以上测得指标基础上得到更多数据,如连续监测 PCCO、心率、每搏输出量、平均动脉压、容量反应(每搏输出量变异性、脉搏压力变异性)、系统性血管阻力指数、左心室收缩力指数。

PiCCO 技术测量参数较多,且更直观,无需推测解释,可相对全面地反映血流动力学参数与心脏舒缩功能的变化。

(1)连续心排量测量操作程序(表 3-9)

表 3-9　连续心排量测量操作程序

步骤	实施	备注
1	病人具有监测指征和需求	凡需要心血管功能和循环容量状态检测的病人
2	留置中心静脉导管	严格无菌技术操作规范,选锁骨下或颈内静脉

步骤	实施	备注
3	置入 PiCCO 动脉导管	严格无菌技术操作规范,选股动脉或腋动脉置管
4	线路连接,接电源开机	温度探头与中心静脉导管相连,压力传感器套装与 PiCCO 机器相连
5	输入病人参数	
6	换能器校零	置管完成后应分别对股动脉换能器和中心静脉换能器校零,减少体位、输液、抽血等因素的干扰,换能器参考点置于腋中线第4肋心房水平
7	观察压力波形,调整仪器,准备冰盐水注射测定心排	注射速度应快速均匀,5秒以内,冰盐水的量取决于病人的体重以及血管外肺水的多少
8	心排血量	测三次,取机器显示中的平均值

（2）PiCCO 监测的注意事项

1）了解 PiCCO 监测的优势：PiCCO 监测创伤小,只需放置中心静脉导管和动脉导管,无需肺动脉导管（PAC）,放置过程简便,无需 X 线胸片确定导管位置；较连续 PAC 价格便宜,且动脉 PiCCO 导管可放置 10 天,可动态、连续监测,连续反映高变异度的临床价值大的指标,供医生参考整治。

2）正确选择导管：使用 PiCCO 专用导管,带有专用传感器和连接管。

3）正确实施 PiCCO 校正：一般选用病情稳定后8小时用热稀释测定一次,每次校正注3次冰盐水；病情变化时需每小时测定一次。

校正方式：从中心静脉端注入 20~15ml 冰盐水,经过上腔静脉→右心房→右心室→肺动脉→血管外肺水→肺静脉→左心房→左心室→升主动脉→腹主动脉→股动脉→ PiCCO 导管接受端,仪器将整个热稀释过程画出热稀释曲线,并自动对该曲线进行分析,得出参数,结合 PiCCO 导管测得股动脉压力波形,得出一系列重要临床参数。

四、动脉血气和酸碱监测

血气分析是指对各种气体、液体中不同类型的气体和酸碱性物质进行分析的技术过程。其标本可以来自血液、尿液、脑脊液及各种混合气体等,但临床应用最多的还是血液。血液标本包括动脉血、静脉血和混合静脉血等,其中又以动脉血气分析的应用最为普遍。

（1）动脉血气分析操作程序（表 3-10）

表 3-10　动脉血气分析操作程序

步骤	实施	备注
1	病人具有测定需求，按医嘱要求执行	指导氧疗、调节机械通气参数、纠正酸碱失衡。认真核对医嘱，明确监测目的
2	病人评估	情绪安静，解释操作目的，交代注意事项
3	准备用物	血气采血针、治疗盘
4	操作者准备	洗手、戴帽子口罩
5	选择血管	常用部位桡动脉、股动脉、足背动脉和肱动脉
6	摆放体位	取平卧位，穿刺侧肢体适当外展，伸直
7	消毒穿刺部位及操作者左手示指和中指	以动脉搏动点最强处为中心，直径大于 5cm
8	采血	扪及动脉搏动最明显处，左手示指和中指固定动脉，右手握笔式持采血针在左手示指和中指之间垂直刺入股动脉或 40 度刺入桡动脉
9	拔针	按压 5~10 分钟，如凝血功能异常者，延迟按压时间
10	标本处理	针头刺入橡胶塞隔绝空气，将注射器在手中搓动 4~5 次，尽快送检

（2）动脉血气分析的注意事项

1）选择合适的采集工具：动脉血气标本具有特殊性，检查结果误差主要源于标本的采集和运送，所以应尽量选择高密度材质成分的注射器。

2）病人本身状况也容易引起血气结果产生偏差，应避免情绪激动、疼痛剧烈或精神紧张时采集标本。

3）采集标本后应用橡皮塞封闭针头，与外界大气隔绝，防止动脉血的氧分压随着外界环境中的氧分子扩散而迅速升高。

4）选择正确的抗凝剂：严格控制肝素的使用比例低于 1∶20，若超过此比例会导致测定离子浓度出现误差。

5）及时送检标本：抽好的标本应在 15 分钟内完成血气分析检查，若时间延长，标本内的氧分压值会降低，二氧化碳水平会异常升高。

（3）血气分析正常值

1）酸碱度（pH）参考值 7.35~7.45。<7.35 为酸血症，>7.45 为碱血症。

2）二氧化碳分压（PCO_2）参考值 -5.98~4.65kPa（-45~35mmHg）、乘 0.03

即为 H_2CO_3 含量。高于或低于参考值称高碳酸血症与低碳酸血症。>50mmHg 有抑制呼吸中枢危险。此为判断各型酸碱中毒的主要指标。

3）二氧化碳总量（TCO_2）参考值 24~32mmHg，代表血中 CO_2 和 HCO_3^- 之和，在体内受呼吸和代谢两个方面的影响，代谢性酸中毒时明显下降，碱中毒时明显上升。

4）氧分压（PO_2）参考值 10.64~13.3kPa（80~100mmHg）。<60mmHg 即有呼吸衰竭，<30mmHg 可有生命危险。

5）氧饱和度（SaO_2）参考值 3.5kPa（26.6mmHg）。

6）实际碳酸氢根（AB）参考值 21.4~27.3mmol/L，标准碳酸氢根（SB）参考值 21.3~24.8mmol/L。AB 是体内代谢性酸碱失衡重要指标，在特定条件下计算出 SB 也反映代谢因素。二者正常为酸碱内稳正常。二者皆低为代谢性酸中毒（未代偿），二者皆高为代谢性碱中毒（未代偿），AB>SB 为呼吸性酸中毒，AB<SB 为呼吸性碱中毒。

7）剩余碱（BE）参考值 ±3mmol/L，正值为增加，负值为降低。

8）阴离子隙（AG）参考值 8~16mmol/L，是早期发现混合性酸碱中毒重要指标。

五、呼吸功能检测

目的：了解呼吸功能状况，及时发现呼吸功能异常，制定合理治疗方案。

（一）氧饱和度（SpO_2）监测

利用脉搏氧饱和度仪（pulse oximetry，POM）测得的病人的血氧饱和度，从而间接判断病人的氧供情况。

氧饱和度监测操作程序（表 3-11）

表 3-11 氧饱和度监测操作程序

步骤	实施	备注
1	病人具有监测指征	监护室、手术室和呼吸睡眠障碍的病人应用
2	通知医生	正确执行医嘱监测血氧饱和度
3	监护仪开机，自检	确保仪器处于完好备用状态
4	了解病人基本病情，并向病人解释操作目的	评估病人生命体征、皮肤、精神状况、呼吸和组织灌注情况
5	选择有充足血液循环的部位	传感器置于指（趾）甲上
6	选择与仪器相匹配的传感器	设定血氧饱和度和脉搏报警上、下限
7	后续处理	协助病人取舒适体位，记录

（二）呼气末二氧化碳监测（expiratory CO_2 monitoring，$PETCO_2$）

主要测定呼气末的 CO_2。

1. 呼气末二氧化碳监测操作程序（表 3-12）

表 3-12　呼气末二氧化碳监测操作程序

步骤	实施	备注
1	用物准备	CO_2 传感器和电缆、气路连接头
2	病人准备	最近一次的血气分析数值
3	连接监测电缆	确保仪器处于完好备用状态
4	连接 CO_2 传感器和气道监测窗	
5	仪器自动显示该监测项目	如未显示，则手动调整该项目窗口
6	调零	约 30 秒，自动显示调零通过，退出调零界面
7	连接至通气	开始工作

2. 保证呼气末二氧化碳监测的注意事项

（1）排除影响呼气末二氧化碳数值变化的因素：如体温、肢体活动度、心排血量和每分通气量的变化等。

（2）每次使用前均要对仪器进行校零。

（3）采用旁流型监测仪时要使用专用的硬质采样管。

（4）连续使用时间过长时需定时归零。

（三）机械通气

机械呼吸器或称人工呼吸机是控制或辅助病人呼吸的一种治疗性仪器。在向病人呼吸道吹入一定容量气体后即转为呼气，用来维持病人有效通气量，改善缺氧，防止二氧化碳潴留，减少病人因呼吸肌活动所造成的氧耗。

1. 适应证　急性、慢性呼吸衰竭、胸部和心脏外科手术后和严重胸廓创伤。

2. 相对禁忌证　气胸、纵隔气肿、胸腔积液、肺大疱、大咯血、休克及心肌梗死等。

3. 常用的通气模式

（1）控制通气（control-mode ventilation，CMV）：呼吸做功完全由呼吸机来承担，不允许病人进行自主呼吸，主要参数由呼吸机控制。

（2）辅助 / 控制呼吸（assist/control-mode ventilation，A/CMV）：通过病人自主呼吸的力量触发呼吸机产生同步正压通气。当病人的自主呼吸的频率达到或超过预置的呼吸频率时,呼吸机起辅助通气作用;若自主呼吸频率低于预置值时,呼吸机则转为控制通气。

(3)间歇指令通气(intermittent mandatory ventilation, IMV):在2次正压通气之间病人可进行自主呼吸,而同步间歇指令通气(synchronized IMV,SIMV)是指正压通气是在病人吸气力的触发下发生的,以避免自主呼吸与正压通气对抗现象。

(4)压力支持通气(pressure support ventilation, PSV):是利用病人自主呼吸的力量触发呼吸机送气,并使气道压力迅速上升到预置值,当吸气流速降低到一定程度时,吸气则转为呼气,此种通气模式可明显降低自主呼吸时的呼吸做功。

4. 机械通气操作程序(表3-13)

表3-13 机械通气操作程序

步骤	实施	备注
1	准备一台性能良好的呼吸机	连接电源、氧源、气源开机
2	调节呼吸机参数	呼吸模式、频率、氧浓度、潮气量、吸气流速、吸呼比等
3	设定呼吸机报警限	根据病人的具体情况设定
4	调节湿化器	吸入气体温度为32~37℃,湿度为100%
5	连接模拟肺	确定呼吸机工作状态
6	连接病人	监测各项指标并记录
7	听诊双肺呼吸音,检查通气效果	通气30分钟后做血气分析,根据结果调整通气参数

5. 呼吸机应用的注意事项

(1)检查机器各连接处密闭情况和气管插管气囊充气程度,防治因漏气导致通气量不足。

(2)自主呼吸困难与呼吸机协调对抗,常见原因有:①痰液阻塞或连接管道漏气。②频繁咳嗽、咳痰、疼痛。③病人神志不清、烦躁不安。④呼吸机参数调整不当,通气量不足。处理:争取病人合作,对躁动不合作者,可用简易呼吸机作适应性诱导或使用镇静和肌肉松弛剂。

(3)治疗时及时观察调整通气量,通气量大小合适的表现:①呼吸平稳。②胸腹部随呼吸起伏,两肺呼吸音对称。③血气分析结果正常或达到急性发作前之水平。④呼吸机可检测呼出潮气量及通气量,合理调整通气量。

（4）通气量过小常见原因：①通气量设定过小。②没有随病情变化及时调整。③呼吸机管路漏气。④呼吸道阻塞。

（5）通气量过大原因：①通气量设定过大。②气道阻塞时或病情需要较大通气量，缓解后未能及时减少通气量。

（6）保持呼吸道通畅：注意加强呼吸道湿化，有效地排出痰液。吸痰前需听诊呼吸音，确认有痰时同时配合翻身叩背、体位引流后再抽吸。

（7）给氧浓度：单纯肺外原因所致呼吸衰竭（通气障碍）者，氧浓度一般用30%~40%。应根据肺部疾病和给氧后面色、脉搏的改变决定给氧浓度。一般氧浓度不应超过60%，目前认为长期吸入40%~50%氧不会发生氧中毒。

六、脑功能检测

脑功能监测的主要目标是提供合适的细胞环境来保存神经功能。

（一）脑电监测

目前脑电图（EEG）仍然是直接监测脑功能和监测癫痫活动的最佳手段。一般采用连续EEG监测应便于床旁使用，便于阅读分析，同时不干扰正常医疗和护理工作。EEG的应用归纳为以下几点：监测脑代谢变化、细胞缺血缺氧状态、监测脑内局灶病变、监测癫痫活动、监测脑功能损伤程度、监测预后、指导治疗和医疗决策。

（二）诱发电监测

诱发电（EP）技术包括脑干听觉诱发电位（BAEP）、体感诱发电位（SEP）、视觉诱发电位（VEP）和运动诱发电位（MEP）。

1. 诱发电用于脑功能监测的原理　①诱发电描记的电位波与特定的脑组织解剖结构密切相关，通过诱发电位波分析可确定1个或数个cm以内的神经传导缺失，从而判断病变的部位。②诱发电与格拉斯哥（GCS）评分、颅内压（ICP）监测、神经影像学检查或其他临床检查相比，预测预后的错误率减少50%。③当临床查体困难，检查结果难以解释，脑死亡诊断难以确定或有争论时，诱发电可提供敏感、可靠、客观的依据。

2. 脑干听觉诱发电监测（BAEP）　BAEP用于监测的主要作用有以下几个方面：①协助定位诊断。②判断病情，进行分级判断。③判断预后。④评价脑干功能的完整性，判断脑死亡。⑤无创颅内压监测

3. 体感诱发电监测　体感诱发电（SEP）的基本原理是刺激躯体某一感觉神经，在其特定传导通路的任何一点记录到诱发电位。SEP用于监测的临床研究工作主要围绕以下几个方面进行：①判断病情；②判断预后；③判断脑死亡；④无创性颅内压监测；⑤指导治疗。

（三）颅内压监测

1. 常用的监测方法

（1）监测意识状态变化是颅内压监测中不可缺少的部分。

（2）监测瞳孔变化。

（3）监测颅内压。

2. 颅内压监测的适应证

（1）强适应证：①严重脑外伤（GCS 3~8 分）伴入院时头颅 CT 异常。②严重脑外伤（GCS 3~8 分）伴入院时头颅 CT 正常以及至少下列条件中的 2 条：①年龄 >40 岁；②收缩压 <90mmHg；③对疼痛的异常运动姿势。

（2）可能的适应证：①蛛网膜下腔出血伴脑积水。②其他病因（GCS<9 分和 CT 存在脑水肿证据）。③代谢性，如肝性昏迷。④脑部缺氧（缺血）如大面积脑梗死、心搏骤停后。⑤中枢神经系统感染。

（四）脑血流监测

临床上应用最多，并能够达到监测目的的是经颅多普勒超声显像（TCD）。TCD 的优点是无创伤、费用低、可在床旁操作，能测定血流速度、显示微栓子信号和了解脑血管的储备能力。可分为连续性和间断性两种方式，适于手术期间脑血流的全程监测。当 TCD 显示颅内循环停止时，则提示预后不良。

七、肾功能监测

肾功能检查分为肾小球功能检查、肾小管功能检查和肾血流量测定，临床上对于一个病人往往要有选择地进行多项肾功能检查，然后进行综合分析，才能作出正确判断。

（一）肾小球功能检查

当血液流经肾脏时，血浆中的某些物质通过肾小球滤过和肾小管处理，被清除出体外，临床上就是通过测定各种物质的清除率分别测定肾小球滤过率、肾血流量、肾小管对各种物质的重吸收和分泌作用。

1. 内生肌酐清除率（Ccr） 内生肌酐血浓度稳定，绝大部分经肾小球滤过，但不被肾小管重吸收，故临床上常用内生肌酐清除率估计肾小球滤过功能。

2. 血肌酐（Scr）和尿素氮（BUN）浓度测定 在摄入食物及体内分解代谢比较稳定的情况下，其肌酐和尿素氮的血浓度取决于肾排泄能力，因此在一定程度上反映了肾小球滤过功能的损害程度。

3. 放射性核素肾小球滤过率测定 能准确反映肾小球滤过，缺点是需要把放射性物质引入体内。

（二）肾小管功能测定

肾小管具有分泌、重吸收、浓缩、稀释以及酸碱平衡功能。

1. 近端小管功能检查　现以测定尿微球蛋白及溶菌酶等来估价近端小管功能。

2. 肾浓缩稀释试验　尿的浓缩和稀释主要在远端小管和集合管中进行，在特定的饮食条件下，观察病人尿量和尿比重的变化可以作为判断远端小管功能的指标。

3. 尿渗透压测定　比测定尿比重更为优越，更能反映肾的浓缩和稀释功能。

4. 自由水清除率　能准确地反映肾脏在机体缺水和水分过多的情况下，调节机体体液平衡的能力。

5. 肾小管尿酸化功能测定　反映远端肾小管酸化的功能，有助于诊断远端肾小管性酸中毒。

（三）肾血流量测定

对氨马尿酸盐（PAH）清除率可反映肾血流量，而同位素肾图因能比较敏感地反映肾血流量，现已逐渐被列为肾功能的常规检查。

第四节　环甲膜穿刺技术

环甲膜穿刺术仅仅是呼吸复苏的一种急救措施，不能作为确定性处理。主要用于各种原因引起的上呼吸道完全或不完全阻塞以及喉头水肿、颈部或面部外伤所致气道阻塞需立即通气急救的病人。

1. 适应证　①注射表面麻醉药；②为喉、气管内其他操作做准备；③注射治疗药物；④导引支气管留置给药管；⑤缓解喉梗阻；⑥湿化痰液；⑦三岁以下的小孩不宜作环甲膜切开者。

2. 禁忌证　有出血倾向者。

3. 实施步骤

（1）术前准备：核对病人姓名、年龄、床号、诊断，向病人说明施行环甲膜穿刺术的目的，消除不必要的顾虑，检查穿刺用品是否齐全。

（2）摆好体位：病人平卧或斜坡卧位，头后仰，环甲膜前的皮肤按常规用碘酊及乙醇消毒。

（3）左手示指和拇指固定环甲膜处的皮肤，右手持注射器垂直刺入皮肤、筋膜及环甲膜，到达喉腔时有落空感，回抽注射器有空气抽出，确定针尖在喉腔内才能注射药物，注意进针不要过深，避免损伤喉后壁黏膜，注射速度宜快。

（4）固定注射器于垂直位置，注入1%丁卡因（地卡因）或2%的利多卡因溶液1ml，注射完毕后迅速拔出注射器及针头，以消毒干棉球压迫穿刺点片刻，针头拔出以前应防止喉部上下运动，否则容易损伤喉部的黏膜。

（5）再按照穿刺目的进行其他操作。

（6）可通过 T 形的上臂一端与针头连接，T 形管的下臂接氧气瓶而输入氧气。T 形管接气口必须紧密不漏气。

（7）穿刺点用消毒干棉球压迫片刻。如穿刺点皮肤出血，干棉球压迫的时间可适当延长，避免血液反流到气管内。

（8）若经针头导入支气管留置给药管，则在针头退出后，用纱布包裹并固定。

（9）穿刺完毕后，整理用物，安抚病人，交代注意事项。

4. 健康指导

（1）嘱病人注射药物时勿吞咽及咳嗽，以免损伤喉部黏膜。

（2）如病人咳出带血的分泌物，嘱病人勿紧张，一般均在 1~2 天内即可消失。

第五节　气管插管、切开术

一、气管内插管

将一特制的气管导管由口腔或者鼻腔经声门置入气管的技术称为气管内插管。气管内插管技术是急救工作中常用的重要抢救技术，是呼吸道管理中应用最广泛、最有效最快捷的手段之一，对抢救病人生命、降低病死率起到至关重要的作用。气管插管是否及时直接关系着抢救的成功与否、病人能否安全转运及病人的预后情况。

（一）适应证

1. 严重上呼吸道梗阻影响正常呼吸。

2. 气道分泌物过多或大咯血。

3. 严重低氧血症或高碳酸血症需要机械通气。

4. 各种全麻手术前。

5. 心肺复苏后的高级生命支持系统。

（二）插管的方法

1. 经口气管内插管法　病人取仰卧位，肩背部垫高，头略向后仰，颈处于过伸位，以利于暴露喉头。操作者立于病人头侧，右手托病人枕部，左手持喉镜从病人口腔右侧放入，将舌推向左侧，见腭垂后将喉镜移至口腔中部，垂直提起镜片缓慢进入，直至会厌显露，随即用喉镜提起会厌，暴露声带，于吸气相将导管沿喉镜、经声门插入气管。

2. 经鼻气管内插管法　先作鼻腔内表面麻醉，并滴入麻黄碱使鼻腔黏膜的血管收缩,石蜡油润滑气管插管后沿鼻腔自然弧度,在非明视条件下将气管导管经鼻腔,插入气管内。

3. 插管深度 导管斜面插入声门后继续推行 3~5cm 即可,使导管尖端位于气管中段(相当于胸骨上切迹处),一般成人经口插管 22~24cm,成人经鼻气管插管 26~28cm,小儿经口插管深度(cm)=年龄 /2+12。

(三)插管完成后

插管完成后要确认导管已进入气管内再固定;确认方法有:

1. 压胸部时,导管口有气流。

2. 人工呼吸时,可见双侧胸廓对称起伏,并可听到清晰的肺泡呼吸音。

3. 如用透明导管时,吸气时管壁清亮,呼气时可见明显的"白雾"样变化。

4. 病人如有自主呼吸,接麻醉机后可见呼吸囊随呼吸而张缩。

5. 如能监测呼气末 $ETCO_2$ 则更易判断,$ETCO_2$ 图形有显示则可确认无误。

(四)注意事项

1. 动作轻柔以免损伤牙齿 待声门开启时再插入导管,避免导管与声门相顶,以保护声门后部黏膜,减少喉头水肿的发生。

2. 防止牙齿脱落误吸 术前应检查病人有无义齿和已松动的牙齿,将其去除或摘掉,以免在插管时损伤或不小心致其脱落滑入气道,引起窒息而危及生命。

3. 检查导管的位置 一般气管插管后或机械通气后应常规行床边 X 线检查,以确定导管位置。

4. 防止插管意外 气管插管时,尤其是在挑起会厌时,由于迷走神经反射,有可能造成病人的呼吸、心搏骤停,特别是生命垂危或原有严重缺氧、心功能不全的病人更容易发生。因此插管前应向病人的家属交代清楚,取得理解和配合。插管时应充分吸氧,并进行监测,备好急救药和器械。

二、气管切开置管术

气管切开置管术是指切开病人颈段气管,放入特制的气管套管,使下气道避开上气道直接与外界相通的一种技术。

(一)适应证

1. 需长时间进行机械通气时。

2. 因头颈部疾病或者外伤导致呼吸道狭窄、阻塞而无法气管插管时。

3. 口腔、咽部或头颈需要手术治疗,术后可能因出血局部肿胀导致上呼吸道梗阻时。

4. 气管或支气管异物需经切开方能取出时。

5. 预防性气管切开（如破伤风）。

（二）手术方法

术前应做好充分准备，对于小儿和婴幼儿及危重病人，术前应先行气管插管或置入气管镜，待呼吸困难缓解后，再作气管切开，更为安全。

1. **体位** 一般取仰卧位，肩下垫一小枕，头后仰保持正中位，使气管接近皮肤，暴露明显，利于手术，常规消毒铺巾。

2. **麻醉** 采用局麻。沿颈前正中上自甲状软骨下缘下至胸骨上窝，以2%利多卡因浸润麻醉，对于昏迷，危重或窒息病人，若病人已无知觉也可不予麻醉。

3. **切口** 多采用直切口，自甲状软骨下缘至接近胸骨上窝处，沿颈前正中线切开皮肤和皮下组织。

4. **分离气管前组织** 用血管钳沿中线分离胸骨舌骨肌及胸骨甲状肌，暴露甲状腺峡部，用小钩将峡部向上牵引，必要时也可将峡部夹持切断缝扎，以便暴露气管。

5. **切开气管** 确定气管后，一般于第2~4气管环处，用尖刀片自下向上挑开2个气管环（切开4~5环者为低位气管切开术），刀尖勿插入过深，以免刺伤气管后壁和食管前壁，引起气管食管瘘。

6. **插入气管套管** 以弯钳或气管切口扩张器，撑开气管切口，插入大小适合，带有管芯的气管套管，插入外管后，立即取出管芯，放入内套管，吸净分泌物，并检查有无出血。

7. **创口处理** 气管套管上的带子系于颈部，打成死结以牢固固定。切口一般不予缝合，以免引起皮下气肿。最后用一块开口纱布垫于伤口与套管之间。

（三）注意事项

1. 气管切开后，套管通畅与否为治疗的关键。一旦气管切开后，一般会失声，不能及时准确表达病情；小儿及昏迷病人若无人照顾，可能由于分泌物或被服将套管堵住，仍有窒息的危险，故应加强巡视，密切观察。

2. 内套管取出刷洗时间不宜过长，否则易发生外管内分泌物干结，内管放入困难。外管在手术后一周内，如无特殊需要，不宜更换。因瘘口窦道尚未形成，取出后不易放回。万一需要换时，应准备好气管切开包，拆除缝线以拉钩拉开切口，更换外管。

3. 注意调整套管系带的松紧，松紧度以带子与颈部之间可放入一手指为宜。太松时套管可于咳嗽时脱出切口，太紧会引起病人不适。术后皮下出现气肿的病人，于气肿消退后要及时加紧固定。

4. 长期带管者,拔管前应做气管镜检查,若气管切口内有肉芽应先予以摘除后再堵塞,拔管最好在上午,以便日间观察。

5. 定期留痰及创口分泌物培养,及药敏试验,观察感染情况及时治疗。

6. 注意病人颈部位置和套管位置,保持套管在自然正中位,以防位置不正,导致套管与气管套管成角,套管末端压迫气道壁,造成气道损伤出血。

7. 协助病人床旁胸片 X 线检查,以确定气管套管的位置,排除气胸或纵隔气肿等常见胸肺部并发症。

第六节 动、静脉穿刺置管术

一、静脉穿刺置管术

静脉穿刺置管术是临床常见的一种重要的有创诊疗措施,是高级急救的一个常规步骤,主要在危重和大手术后的病人快速扩容、中心静脉给药、术后营养支持、监测中心静脉压等方面发挥着重要作用

(一)适应证

1. 外周静脉穿刺困难。

2. 长期输液治疗。

3. 需定期监测中心静脉压者。

4. 大量、快速扩容通道。

5. 药物治疗(化疗、高渗、刺激性)。

6. 血液透析、血浆置换术。

(二)禁忌证

1. 凝血功能严重异常或近期有血栓形成病史。

2. 穿刺血管区域有恶性肿瘤病史。

3. 穿刺血管区域局部感染或有外伤。

4. 穿刺血管解剖位置异常。

5. 躁动不安、极不配合者。

(三)静脉路径的选择

通常选用的静脉穿刺路径分为深静脉与周围静脉。深静脉路径可以选颈内静脉、锁骨下静脉及股静脉,由于股静脉部位清洁度差,护理观察困难,颈内外静脉不易固定,导管外露,病人感觉不便,一般首选锁骨下静脉穿刺。而周围静脉置管通常选用贵要静脉、头静脉与肘正中静脉进行的经皮中心静脉置管(PICC)。

（四）深静脉穿刺置管操作方法

1. 锁骨下静脉穿刺置管

（1）体位 病人采取头低15°的仰卧位,头转向穿刺对侧。重度心衰不能平卧可取半卧位。

（2）穿刺点 ①锁骨下途径:锁骨下缘中内 1/3 交点下方 1cm 处,针尖向内轻向上贴近胸壁进针;②锁骨上途径:取胸锁乳突肌锁骨头外侧缘,锁骨上方约 1cm 处进针,针身与锁骨成 45° 角,指向胸锁关节。

（3）局部常规消毒,铺无菌洞巾。予以盐水或肝素盐水冲洗及检查中心静脉导管、套管针是否完好。

（4）以 2% 利多卡因 2~5ml 进行局部麻醉。

（5）穿刺置管 ①穿刺:局麻后在穿刺点处将穿刺针与皮肤呈 30° ~40°角,边进针边回抽,抽到静脉回血后,说明穿刺成功。②送入导丝:左手固定穿刺针,右手将导丝自穿刺针后插入,拔出穿刺针。③扩皮:沿导丝送入扩张鞘扩皮后撤出。④置入静脉导管:然后将中心静脉导管沿导丝插入静脉,一边推进一边撤离导引钢丝,尽量保持动作协调,当导管插入约 15cm 左右时,即可完全抽出导丝,用装有肝素盐水的注射器反复抽吸有回血时,向导管内注入肝素盐水 2~3ml,撤下注射器,拧上肝素帽。妥善固定,无菌敷料包扎。

2. 颈内静脉穿刺置管

（1）体位:病人仰卧,取头低肩高位,头后仰并转向穿刺点的对侧(一般取右侧穿刺)。

（2）穿刺点:穿刺点与胸锁乳突肌的关系分三种。①前路:取胸锁乳突肌的前缘中点为穿刺点,针身与皮面成 30° ~50° 角,指向同侧乳头;②中路:找出胸锁乳突肌的锁骨头、胸骨头和锁骨上缘所形成的三角区,该区顶点(距锁骨上缘约 2、3 横指)即为穿刺点,针身与皮面成 30° 角指向同侧乳头;③后路:取胸锁乳突肌的后缘中、下 1/3 交界处进针,针身水平位,指向胸骨上窝。

（3）其余步骤同锁骨下静脉穿刺术。

3. 股静脉穿刺置管

（1）病人备皮后取仰卧位,下肢伸直稍外旋、外展。

（2）局部常规消毒,铺无菌洞巾。

（3）冲洗及检查中心静脉导管、套管针是否完好。

（4）术者立于穿刺侧,在腹股沟韧带中点下 2~3cm 股动脉搏动最强点的内侧约 0.5cm 处,分开左手示、中指固定其上下皮肤,以 2% 利多卡因 2~5ml进行局部麻醉后穿刺到股静脉。

（5）其余步骤同锁骨下静脉穿刺。

4. 经皮中心静脉置管（PICC）

（1）病人平卧,手臂外展与躯干成 90°。

（2）评估病人的血管状况,测量穿刺点到导管尖端所在的位置的长度。

（3）局部常规消毒,铺无菌洞巾,冲洗及检查中心静脉导管、套管针是否完好,按之前所量长度剪裁导管。

（4）扎压脉带,通过盲穿或者 B 超引导法穿刺目标血管成功后,松压脉带。

（5）其余步骤基本同锁骨下静脉穿刺。

（五）注意事项

1. 严格无菌操作。

2. 用外套管针穿刺时,皮肤戳口要稍大。

3. 避免同一部位反复穿刺形成血肿。

4. 导管留置时间一般不超过 2~4 周为宜,PICC 可留置 6 个月以上,拔管后局部应加压 3~5 分钟。

5. 穿刺成功后应立即缓慢推注生理盐水,以免血液在导管内凝固,堵塞导管。

二、动脉穿刺置管术

（一）适应证

1. 严重创伤和多脏器功能衰竭以及血流动力学不稳定的病人。

2. 心脏大血管手术及其他大手术病人的术中和术后监护。

3. 需反复采动脉采血化验如血气分析者。

4. 不能行无创测压者。

5. 需行低温和控制性降压者。

6. 严重低血压、休克等需反复测量血压者。

7. 持续应用血管活性药物且反应敏感者。

（二）禁忌证

1. 有出血倾向者。

2. 局部有感染。

3. 侧支循环差者。

4. 凝血功能障碍者或溶栓治疗期间。

（三）动脉选择

常用的动脉有股动脉、肱动脉、桡动脉和足背动脉。因桡动脉位置浅表且相对固定穿刺容易成功而且管理方便常常当作首选。

（四）动脉置管操作

1. 选定穿刺部位。

2. 常规消毒、铺洞巾,2% 利多卡因局麻。

3. 触到动脉搏动明显部位作为穿刺点。

4. 左手中指触到动脉搏动作定位,右手持动脉留置穿刺针与皮肤呈 30°～45°角,对准左手中指触及动脉的部位穿刺进针,如见到鲜红动脉血迅速喷出时,用左手固定穿刺针头并压迫动脉近心端,右手从穿刺针尾端撤除金属针芯同时把穿刺针头套管全部送入动脉内。

5. 用肝素盐水冲管后连接测压管或者肝素帽。

6. 再次消毒后无菌敷料覆盖,妥善固定。

(五)注意事项

1. 严格无菌操作。

2. 严格掌握适应证。

3. 避免在同一部位反复多次试穿,以免形成血肿或损伤血管。

4. 准确判断穿刺点。

5. 置管时间一般不超过 4 天。

6. 为保证管道通畅,应持续用肝素液冲洗。

第七节 胸腔穿刺及闭式引流

一、胸腔穿刺术

胸腔穿刺术,简称胸穿,是指对有胸腔积液(或气胸)的病人,为了诊断和治疗疾病的需要而通过胸腔穿刺抽取积液或气体的一种技术。

(一)操作目的

1. 取胸腔积液进行一般性状检测、化学检测、显微镜监测和细菌学检测,明确积液的性质,寻找引起积液的病因。

2. 抽出胸膜腔的积液和积气,减轻液体和气体对肺组织的压迫,使肺组织复张,缓解病人的呼吸困难等症状。

3. 抽吸胸膜腔的脓液,进行胸腔冲洗,治疗脓胸。

4. 胸膜腔给药,可胸腔注入抗生素或者抗癌药物。

(二)适应证

1. 诊断性 原因未明的胸腔积液,可作诊断性穿刺,做胸水涂片、培养、细胞学和生化学检查以明确病因,并可检查肺部情况。

2. 治疗性 通过抽液、抽气或胸腔减压治疗单侧或双侧胸腔大量积液、积气产生的压迫、呼吸困难等症状;向胸腔内注射药物(抗肿瘤药或促进胸膜粘连药物等)。

（三）禁忌证

1. 体质衰弱、病情危重难以耐受穿刺术者。

2. 对麻醉药过敏者。

3. 凝血功能障碍、严重出血倾向，病人在未纠正前不宜穿刺。

4. 有精神疾病或不合作者。

5. 疑为胸腔棘球蚴病病人，穿刺可引起感染扩散，不宜穿刺。

6. 穿刺部位或附近有感染。

（四）操作步骤

1. 常规消毒皮肤后，在穿刺部位由表皮至胸膜壁层进行局部浸润麻醉。

2. 术者手持穿刺针沿标识位置缓缓刺入，当针锋抵抗感突感消失时，进行抽液或气。

3. 注射器抽满后，关闭开关（有的胸穿包内抽液用注射器前端为单向活瓣设计，也可以不关闭开关，视具体情况而定）排出液体或气体，如此重复，直至无法抽出为止。

4. 抽吸结束记录抽吸量后拔出穿刺针，局部消毒，覆盖无菌纱布，用胶布固定。

（五）并发症和处理

1. 气胸　胸腔穿刺时气胸发生率 3%~20%。产生原因一种是气体从外界进入，如接头漏气、更换穿刺针或三通活栓使用不当。一般不需处理，预后良好。另一种是穿刺过程中误伤脏层胸膜和肺脏所致。无症状者应严密观察摄片随访，如有症状，则需行胸腔闭式引流术。

2. 出血、血胸　穿刺针刺伤可引起肺内、胸腔内或胸壁出血。少量出血多见于胸壁皮下出血，一般无需处理。如损伤肋间动脉可引起较大量出血，形成胸膜腔积血，需立即止血，抽出胸腔内积血。肺损伤可引起咯血，小量咯血可自愈，较严重者按咯血常规处理。

3. 膈肌损伤　肝脏等腹腔脏器损伤穿刺部位过低可引起膈肌损伤，肝脏等腹腔脏器损伤。

4. 胸膜反应　部分病人穿刺过程中出现头昏、面色苍白、出汗、心悸、胸部压迫感或剧痛、昏厥等症状，称为胸膜反应。多见于精神紧张病人，为血管迷走神经反射增强所致。此时应停止穿刺，嘱病人平卧、吸氧，必要时皮下注射肾上腺素 0.5mg。

5. 胸腔内感染　是一种严重的并发症，主要见于反复多次胸腔穿刺者。为操作者无菌观念不强，操作过程中引起胸膜腔感染所致。一旦发生应全身使用抗菌药物，并进行胸腔局部处理，形成脓胸者应行胸腔闭式引流术，必要时外科处理。

6. 复张性肺水肿　多见于较长时间胸腔积液者经大量抽液或气胸病人。由于抽气过快,肺组织快速复张引起单侧肺水肿,病人出现不同程度的低氧血症和低血压。大多发生于肺复张后即刻或 1 小时内,一般不超过 24 小时。病人表现为剧烈咳嗽、呼吸困难、胸痛、烦躁、心悸等,继而出现咳大量白色或粉红色泡沫痰,有时伴发热、恶心及呕吐,甚至出现休克及昏迷。处理措施包括纠正低氧血症,稳定血流动力学,必要时给予机械通气。

二、胸腔闭式引流术

胸腔闭式引流是将引流管一端放入胸腔内,而另一端接入比其位置更低的水封瓶,以便排出气体或收集胸腔内的液体,使得肺组织重新张开而恢复功能。

（一）适应证

1. 中等量气胸或张力性气胸。

2. 外伤性中等量血胸。

3. 持续渗出的胸腔积液。

4. 脓胸、支气管胸膜瘘或食管瘘。

5. 开胸术后。

（二）操作方法

1. 病人取半卧位。积液（或积血）引流选腋中线第 6~7 肋间进针,气胸引流选锁骨中线第 2~3 肋间。常规消毒,铺无菌手术巾,术者戴灭菌手套。

2. 局部浸润麻醉切口区胸壁,直至胸膜并可见积液或积气抽出;沿肋间走行切开皮肤 1.5cm 左右,沿肋骨上缘伸入血管钳,分开肋间肌肉各层直至胸腔;见有液体或气体涌出时立即置入引流管。引流管伸入胸腔深度不宜超过 3~4cm,以丝线缝合胸壁皮肤切口,并结扎固定引流管,敷盖无菌纱布。引流管末端连接至水封瓶,引流瓶置于病床下不易被碰倒的地方。

3. 胸膜腔大量积气、积液者,开放引流时应缓慢。引流液体首次勿超过 1000ml,防止发生纵隔的快速摆动移位或复张性肺水肿的发生。待病情稳定后,再逐步开放止血钳。

（三）注意事项

1. 保持胸闭引流的密闭性　由于胸腔内是负压,为了防止引流液倒流而发生逆行感染,要确保病人的胸腔闭式引流瓶平面低于胸腔引流口平面至少 60cm,更换引流瓶时,必须用双钳双向夹管。

2. 胸腔闭式引流连接好后要密切观察引流瓶内的水柱有无波动,有无气体逸出并做好记录。如发生变化及时报告医生处理。

3. 胸腔闭式引流瓶一定要先装上生理盐水至基线水平后方可连接病人

端,否则极易发生气胸。一定要保持胸腔闭式引流瓶内引流管尖端在液面以下。

4. 拔管指征是胸腔闭式引流术后48~72小时,观察引流液少于50ml,无气体逸出,胸部 X 线摄片呈肺膨胀或无漏气,病人无呼吸困难或气促时,可考虑拔管。

第八节　外伤止血、包扎、固定、搬运术

对于外伤病人首先应判断病人有无紧急情况,如心搏骤停、窒息、大出血、休克及开放性气胸等,应进行针对性地急救,情况平稳后再给予就地止血、包扎和固定,将病人移到隐蔽和安全的地方进行,然后迅速转运。

一、止血

【目的】
现场及时止血,减少出血,预防休克发生,抢救生命。
【适应证】
凡是出血的伤口都需止血。根据损伤血管不同,外伤出血大致可分为:
1. 动脉出血　其特点是伤口呈喷射状搏动性向外涌出鲜红色的血液。
2. 静脉出血　伤口持续向外溢出暗红色的血液。
3. 毛细血管出血　伤口向外渗出鲜红色的血液;血液从体表伤口流出,称为外出血,易为人们发现;而体内深部组织、内脏损伤出血,血液流入组织或体腔内的内出血,不易被人们发现,更为危险。各种出血中,以动脉出血最为危险,必须迅速止血。
【操作前准备】
根据出血性质不同,就地取材,采用不同止血措施。现场急救止血所用的材料主要有消毒敷料、绷带、充气止血带、止血钳等专用止血器材,紧急时甚至干净的布料、毛巾等都可进行加压包扎止血。
【操作步骤】
1. 加压包扎止血法　是急救中最常用的止血方法之一。适用于小动脉、静脉及毛细血管出血。局部用生理盐水冲洗、消毒,再用消毒纱布或干净的手帕、毛巾、衣物等敷于伤口上,然后用三角巾或绷带加压包扎。压力以能止住血而又不影响伤肢的血液循环为合适。若伤处有骨折时,须另加夹板固定。关节脱位及伤口内有碎骨存在时不用此法。
2. 指压止血法　指压止血法是一种简单有效的临时性止血方法,是根据动脉的走向,在出血伤口的近心端,用手指压住动脉处,达到临时止血的目的。

指压止血法适用于头部、颈部、四肢的动脉出血,依出血部位的不同,可分为:

（1）头顶出血压迫法在伤侧耳前,对准下颌关节上方,用拇指压迫颞动脉。

（2）头颈部出血压迫法用拇指将伤侧的颈总动脉向后压迫,但不能同时压迫两侧的颈总动脉,否则会造成脑缺血坏死。

（3）面部出血压迫法用拇指压迫下颌角处的面动脉。

（4）头皮出血压迫法头皮前部出血时,压迫耳前下颌关节上方的颞动脉。头皮后部出血则压迫耳后突起下方稍外侧的耳后动脉。

（5）腋窝和肩部出血压迫法在锁骨上窝对准第1肋骨用拇指向下压迫锁骨下动脉。

（6）上臂出血压迫法一手将患肢抬高,另一手用拇指压迫上臂内侧的肱动脉。

（7）前臂出血压迫法用拇指压迫伤侧肘窝肱二头肌腱内侧的肱动脉末端。

（8）手掌出血压迫法用两手指分别压迫腕部的尺动脉、桡动脉。

（9）下肢出血压迫法用两手拇指重叠向后用力压迫腹股沟中点稍下方的股动脉。

（10）足部出血压迫法用两手拇指分别压迫足背踇长肌腱外侧的足背动脉和内踝与跟腱之间的胫后动脉。

3. 止血带止血法　止血带止血法是快速有效的止血方法,但它只适用于不能用加压止血的四肢大动脉出血。方法:用橡皮管或布条缠绕伤口上方肌肉多的部位,其松紧度以摸不到远端动脉的搏动、伤口刚好止血为宜,过松无止血作用,过紧会影响血液循环,易损伤神经,造成肢体坏死。上止血带的病人,必须在明显的部位标明上止血带的部位和时间。上止血带的时间超过2h者,要每隔1h放松一次,每次1~8min,为避免放松止血带时大量出血,放松期间可改用指压法临时止血。

（1）橡皮止血带止血法:常用一条长1m的橡皮管,先用绷带或布块垫平上止血带的部位,两手将止血带中段适当拉长,绕出血伤口上端肢体2~3圈后固定,借助橡皮管的弹性压迫血管而达到止血的目的。

（2）布条止血带止血法:常用三角巾、布带、毛巾、衣袖等平整地缠绕在加有布垫的肢体上,拉紧或用"木棒、筷子、笔杆"等拧紧固定。

（3）充气止血带止血法:充气止血带如血压计－袖带,将止血带缠绕在受伤肢体近心端,将橡胶管与压力表连接,然后充气。上肢压力为250~300mmHg,下肢为400~500mmHg,无压力表时以刚好使动脉停止出血为宜。

4. 加垫屈肢止血法　适用于四肢出血。在没有骨折和关节伤时可采用。

用纱布垫或棉花放在腋窝、肘窝或腹股沟处,用力屈曲关节,并以绷带或三角巾固定,以控制关节远端血流而止血。注意观察伤肢远端血运情况。

5. 抬高肢体止血法　是指抬高四肢,以减慢血流速度,并与压迫止血法联合使用以达到止血目的。适用于四肢出血。首先将受伤肢体上抬高于心脏水平,再采用上述比血方法。四肢有骨折或脊髓损伤时严禁抬高。

6. 填塞止血法　主要用于较深部位出血时,单纯加压包扎效果欠佳,用无菌敷料填入伤口内,外加大块敷料加压包扎,如大腿根部、腋窝等处。

7. 钳夹或结扎止血法　如转运时间过长或开放性创伤后,可先清创后将血管结扎或钳夹,可以避免长时间使用止血带引起的合并症和伤口感染,结扎应留足够的长度及标记。

8. 内出血止血　对内出血或可疑内出血的病人,应让病人绝对安静不动,垫高下肢,有条件的可先输液,应迅速将病人送到距离最近的医院进行救治。

【护理注意事项及配合要点】

1. 上止血带时,皮肤与止血带之间不能直接接触,应加垫敷料、布垫或将止血带包扎在衣裤外面,以免损伤皮肤。上臂避免扎在中 1/3 处,以免损伤神经。

2. 上止血带要松紧适宜,以能止住血为度。扎松了不能止血,扎得过紧容易损伤皮肤、神经、组织,引起肢体坏死。

3. 上止血带时间过长,容易引起肢体坏死。因此,止血带上好后,要记录上止血带的时间,并每隔 30~60min 放松一次,每次放松 1~2min。为防止止血带放松后大量出血,放松期间应在伤口处加压止血。如若需要再止血,必须在另一稍高平面绑扎。

4. 运送病人时,上止血带处要有明显标志,不要用衣物等遮盖伤口,以妨碍观察,并用标签注明上止血带的时间和放松止血带的时间。

5. 使用止血带的病人要注意肢体保暖。

6. 停用止血带时应缓慢放松,防止肢体突然增加血流,伤及毛细血管及影响全身血液的重新分布,甚至使血压下降。

二、包扎

【目的】

保护伤口,减少感染,固定敷料,夹板挟托受伤的肢体减轻病人痛苦,防止发生血管、神经损伤等严重并发症,加压包扎还有压迫止血的作用。

【适应证】

体表各部位的伤口。

【操作前准备】

包扎材料有多种,常用的有绷带、纱布、多头带、棉垫等,也可利用现场的毛巾、布类等。

【操作步骤】

根据包扎部位选择不同的包扎方法:

(一)三角巾包扎法

三角巾应用范围广,操作方法简便,易于掌握,包扎面积大,效果显著,尤其适用于大面积烧伤与软组织创面的包扎。人体各部位的三角巾包扎法如下:

1. 头面部包扎法

(1)帽式包扎法将三角巾底边折叠约2指宽,放于前额眉上。顶角拉至枕后,左右两底角沿两耳上方往后,拉至枕外隆凸下方交叉,并压紧顶角,然后再绕至前额打结。顶角拉紧,向上反折,将角塞进两底角交叉处。此法适用于颅顶部的包扎。

(2)单耳或双耳带式包扎法把三角巾折成带形,宽约5横指,从枕后斜向前上绕行,把伤耳包住;另一侧角经前额至健侧耳上,两侧角交叉,于头的一侧打结固定。如包扎双耳,则将三角巾条带中部放于脑后,两角斜向前上绕行,将两耳包住,在前额交叉,以相反力一向环绕头部,两侧角相遇打结固定。

(3)下颌带式包扎法将三角巾叠成4横指宽,取1/3处托住下颌,长端经耳前绕过头顶至对侧耳前上方,与另一端交叉,然后分别绕至前额及脑后,于对侧打结固定。也可将毛巾折叠成4横指宽的带形,一端系一短带,用毛巾的中间部分包扎下颌,两端上提,系带经头顶到对侧耳前上方,与毛巾交叉后转向前额环绕头部,与毛巾另一端打结固定。

2. 肩部包扎法 单肩燕尾式包扎法将三角巾折叠成燕尾式(夹角成80°左右),向后的角要稍大于前角,后角压在前角上面,放于伤侧角对准颈侧面,燕尾底边两角包绕上臂1/3,在腋前(后)打结。也可采用衣袖包扎,即沿腋下衣缝剪开伤侧长袖至肩峰下约8cm处,用一小带束臂打结;然后将衣袖向肩背部反折,袖口结带,经对侧腋下绕至胸前打结。

3. 胸(背)部包扎法

(1)胸(背)部一般包扎法三角巾底边横放在胸部,顶角从伤侧越过肩上折向背部,三角巾的中部盖在胸部的伤处,两底角拉向背部打结。顶角结带也和这两底角结打在一起。背部包扎则和胸部相反,即两底角于胸部打结固定。

(2)胸(背)部燕尾式包扎法先将三角巾折成燕尾式,置于胸前,两燕尾底角分别结上系带于背后打结;然后将两燕尾角分别放于两肩上,并拉向背后,与前结余头打结固定。背部包扎与胸部相反,即两底边角在胸部打结。

（3）侧胸燕尾式包扎法将三角巾折成燕尾式放于伤侧,两底边角带在季肋部打结;然后拉紧两燕尾角,于对一侧肩部打结。

（4）腋窝包扎法将三角巾一腰边距顶角 1/3 处放在腋下,一底角绕胸前与顶角在腋下打结;然后把另一腰边和底边拉向锁骨上窝,再取另一底角绕肩及上臂 1/3 处,经腋窝拉向锁骨上窝打纽扣结。

4. 腹部包扎法

（1）腹部兜式包扎法将三角巾顶角朝下,底边横放于上腹部,两底角拉紧于腰部打结;顶角结一小带,经会阴拉至后面,同两底角的余角打结。

（2）腹部燕尾式包扎法先在燕尾底边的一角系带,夹角对准大腿外侧正中线,底边两角绕腹于腰背打结;然后两燕尾角包绕大腿相遇并打结。包扎时应注意:燕尾夹角成 90° 左右,向前的燕尾角要大,并压住向后的燕尾角。

5. 四肢包扎法

（1）手（足）三角巾包扎法将三角巾底边向上横置于腕部或踝部,手掌（足底）向下,放于三角巾的中央,再将顶角折回盖在手背（足背）上,然后将两底角交叉压住顶角,再于腕部（踝部）缠绕一圈打结。打结后,应将顶角再折回打在结内。

（2）膝（肘）部二角巾包扎法根据伤情,将三角巾折成适当宽度的条带状,将带的中段斜放于膝（肘）部,取带两端分别压住上下两边,包绕肢体一圈打结。此法也适用于四肢各部位的包扎。

（3）残肢风帽式包扎法分别将三角巾底边中央和顶角打结,使成风帽状;然后将残肢伤端套入风帽内,再拉紧两底角,于近心端互相反折打结固定。

6. 上肢悬吊法

（1）大悬臂带用于前臂伤和骨折（锁骨骨折、肱骨骨折除外）,将肘关节屈曲吊于胸前,以防骨折端错位、疼痛和出血。

（2）小悬臂带用于锁骨和肱骨骨折、肩关节和上臂伤,将三角巾折成带状吊起前臂而不要托肘。

（二）绷带包扎法

【目的】

1. 固定敷料或夹板,以防止移位或脱落。

2. 临时或急救时,固定骨折或受伤的关节。

3. 支持或悬吊肢体。

4. 对创伤出血,予以加压包扎止血。

【绷带的种类及适应证】

常用的绷带有下列 4 种:

1. 卷轴带 一般长 3~5m。可分宽、窄两种。5.5~7.5cm 宽的卷轴带,多用于包扎头颈部伤;12cm 宽的卷轴带,用于包扎大腿、腹股沟和胸腹部伤。

2. 丁字带 可分单丁字带和双丁字带两种。单丁字带多用于女性病人,双丁字带多用于男性病人。主要是扶托会阴部及外生殖器上的敷料。

3. 四头带 将长方形的细布两端剪开即成。四头带是用来固定头、下颌、鼻、眼或膝关节等部位的敷料,其大小可根据应用部位的不同制作。

4. 多头带 主要用于包扎胸、腹部。

【操作步骤】

身体各部位的绷带包扎法,大部分是由以下 6 种基本包扎法结合变化而成:

1. 环形包扎法 卷轴带在身体的某一部分环形缠绕数圈,每圈均应盖住前一圈。此法多用于额部、颈部及腕部。或在其他各种包扎法时,用此法缠两圈,以固定绷带的始端与末端。

2. 蛇形包扎法 用卷轴带斜行缠绕,每圈之间保持一定距离而不相重叠。此法用于固定敷料、扶托夹板。

3. 螺旋形包扎法 呈螺旋状缠绕,每圈遮盖前圈的 1/3 或 1/2。此法用于上、下周径近似一致的部位,如上臂、大腿、指或躯干等。

4. 螺旋折转包扎法 此法与螺旋包扎法相同,但每圈必须反折。反折时,以左手拇指压住绷带上的折转处,右手将卷带反折向下,然后围绕肢体拉紧,每圈盖过前圈的 1/2 或 1/3,每一圈的反折必须整齐地排列成一直线,但折转处不可在伤口或骨突起处。此法多用于肢体周径不均的部分,如前臂、小腿等。

5. "8"字形包扎法 用绷带斜形缠绕,向上、向下相互交叉作 "8" 字形包扎,依次缠绕。每圈在正面与前圈交叉,并叠盖前圈 1/3 或 1/2。此法多用于固定关节,如肘、腕、膝、踝等关节。

6. 回返包扎法 在包扎部位先作环形固定,然后从中线开始,作一系列的前后左右来回返折包扎,每次回到出发点,直至全部被包完为止,此法多用于指端、头部或截肢部。

【护理注意事项及配合要点】

1. 发现、暴露、检查、包扎伤口要快。

2. 包扎部位要准确。

3. 动作要轻,不要碰压伤口,以免增加伤口出血和疼痛感。

4. 包扎牢靠,松紧适宜,打结时要避开伤口和不宜压迫的部位。

5. 处理伤口要仔细。当找到伤口后,先将衣服解开或脱去,以充分暴露伤口;足受伤后,应脱掉鞋袜。

6. 伤口内的异物不可随意取出,以防引起出血。对于外露骨折或内脏器官不可随便回纳。在可能情况下,伤口周围用乙醇或络合碘消毒,接触伤口面的敷料必须保持无菌,防止加重感染。

7. 四肢包扎时注意保持功能体位,指(趾)端应露出,以便随时观察局部血液循环情况。

8. 绷带包扎时,每圈的压力须均匀,不能包得太紧,亦不能有皱褶,但也不要太松,以免脱落。

9. 包扎应从远端缠向近端,开始和终末必须环形固定两圈,绷带圈与圈重叠的宽度以 1/2 或者 1/3 为宜。

三、固定

【目的】

临时固定骨折部位,防止骨折断端活动刺伤血管、神经等造成继发性损伤,减少疼痛,便于搬动。

【适应证】

所有的四肢骨折、脊柱骨折等。

【操作前准备】

夹板、绷带、棉垫,三角巾等,现场抢救可就地取材,如树枝、竹片、厚纸板、报纸卷等,也可以用健侧肢体固定伤肢,以达到固定骨折的目的。

【操作步骤】

1. 前臂骨折的固定方法 将两块夹板分别置放在前臂的掌侧和背侧,在病人患侧掌心放一团棉花,让病人握住掌侧夹板的一端,使腕关节稍向背屈,然后固定,再用三角巾将前臂悬挂于胸前。无夹板时,可将伤侧前臂屈曲,手端略高,用三角巾悬挂于胸前,再用一条三角巾将伤臂固定于胸前。

2. 上臂骨折的固定方法 有夹板时,可将伤肢屈曲贴在胸前,在伤臂外侧放一块夹板,垫好后用两条布带将骨折上下两端固定并吊于胸前,然后用三角巾(或布带)将上臂固定在胸部。无夹板时,可将上臂自然下垂用三角巾固定在胸侧,用另一条三角巾将前臂挂在胸前,亦可先将前臂吊挂在胸前,用另一条三角巾将上臂固定在胸部。

3. 小腿骨折的固定方法 有夹板时,将夹板置于小腿外侧,其长度应从大腿中段到脚跟,在膝、踝关节垫好后用绷带分段固定,再将两下肢并拢上下固定,并在脚部用"8"字形绷带固定,使脚掌与小腿成直角。无夹板时,可将两下肢并列对齐,在膝、踝部垫好后用绷带分段将两腿固定,再用"8"字形绷带固定脚部,使脚掌与小腿成直角。

4. 大腿骨折的固定方法 将夹板置于伤肢外侧,其长度应从腋下至脚跟,两下肢并列对齐,垫好膝、踝关节后用绷带分段固定。用"8"字形绷带固定脚部,使脚掌与小腿成直角。无夹板时亦可用健肢固定法。

5. 锁骨骨折的固定方法 让病人坐直挺胸,包扎固定人员用一膝顶在病人背部两肩脚骨之间,两手把病人的肩逐渐往后拉,使胸尽量前挺,然后固定。方法是在病人两腋下垫棉垫,用两条三角巾分别在两肩关节紧绕两周在背部中央打结,打结时应将三角巾用力拉紧,使两肩稍后张,打结后将病人两肘关节屈曲,两腕在胸前交叉,用另一条三角巾在平肘处绕过胸廓,在胸前打结固定上肢。亦可用绷带在挺胸、两肩后张下作"8"字形固定。

6. 脊椎骨折的固定方法 脊椎骨折抢救过程中,最重要的是防止脊椎弯曲和扭转,不得用软担架和徒手搬运。固定时,由 4~6 人用手分别扶托病人的头、肩、背、臀、下肢,动作一致将病人抬到硬木板上。颈椎骨折时,病人应仰卧,尽快给病人上颈托,无颈托时可用沙袋或衣服填塞头、颈部两侧,防止头左右摇晃,再用布条固定。胸椎骨折时应平卧,腰椎骨折时应俯卧于硬木板上,用衣服等垫塞颈、腰部,用布条将病人固定在木板上。

【护理注意事项及配合要点】

1. 要注意伤口和全身状况,如伤口出血,应先止血,再包扎固定。如有休克或呼吸、心搏骤停者应立即进行抢救。

2. 在处理开放性骨折时,局部要作清洁消毒处理,用纱布将伤口包好,严禁把暴露在伤口外的骨折断端送回伤口内,以免造成伤口污染和再度刺伤血管和神经。

3. 对于大腿、小腿、脊椎骨折的病人,一般应就地固定,不要随便移动病人,不要盲目复位,以免加重损伤程度。

4. 固定骨折所用夹板的长度与宽度要与骨折肢体相称,其长度一般应超过骨折上下两个关节为宜。

5. 固定用的夹板不应直接接触皮肤。在固定时可用纱布、三角巾垫、毛巾、衣物等软材料垫在夹板和肢体之间,特别是夹板两端、关节骨头突起部位和间隙部位,可适当加厚垫,以免引起皮肤磨损或局部组织压迫坏死。

6. 固定、捆绑的松紧度要适宜,过松达不到固定的目的,过紧影响血液循环,导致肢体坏死。固定四肢时,要将指(趾)端露出,以便随时观察肢体血液循环情况。如发现指(趾)端苍白、发冷、麻木、疼痛、肿胀、甲床青紫时,说明固定、捆绑过紧,血液循环不畅,应立即松开,重新包扎固定。

7. 四肢骨折固定时,应先捆绑骨折断处的上端,后捆绑骨折断处的下端。如捆绑次序颠倒,则会导致再度错位。上肢固定时,肢体要取屈肘状,下肢固定时,肢体要伸直绑。

8. 夹板应放在骨折部位的下方或两侧,最好固定上下各一个关节。

9. 绷带固定夹板时,应先从骨折下部缠起,以减少伤肢充血水肿,固定松紧应适宜。

四、搬运

外伤病人转运技术是指在事故现场简单救护后,常需要借助救护者和一定的工具将伤员转移到更合适的场所进行救治。常用方法有徒手搬运法和器械搬运法。

【操作评估】

1. 评估病人分类转运

(1)紧急护送:呼吸循环不稳定随时有生命危险者,为"紧急护送"的伤员,需由医护人员专人护送,立即转至最近的有救治条件的救护机构紧急救治。一时未能恢复呼吸心搏者,应在有平卧条件的救护车上,一边不间断进行基础生命支持,一边护送。

(2)优先护送生命体征平稳但有较重伤势者,为"优先护送"的重伤员,在有充裕运输工具时,分送至多家医院,避免过多伤员集中于一处医疗机构。

(3)暂缓护送一般以绿牌标识的轻伤员为"暂缓护送"的伤员,待事件平静后组织分送,或由伤员互相协助,自行乘普通交通工具分散就医。

(4)不宜转运:①已死亡或判断为无救治希望者,暂不予处置和护送。②呼吸心脏停搏或即将停止者,暂不护送,现场即刻进行心肺复苏等基础生命支持,待呼吸心搏恢复、静脉通道建立后由专人护送。

2. 了解病人有无家属、亲人陪伴,有无协助转运能力。

【实施步骤】

1. 徒手搬运

(1)搀扶:由一位或两位救护人员托在伤病员的腋下,也可由伤员一手搭在救护人员肩上,救护人员用一手拉住,另一手扶住伤病员的腰部,然后与伤病员一起缓慢移动。搀扶法适用于病情较轻、能够站立行走的伤病员。

(2)背驮:救护人员先蹲下,然后将伤病员上肢拉到自己胸前,使伤病员前胸紧贴自己后背,再用双手托住病员的大腿中部,使其大腿向前弯曲,救护人员站立后上身略向前倾斜行走。呼吸困难的伤病员,如患有心脏病、哮喘、急性呼吸窘迫综合征等以及胸部创伤者不宜用此法。

(3)双人搭椅:两个救护人员站立于伤病员两侧,然后两人弯腰,各用一手伸入伤病员大腿下方相互十字交叉紧握,另一手彼此交替支持伤病员背部,或者救护人员右手紧握自己的左手手腕,左手紧握另一救护人员的右手手腕,形成口字形搬运。此法要点是两人的手必须握紧,移动时必须协调一致,且伤病员的双臂必须搭在两个救护人员的肩上。

（4）拉车式:一名救护人员站在伤病员的头侧,两手从伤病员腋下抬起,将其头部抱在自己怀内,另一名救护员面向前蹲在伤病员两腿中间,同时夹住伤病员的两腿,两人步调一致将伤病员缓慢抬起。

2. 器械搬运法　是指用担架、移动床轮式担架等现代搬运器械,或利用床单、被褥、木椅、木板等作为搬运器械的一种搬运方法。

（1）担架搬运:担架搬运是院前急救最常用的方法。目前常用的有普通担架和轮式担架。

（2）床单、被褥搬运:不适宜使用担架的地方,或天气寒冷,徒手搬运会使伤病员受凉的情况下所采用的一种方法。搬运步骤为:取一条牢固的被单把一半平铺在床上,将伤病员轻轻地搬到被单上,然后把另外一半盖在伤病员身上,露出头部,搬运者面对面紧抓被单两角,保持伤病员脚前头后（上楼则相反）的体位缓慢移动。这种搬运方式会使伤病员肢体弯曲,故胸部创伤、四肢骨折、脊柱损伤以及呼吸困难等伤病员不宜用此法。

（3）椅子搬运:即用牢固的竹木椅搬运伤病员。方法为伤病员取坐位,用宽带将其固定在椅背上,两位救护人员一人抓住椅背,另一人紧握椅脚,搬运时向椅背方向倾斜45°角,缓慢地移动脚步。

【注意事项】

1. 对骨折及脱位、大出血的伤员,应先固定、止血再搬运。

2. 疑有颈椎、脊柱、脊髓损伤的伤病员,不可任意搬运或扭曲其脊柱部。原则上最少要有2人同时进行,同时动作要均匀一致。切忌采用搂抱或一人抱胸另一人搬腿的双人拉车式搬运法。

3. 颅脑损伤病人搬运时应使伤病员取半坐卧位或侧卧位,以保持呼吸道通畅和引流。有脑组织暴露者应保护好脑组织,并用衣物、枕头等将伤病员垫好头部,以减轻震动。

4. 严重创伤病人尽量减少不必要的搬动,在骨盆骨折中,一次不必要的搬动可致胶体额外损失800~2000ml,甚至更多。

5. 长时间和远距离搬运伤员时,应密切观察伤员生命体征,定时调整体位,注意保暖。

6. 搬动时要注意病人的安全,动作要轻稳,不可碰撞患部;伤病员抬上担架后必须扣好安全带,以防止翻落;上下楼梯时应保持伤员头高位,尽量保持水平状态。对不同病情的伤员要用不同的搬运方法;担架上车后应予固定且伤病员保持头朝前脚向后的体位。

第九节 呼吸机的应用

一、目的与原理

呼吸机的基本原理就是用机械的办法建立气道口与肺泡间压力差,从而实现强制的人工呼吸的过程。呼吸机正常工作需要主机、辅助装置和供气系统共同协作。

二、机械通气的适应证与禁忌证

(一)无创通气

1. 适应证

(1)阻塞性睡眠呼吸暂停低通气(OSAHS)综合征。

(2)暂不必实行有创通气的急性或者慢性呼吸衰竭的病人,如肺部感染、支气管哮喘、COPD病人的慢性呼吸衰竭急性发作。

(3)器官移植术后的通气支持,高龄病人围手术期的通气支持。

(4)肺水肿的治疗。

(5)有创通气撤离过程中的过度治疗。

(6)宫内窘迫。

(7)肺间质纤维化、尘肺。

2. 禁忌证

(1)绝对禁忌证心跳呼吸停止,自主呼吸微弱、神志不清不能配合,不合作,误吸可能高的病人,鼻面部创伤、手术后、畸形,合并其他器官功能衰竭者。

(2)相对禁忌证气道分泌物多、排痰障碍,极度紧张,严重感染,严重的低氧血症($PaO_2<45mmHg$)、严重酸中毒($pH<7.20$),近期上腹部手术后,严重肥胖,上气道机械性梗阻。

(二)有创通气

1. 适应证

(1)心、肺、脑复苏病人。

(2)神经肌肉疾病引起的呼吸衰竭(重症肌无力,脊髓灰质炎、急性感染性多发性神经根炎等)。

(3)因镇静药物过量导致呼吸中枢抑制而引起的呼衰。

(4)ARDS病人($PaCO_2>45mmHg$、$PaO_2<60mmHg$、$pH<7.3$)。

(5)重症哮喘($PaCO_2$升高、pH值下降、神志改变、呼吸抑制和呼吸机疲劳)。

（6）COPD 慢性呼吸衰竭急性恶化（pH<7.2~7.3、呼吸 >30~40 次 / 分、神志障碍、PaO_2<35~45mmHg）。

（7）各种大手术后需要辅助呼吸者。

2. 禁忌证

（1）严重肺大疱。

（2）高压气胸及纵隔气肿未行引流。

（3）大咯血或者严重误吸病人气道未通畅前。

（4）支气管胸膜瘘。

（5）急性心肌梗死。

（6）休克未纠正。

三、常用通气模式及应用

机械呼吸输送的各种方式称之为通气模式。常用通气模式有控制通气（CV）、辅助控制通气（A/CV）、间歇指令通气（IMV）、同步间歇指令通气（SIMV）、压力支持通气（PSV）。其他通气模式有指令每分钟通气（MMV）、压力调节容量控制通气（PRVCV）、容量支持通气（VSV）、容量保障压力支持通气（VAPS）。通气模式的选择由医师决定。

（一）控制通气（CV）

是指呼吸机完全代替病人的呼吸。主要用于呼吸停止或呼吸抑制；严重的呼吸肌疲劳以及实施一些"非生理性"的特殊通气方式，如反比通气、分侧肺通气、低频正压通气、连续气流通气、压力标限通气等和呼吸力学监测，如呼吸阻力、顺应性、PEEPi、呼气末 CO_2 浓度、呼吸功及经食管气囊导管获取肺力学资料等。

（二）辅助通气（AV）

即每次呼吸都是由病人呼吸努力启动,呼吸机按预先设定的参数提供通气,适合于有一定呼吸功能的病人。

（三）辅助控制通气（A/CV）

控制通气和辅助通气两者结合的方法。按控制通气设置呼吸参数,实际的呼吸频率取决于病人的自主呼吸频率。自主呼吸频率大于设置呼吸频率时,自主呼吸频率即为实际呼吸频率,反之设置呼吸频率为实际呼吸频率。

（四）持续气道内正压通气（CPAP）

指在自主呼吸的基础上,呼吸机对整个呼吸周期给予一定的气道正压,但呼吸机不提供机械性吸气流速和潮气量。主要是增加功能残气量,增加肺泡内压,改善通气 / 血流比例失调,改善氧合;对抗严重 COPD 病人存在的内源性 PEEP（PEEPi）。

（五）间歇指令通气（IMV）和同步间歇指令通气（SIMV）

IMV 是控制呼吸与自主呼吸相结合的一种通气方式。SIMV 与 IMV 不同的是每次呼吸机送气都是由病人自主呼吸触发，即同步呼吸。SIMV 既可作为通气支持的手段，也可作为撤机的方法。

（六）压力支持通气（PSV）

病人吸气时，呼吸机提供一恒定的气道压力以帮助克服吸气阻力和扩张肺脏。PSV 既可作为撤机的辅助方法，又可作为呼吸衰竭病人通气支持的常用模式。

（七）指令每分钟通气（MMV）

主要用于维持通气过程中每分通气的相对恒定。

（八）压力调节容量控制通气（PRVCV）

主要用于降低气道峰压，减少吸气阻力。

（九）容量支持通气（VCV）

VCV 为 PRVCV 和 PSV 的结合。VSV 适合于自主呼吸不健全、呼吸力学（顺应性、阻力）不稳定（如大手术恢复期、麻醉苏醒期）；重症哮喘；病情复杂（呼吸病理、生理多变）；撤机过程中应用。

（十）容量保障压力支持通气（VAPS）

容量辅助通气和压力支持通气的结合。当压力支持通气不能达到预设潮气量时，容量辅助通气补充潮气量不足的部分。

四、常用机械通气参数的设置

（一）潮气量（VT）

潮气量一般为 10~15ml/kg，慢性阻塞性肺疾病病人通常设在低限 8~10ml/kg；ARDS 病人、肺水肿、肺不张等顺应性差者可设在 12~15ml/kg。

（二）呼吸频率（F）

新生儿 30~40 次 / 分，婴儿 28~30 次 / 分，年长儿 16~25 次 / 分，成人 12~20 次 / 分。

（三）吸 / 呼比值（I/E）

一般设为 1∶1.5~2.0。明显限制性通气功能障碍时，I/E 设定为 1∶1~1.5；阻塞性通气功能障碍设为 1∶1.5~2.0 或者 1∶2.0 以上；血流动力学不稳定时，I/E 不超过 1∶1.5。

（四）吸气流速（VI）

只有定容型呼吸机才可直接设置 VI，成人为 40~100L/min，平均为 60L/min。

（五）吸气浓度（FiO$_2$）

慢性阻塞性肺部疾病病人给予低浓度吸氧，一般不大于 40%；重度缺氧、

CO 中毒病人给予高浓度吸氧,氧浓度 >60%,但注意不能超过 3d。

（六）触发敏感度（S）

呼吸机分为压力触发和流量触发两种系统,压力型触发一般设触发敏感度为 0.5~2cmH$_2$O 水平;流量触发型一般设触发敏感度为 1~3L/min 水平。

（七）呼气末正压（PEEP）

一般设置 5~12cmH$_2$O,不能大于 15cmH$_2$O。

（八）触发灵敏度

触发灵敏度只用于有自主呼吸的病人,流量触发型通常为 1~3L/min,压力触发型通常为 –1~2cmH$_2$O。

五、无创通气技术及操作规程

【操作评估】

1. 评估病人是否具有无创通气的指征。

2. 了解病人对无创通气的认识及合作程度。

3. 操作者是否熟练掌握无创呼吸机的性能及呼吸机机型操作原理,必须根据病人的病情准确及时判断应用何种呼吸机,准确调节好呼吸机的各种参数。

4. 用物准备:必须准备好功能完善的各类型的无创呼吸机、供氧设备、各类型的呼吸机鼻、面罩、鼻囊管或接口器、唇封、呼吸机接头、连接管道、头带、头帽、PEV 平台漏气阀、滤膜、细菌过滤器等。

【实施步骤】

1. 核对医嘱、病人。

2. 向病人说明无创通气的目的、方法及配合要点,消除恐惧,取得配合。

3. 协助病人取舒适的体位,宜半坐位或坐位,一般宜抬高床头 0°~45°。

4. 病人适应性:试用无创通气前必须试用和适应连接方法,试用多种连接方法:鼻罩、面罩、鼻囊管或接口器等,吸氧状态下佩戴头带和连接器,调节好位置和松紧度,让病人（或家属）示范紧急拆除的方法。

5. 正确选择模式,无创通气的模式:S（自主呼吸）模式;T（时间控制）模式;S/T（自主呼吸 / 时间控制自动切换）模式;CPAP（持续气道正压）模式;PC（压力控制）模式;PAV（成比例辅助通气）模式。一般选择 S 模式;有呼吸暂停者,如阻塞性睡眠呼吸暂停低通气综合征病人宜选择 S/T 模式。

6. 恰当调节参数,无创呼吸机的常用参数:IPAP:吸气相压力 4~8cmH$_2$O;EPAP:呼气末正压从 2~3cmH$_2$O 开始,5~10min 后逐渐增加到治疗水平。一般情况下,IPAP 调节到 10~25cmH$_2$O;EPAP 调节为 3~5cmH$_2$O（Ⅰ 型呼吸衰竭或 ARDS 时需增加）,呼吸频率 15~30 次 / 分、潮气量 8~15ml/kg,吸气斜率:

$0.2\sim0.5$; 呼气斜率 $0.2\sim0.5$; FiO_2 应少于 55%。

7. 监测无创通气的运行状态和效果

（1）评估病人的症状和体征有无改善, 测量病人的生命体征。

（2）观察病人的呼吸生理指标, 包括血氧饱和度、潮气量、动脉血气等。查看呼吸机通气参数。

（3）评估人机协调情况及鼻、面罩情况, 查看有无漏气。

（4）询问病人有无不良反应及并发症, 如不耐受、口咽干燥、胃胀气、鼻及面部皮肤坏死, 呼吸道分泌物潴留、排痰障碍、恐惧、眼部刺激、误吸等。

（5）无创通气的疗效判断: 病人一般在 $1\sim2h$ 内主观症状及气体交换指标明显改善。轻中度 CO_2 潴留者 $4\sim6h$ 后好转。慢性呼吸衰竭病人有效者可长期应用。

【健康指导】

1. 告知病人在适应无创通气的过程可能出现暂时性人机不协调、不耐受等不适, 切勿过于紧张, 以免影响疗效。

2. 鼓励多喝水, 避免口咽干燥。

3. 指导定期进行有效咳嗽, 用鼻吸气、深呼吸、缩唇呼吸, 尽量避免张口呼吸, 以免胃肠胀气。

4. 劝说病人戒烟。无创通气期间注意防火、防油、防烟雾。

5. 向病人及家属讲解和示范家庭应用无创通气。掌握上机时应先戴鼻、面罩, 再开机; 关机时先关机后再取下面罩, 并立即给予氧气吸入。注意在上机过程中, 如出现分泌物多须紧急排痰时, 迅速摘下面罩, 以免发生呼吸道阻塞。

【效果评价】

1. 操作熟练, 病人依从性好。

2. 病人应用无创通气后感觉良好, 无不良反应和并发症发生。

3. 病人或家属能解决应急。

六、有创通气技术及操作规程

【操作评估】

1. 评估病人　评估病人是否具有有创通气的指征。

2. 了解病人　了解病人是否建立人工气道（气管插管或气管切开）, 病人是否合作。对于昏迷、躁动病人, 应予适当的镇静或约束。

3. 做好解释工作　对于清醒病人, 说明机械通气目的和注意事项, 减轻病人心理顾虑, 争取病人最大限度的配合。

4. 操作者自身评估　熟练掌握各种呼吸机的性能及使用。

5. 环境评估 环境必须具备机械通气的条件,洁净、宽敞、明亮,最好是在监护中进行操作。

6. 用物评估 用物准备完全,呼吸机、完整的供氧设备,监护仪,吸引装置,抢救用物和抢救药物等。

【实施步骤】

1. 将有创通气用物携至病人床旁,安抚病人,准备上呼吸机。

2. 建立人工气道。

3. 上呼吸机 连接好管道和氧气,开呼吸机电源开关,开湿化器开关(保持蒸汽加湿时吸入的气体温度在 32~35℃),连接模拟肺,呼吸机自检后,根据病人需要调节好通气模式和参数。在模拟肺上呼吸机运转一切正常后接病人人工气道进行通气。

4. 正确选择通气模式 机械通气开始时,最常用辅助控制通气(A/CV),让病人的呼吸肌休息。随着病人情况好转,为脱机作准备,可选用部分呼吸肌做功的通气模式,如同步间歇指令通气(SIMV)、压力支持通气(PSV)以及 PSV+SIMV。

5. 恰当设置与调节通气参数。

6. 严密监测有创通气状况

(1)严密观察病人的体温、脉搏、血压、神志变化及尿量等。

(2)呼吸频率、潮气量、每分通气量的监测:机械通气的过程中要密切注意病人自主呼吸的频率、节律与呼吸机是否同步。机械通气后通气量恰当,病人安静。如出现烦躁、自主呼吸与机械不同步,多由于通气量不足或痰堵,应及时清除痰液,增加通气量。

(3)检查气囊是否有故障,检查导管有无漏气。

(4)血气监测:准确及时抽取动脉血气,采取动脉血气标本时应注意在吸引呼吸道分泌物和调整呼吸机参数 30min 后采取。

(5)呼吸机的监测:密切观察呼吸机运转及工作状态,确保病人的生命安全,一旦呼吸机发生故障必须立即脱离呼吸机,立即采取人工呼吸气囊或更换呼吸机,以保证病人的安全。

(6)湿化:加热湿化器的温度设置应根据环境温度,病人所需湿化量而定,一般情况下环境温度越低,所需的湿化量越大,湿化器温度应设置较高,一般应设置输入气体的温度达 33±2℃,应提供至少 30mg/L 的水蒸气,定期进行气管内分泌物吸引,定期气管内滴入湿化液。湿化量每日约 500ml 为宜。

7. 呼吸机的撤离 肺功能正常、机械通气时间短的病人如麻醉恢复期,撤机过程可迅速完成;而肺急性损伤、败血症合并多器官功能衰竭、神经－肌肉疾患等需长期机械通气的病人,撤机过程需逐步进行,有时需数天才能完成整个撤机过程。

（1）脱机指征：①一般情况好转,神志恢复至正常状态。②停用镇静药物和肌松剂。③呼吸衰竭的诱因和机械通气的原因已解决或显著改善。④无脓毒症或显著发热。⑤电解质紊乱、酸碱失衡已纠正。⑥稳定的心血管状态。⑦适当的睡眠。

（2）脱机指标：①呼吸及咳嗽能力恢复,肺部感染基本控制。②呼吸频率<35 次 / 分,自主呼吸 $VT \geq 400ml$。③吸氧浓度 $FiO_2 \leq 0.4$ 和 $PEEP<5cmH_2O$ 情况下,$PaO_2>60mmHg$、$PaO_2/PaO_2 \geq 0.35$、肺泡 – 动脉分压差 [$P(A–a)O_2$] $<350mmHg$ 及 $PaO_2/FiO_2 \geq 200$。

（3）撤离呼吸机的步骤与方法：一般安排在白天医护人员较多时撤机,同时做好病人的心理护理,最大限度减少紧张、焦虑、对呼吸机的依赖。根据病人的综合情况选择下列恰当的脱机方法。

1）一般撤机方法：在经过原发病治疗以及病人基本达到撤机条件后,即可试行停机。先充分吸出呼吸道分泌物,继续通气一段时间,待呼吸及心率平稳后,撤去呼吸机,给予 FiO_2 为 35%~45% 鼻导管或面罩氧疗。

2）逐步减少 SIMV 次数,如 SIMV 次数减至 2~4 次 / 分,而病人呼吸功能达到通气目的时,可考虑脱机。

3）逐步减少 MMV,直至 MMV 能够克服管道阻力和管道死腔时,可考虑脱机。

4）逐步减少 PSV 水平,当 PSV 在 8~10cmH_2O 时,可考虑脱机。

8. 病人成功脱机后,继续严密观察生命体征、血气分析等变化。

9. 如果病人在脱机后出现呼吸浅快、大汗淋漓、面色苍白、发绀、烦躁不安、心率增快等表现,提示病人对呼吸机撤离不耐受,应立即重新上呼吸机,根据血气指标调节呼吸模式和参数。

【注意事项】

1. 使用呼吸机期间,病人床旁应备有性能良好的简易人工气囊、吸氧及吸痰装置,以备急用。

2. 严密观察病人生命体征、血氧饱和度、潮气量及病人一般情况,如面色、呼吸节律、胸廓起伏、肢体末梢温度等,并做好记录。

3. 及时倾倒积水瓶内和螺纹管内的积水,避免积水进入气道引起误吸或者反流进入机器内部损坏机器。

4. 注意检查呼吸机管道有无漏气、脱落;保持贮水槽内要求的水位,以保证呼吸机正常工作。

5. 注意选择低压高容量套囊导管,保持套囊内压力不超过 25mmHg,预防气管套囊压力伤。

6. 病人翻身时,操作者须先调节呼吸机支架,保持呼吸机管道免受扭曲、受压且能有效通气。

7. 注意监测气道压力,保持低于 30cmH$_2$O,以免影响有效通气。

【并发症及处理】

1. 呼吸系统

(1)肺部感染:加强病人呼吸道管理;严格无菌技术操作;保持气道湿化以及气道通畅;定期做分泌物细菌或者真菌培养,有针对性地选择抗生素及抗真菌药物。

(2)肺不张:保持气道通畅;坚持有效呼吸功能锻炼。如因气管导管过深引起者,应及时调整气管导管的位置。

(3)气压伤:主要表现为纵隔气肿、皮下气肿、肺泡破裂、气胸等。其中,气胸是最严重的表现。一旦气胸诊断明确,立即行排气减压。

(4)气管套囊压力伤:重在预防,即选用低压高容量套囊导管,保持套囊内压力不超过 25mmHg。

(5)呼吸机相关性肺炎:严格无菌操作;保持呼吸机管道及时消毒及更换;尽早撤机。

2. 循环系统　回心血量减少、血压下降伴有中心静脉压增高、心率增快、尿量减少。可以给予扩容、适当采用血管活性药物提升血压。

3. 消化系统

(1)腹胀:给予胃肠减压、肛管排气。

(2)肝淤血:多为可逆性。

(3)应激性消化道出血:给予药物(制酸剂)治疗。一旦出现消化道大出血,可立即给予冰盐水、凝血药物胃管注入止血。

【健康指导】

1. 指导病人进行有效咳嗽。给病人示范指导性咳嗽、控制性深呼吸、缩唇呼吸、膈式呼吸,纠正病人不正确的呼吸姿势。

2. 指导病人呼吸体操运动及有氧训练。

3. 指导病人配合按时翻身、叩背等,预防肺不张及术后肺炎的发生。

【效果评价】

1. 病人适应性好,无人机对抗。

2. 病人呼吸功能有所改善。

3. 能顺利脱机。

4. 无并发症发生。

第十节 降温毯的应用

一、目的与原理

降温毯采用计算机自控技术,将水箱内的蒸馏水冷却后,通过主机将水箱内的水与降温毯内的水进行循环,从而调节毯面的温度,依靠毯面与病人皮肤直接接触进行热传导来控制病人体温。其降温面积大、降温迅速,克服了传统物理降温中降温速度和效果无法控制的缺点,同时具有操作简单、安全性能高、节省时间的优点。使用降温毯的目的:

1. 降温作用,控制目标体温。

2. 减少脑组织耗氧量,保护脑细胞,防止脑水肿的发展,降低颅内压,为控制感染提供了保证。

3. 减少强力抗生素的使用量,减少病人的医药费用,提高社会效益。

4. 降低医护人员的劳动强度,减少护理所需时限。

二、适应证与禁忌证

1. 适应证

(1)体温高于38.5℃的病人。

(2)心肺复苏后脑的复苏。

(3)软组织损伤后的局部冷敷。

(4)重型(GCS:6~8分)和特重型(GCS:3~5分)颅脑损伤病人的亚低温治疗。

2. 禁忌证 无绝对禁忌证,在禁用冷敷及易冻伤的部位要慎用,对休克等原因导致的肢体循环严重障碍的部位谨慎使用。相对禁忌证有:

(1)年老且伴有严重心功能不全或心血管疾病。

(2)合并休克,尚未得到彻底纠正。

(3)处于全身衰竭状态。

(4)严重缺氧尚未纠正。

(5)妊娠期妇女、3岁以下儿童、精神病病人。

三、使用方法

1. 病人及冰毯机准备 操作前先核对医嘱并向清醒病人或昏迷病人家属解释冰毯降温的必要性及临床意义,可能出现的不良反应及后果,取得病人及家属的配合。使用前检查水箱、冰毯是否漏水、漏电,仪器是否正常。

2. 水箱加水　使用前先确认水位计中液面是否达到标线。若没有达到,则拔掉电源插头,使用蒸馏水或者灭菌注射用水向水箱内加水至最低水位线以上。

3. 连接毯子　将机器放置在病人床边,主机背面与物体间距必须大于20cm,以利于热交换。将病人身上过多衣物脱去,穿上单衣,并给予皮肤清洁,然后将冰毯平铺于病人床上,相当于病人背部的位置上。同时使用冰帽时,双耳及后颈部垫上干薄毛巾或棉垫,以免发生冻伤。为了避免毯子被病人的排泄物污染,建议在毯子上面,自下至上,铺双层中单。一般机器都有2组水路口,连接上注意进出口要接到同一组接口上,分别将冰毯的两条连接管与主机上的两个水路口连接,避免连接管和毯面打折或扭曲。

4. 连接电源线及传感器

(1) 首先检查机器背面漏电保护器开关,将其置于"合"的位置上。将电源线插头,与具有良好接地及相位正确的电源插座,可靠连接。

(2) 选择对应的传感器。将传感探头置于一次性薄膜手套内,再置于病人的腋窝或肛门内,可防止汗液及分泌物排泄物对传感器的腐蚀,预防交叉感染。为保证传感器的数据可靠,避免传感器探头脱落,要时刻监测传感器位置及病人体温,必要时予妥善固定。

5. 开机与设置　将机器电源打开,机器进行自检,待自检结束,开始进行设置。

(1) 设定体温:根据病人的实际情况设置恰当的体温。单纯降温时温度设置为正常体温,一般 36.5~37℃,而亚低温治疗时温度设置在 32~35℃。

(2) 设定水温:根据病人的体温、病人对冷的耐受程度及降温速度要求设定水温。初始毯温设置在 18~20℃,1 小时后测量病人体温并观察体温波动和机体反应:当体温下降 >0.5℃,维持原毯温;如果病人体温不下降或下降 <0.5℃,即将毯温下调 2℃,即 16~18℃,如此重复直至体温达到目标。

(3) 如果病人出现高热危象或抽搐时可用把水温设置到 4~10℃,快速降温。

体温和水温均设定完成后,降温毯开始自动运行。降温过程中,当水温达到设定值时,压缩机停止运行。压缩机启动的时机是,当前水温高于设定水温3℃以上,并延时 3 分钟。

6. 观察与记录　冰毯机运行后详细记录上机时间及各项设置值,并注意观察降温效果及病人有无不良反应。密切监测生命体征、意识状态、瞳孔反应及肢体活动情况。如发生寒战、面色苍白和生命体征变化时应立即停止使用,报告医生及时处理。

7. 关机与撤离　待到病人体温恢复正常或者目标后,先停机,观察数个小时后,如果不再需要使用后就可以撤离机器了。撤离时,先断开电源和冰毯后,再将毯子从病人背下取出做相应的处理后备用。

四、使用冰毯机的注意事项

1. 严密观察生命体征变化。在使用冰毯机的过程中,要配合心电监护和血氧饱和度的监测,因低温状态下会引起血压降低和心率减慢,尤其是儿童和老年病人。

2. 根据病人病情进行温度的调节,控制降温速度使体温不至于急剧下降,机器启动温度不应低于 38.5℃,机器停止温度不应低于 37.5℃。护士要经常巡视病人体温变化情况,密切观察生命体征,结合病人神志、瞳孔的变化,对病情进行全面评估,保证病人得到及时正确的护理。病人体温降至正常或达到预期的体温后,应使体温保持在一个恒定水平,观察一段时间,待病情稳定后或好转后才可停机。

3. 由于冰毯机置于病人躯干部、背部和臀部,皮肤温度较低,血循环减慢,容易发生压疮,应每 1~2 小时翻身叩背一次,经常变换体位。保持床单位干燥平整,经常巡视注意肢体温度、颜色,观察末梢循环。配合使用肌松冬眠合剂的病人,应保持病人安静,平均动脉压不低于 70mmHg。做好降温病人的肢体保暖,尽量使用静脉留置针和深静脉置管。

4. 注意观察体温探头的放置位置。要经常检查探头有无脱落或放置位置不准确。发现体温不正确应及时检查及时纠正。冰毯机使用时间过长的病人还应经常检查机器工作是否正常。

5. 在结束物理降温后,让体温自然恢复。不能自行恢复的,可采用加盖被子、温水袋等方法协助复温,水温不可过高以免烫伤。

第十一节 振动式排痰机的应用

一、目的与原理

振动式排痰机是根据胸部物理治疗原理在身体表面产生特定方向周期变化的治疗力,其中垂直方向治疗力产生的叩击、震颤可促使呼吸道黏膜表面黏液和代谢物松动和液化;水平方向治疗力产生的定向挤推、震颤帮助已液化的黏液按照选择的方向(如细支气管→支气管→气管)排出体外。由于振动排痰机的深穿透性,产生的定向力可穿透皮层、肌肉、组织和体液,对于深度的痰液排出效果明显,并且在叩击、震颤或定向挤推工作间隔期间,作用力变化较为缓和,病人舒适感增强,尤其是耐受力较差的病人。

振动式排痰机的目的有:

1. 治疗呼吸系统疾病,有效清除呼吸道分泌物,减少细菌感染,减轻或预防肺炎、肺脓肿、肺不张等疾病发生。

2. 改善肺部血液循环,预防静脉淤滞,松弛呼吸肌,改善胸部肌张力,增强呼吸肌力,产生咳嗽反射,有利于机体康复。

3. 改善胸部物理治疗的效果,缩短治疗时间,减少病人痛苦,特别对年老体弱及重症手术病人和无法摆出某种体位的病人效果更佳。

4. 对其他疾病或手术前后病人进行呼吸道护理,保证呼吸道通畅,预防窒息及呼吸道感染等并发症发生。

振动式排痰机在呼吸道疾病的治疗和术后护理中可减少抗生素用量,降低副作用,对病人的康复及以后健康有着积极作用。正是它所拥有的这些功能和特点,使它成为胸部物理治疗(chest physiotherapy,CPT)尤其是体位引流的必要工具,积极的推动着 CPT 技术的开展与普及。

二、适应证与禁忌证

(一)适应证

1. 外科术后病人　由于手术切口使肌肉软弱无力而导致病人咳嗽能力下降。另外,术后恢复期限制运动的病人在肺内有大量分泌物积聚。

2. 气管切开术后　由于咳嗽机制受限制而导致分泌物聚集与呼吸困难。

3. 哮喘　以上呼吸道对外界的敏感性增高为特性,引起气道狭窄分泌物不能排出。应解除支气管痉挛以扩张支气管。

4. 支气管扩张症　由于肺部气道慢性扩张使分泌物清除能力下降,这种状况将引起气道的反复感染及瘢痕形成。

5. 慢性阻塞性肺气肿　各种因素所导致肺组织的永久性损伤,肺泡失去弹性而造成黏液排出障碍。

6. 慢性支气管炎　常为吸烟及环境污染所致,支气管黏膜肿胀或变厚。

7. 急性肺炎　引起肺部炎症的急性感染,炎症引起组织肿胀,使肺通气空间充满液体。

8. 职业性肺部疾病　为直接接触化学物质、尘埃和有机物所致,肺功能退化与呼吸不规则为常见表现。

9. 肺囊性纤维性病变　该隐性遗传性病是儿童肺部疾患和死亡的主要原因。过多的黏性分泌物排出受阻,增加肺部感染的发生。

10. 老年病　老年性肺组织弹性及咳嗽反射降低。

(二)禁忌证

1. 皮肤及皮下感染。

2. 肺部肿瘤(包括肋骨及脊柱的肿瘤)。

3. 肺结核、肺脓肿、肺部血栓、肺出血及咯血。

4. 外伤、气胸及胸壁疾病。

5. 凝血机制异常的病人。

6. 急性心肌梗死、房颤、带心脏起搏器、心内血栓。

7. 不能耐受震动的病人。

三、使用方法

（一）操作流程

1. 评估　了解病人的病情、体重、体质的强弱程度。是否有肺部感染,有胸片的可以通过胸片了解感染部位,听诊肺部,判断啰音的位置。

2. 准备物品　连接电源,选择合适的叩击头,并套上一次性保护套,避免交叉感染。

3. 开机与设置　开启电源开关,进入模式选择界面,选择自动模式或手动模式。

（1）自动模式:自动模式分 P1~P4 四种模式,选到四种模式中的任意一种进入启动治疗界面。设置的参数:①治疗时间默认值为 10 分钟,可在 5~20 分钟调节。②治疗振频在自动模式下,根据 P1~P4 模式的频率范围自动调节。建议:在使用标准型治疗头治疗时,在 P1 模式下,适合年老体弱,或需要重点护理的病人,初次治疗可选择。在 P2 模式下,适合正常治疗或护理。在 P3 模式下,适合体质较好或需要进行治疗的病人。在 P4 模式下,适合体质强壮的病人。

（2）手动模式:①治疗时间默认值为 10 分钟,可在 1~60 分钟任意调节。②治疗振频默认值为 10Hz,可在 10~60Hz 调节。注:①手动模式在工作状态下,可以根据病人的承受能力,通过调节振频,增强或减弱治疗频率。②在对病人耐受力不了解的情况下,建议操作人员先选择较低频率,然后根据实际情况增加。一般临床使用频率范围在 20~30Hz 之间。

4. 操作　①病人侧卧位,直接将叩击头作用于胸廓,一手轻轻握住叩击头手柄,另一手引导叩击头,轻加压力,以便感觉病人的反应。②振动顺序为:从上至下,由外而内,每个部位叩击 30 秒左右,然后移动到下一个部位,直至整个胸廓(避开肩胛骨及脊柱)。对于感染部位,应延长叩击时间,增加频率,并用手对叩击头增加压力,促进其深部排痰。③做完一侧,给病人翻身,再做另一侧。④振动排痰后应及时吸痰。⑤排痰后要观察其痰量、性质、颜色的变化。

（二）注意事项

1. 排痰机的基本使用频率为 20~30Hz,对体弱及术后的病人,建议从较低频率开始。

　　2. 每日治疗 2~4 次,在餐前 1~2 小时或餐后 2 小时进行治疗,治疗前进行 20 分钟雾化治疗,治疗后及时吸痰。

　　3. 使用叩击接合器治疗时,要使叩击接合器的红箭头对向病人的主气道。

　　4. 使用海绵轭状叩击头时,不能用叩击接合器,其他叩击头则可以用叩击接合器。

　　5. 操作时要使传送缆线保持自然平滑,避免打结、绞成一团或剧烈弯曲。

　　6. 每周定时使用中性清洁剂清洗外壳及附件。

　　7. 禁止机器空转。

第四章 专科护理

第一节 心搏骤停

一、概述

任何心脏病病人或非心脏病病人,在未能估计到的时间内,心搏突然停止,即为心搏骤停(Cardiac Arrest)。心搏骤停后,由于有效循环突然中止,脑部血流供应中断,10秒内病人就会出现意识丧失伴有局部或全身性抽搐,呼吸断续,呈叹息状直至停止等一系列症状。

成人心搏骤停最常见的病因是心脏疾病,其中冠心病最多见。另外创伤、淹溺、药物过量、窒息、出血等也会引起心搏骤停。小儿心搏骤停的常见原因包括气道梗阻、烟雾吸入、溺水、感染、中毒等。

院内心搏骤停的生存链包括:监测和预防、识别和启动应急反应系统、即时高质量心肺复苏、快速除颤、高级生命支持和骤停后护理。

二、心肺复苏

心肺复苏(Cardio-Pulmonary Resuscitation, CPR)是指对心脏停搏病人所采取的以恢复循环、呼吸和神经系统功能为目的的抢救措施,即胸外按压形成暂时的人工循环;电击除颤转复心室颤动,促使心脏恢复自主搏动;人工呼吸纠正缺氧,并努力恢复自主呼吸。CPR不单是一种技术,更是一系列评估和干预过程。病人发生心搏骤停时,需立即进行基础生命支持(BLS)和高级生命支持(ACLS),高质量的BLS是ACSL的基础(图4-1)。

1. 一旦发现病人没有反应,医护人员需就近呼救,同时检查脉搏和呼吸,启动应急反应系统。如有多位医护人员在场,由第一名施救者启动应急反应系统,第二名开始胸外按压,第三名进行有效通气或者取得球囊面罩进行人工呼吸,第四名取来并设置好除颤器。

2. 若能立即取得AED,对于有目击的成人心搏骤停,应尽快使用除颤器。若成人在未受监控的情况下发生心搏骤停,或不能立即取得AED时,应该在他人前往获取以及准备AED的同时开始心肺复苏。视病人情况,在设备可供使用后尽快尝试进行除颤。

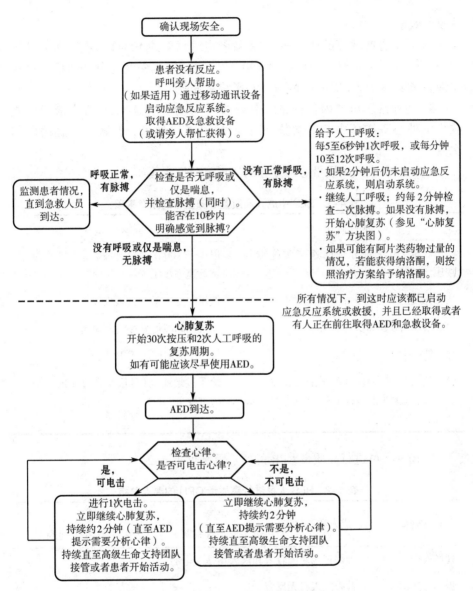

图 4-1 BLS 医务人员成人心搏骤停流程图

3. 在徒手心肺复苏过程中,施救者应以至少 5cm 的深度对普通成人实施胸外心脏按压,同时避免胸部按压深度大于 6cm。施救者应避免在按压间隙倚靠在病人胸壁上,使胸廓在心肺复苏的减压阶段得以充分回弹,在每次按压后胸骨可以回到其自然或中间位置。胸廓回弹能够产生相对胸廓内负压,促进静脉回流和心肺血流供应。按压间隙倚靠在病人胸壁上会妨碍胸廓充分回弹,从而会增加胸廓内压力,减少静脉回流、冠状动脉灌注压力和心肌供血,影响复苏效果。

4. 对于心搏骤停的成年病人,施救者应以每分钟 100~120 次的速率进行胸外心脏按压。当按压速率超过 120 次 / 分时,按压深度会由于剂量依存的原理而减少,从而使得按压深度过浅,影响复苏效果。

5. 胸外按压可能因各种原因中断,如心律分析和通气,施救者应尽可能减少胸外心脏按压中断的次数和时间,尽可能增加每分钟胸外心脏按压的次数。

6. BLS 中成人高质量心肺复苏的注意事项见表 4-1。

表 4-1　BLS 中成人高质量心肺复苏的注意事项

应该做到	应该避免
以 100 至 120 次每分钟的速率实施胸外按压	以少于 100 次每分钟或大于 120 次每分钟的速率按压
按压深度至少达到 5cm 并不超过 6cm	按压深度小于 5cm 或大于 6cm
每次按压后使胸部完全回弹	在按压间隙倚靠在病人胸部
尽可能减少按压中的停顿	按压中断时间大于 10 秒
给予病人足够的通气(30 次按压后 2 次人工呼吸,每次呼吸超过 1 秒,每次须使胸部隆起)	给予过量通气(呼吸次数过多或呼吸用力过度)

7. BLS 人员进行高质量 CPR 的要点总结见表 4-2。

表 4-2　BLS 人员进行高质量 CPR 的要点总结

内容	成人和青少年	儿童 (1 岁至青春期)	婴儿 (不足 1 岁,新生儿除外)
现场安全	确保现场对施救者和病人均是安全的		
识别心搏骤停	检查病人有无反应 无呼吸或仅是喘息(即呼吸不正常) 不能在 10 秒内明确感觉到脉搏 (10 秒内可同时检查呼吸和脉搏)		
启动应急反应系统	立即开始心肺复苏,同时请其他人去启动应急反应系统并取得 AED,在 AED 可用后尽快使用		
没有高级气道的按压 – 通气比	1 或 2 名施救者 30:2	1 名施救者:30:2 2 名以上施救者:15:2	

续表

内容	成人和青少年	儿童 （1岁至青春期）	婴儿 （不足1岁，新生儿除外）
有高级气道的按压－通气比	以100至120次每分钟的速率持续胸外心脏按压 每6秒给予1次呼吸（每分钟10次呼吸）		
按压速率	100至120次每分钟		
按压深度	至少5cm 成人不超过6cm	至少为胸部前后径的1/3 大约5cm	至少为胸部前后径的1/3 大约4cm
手的位置	将双手放在胸骨的下半部	将双手或一只手（对于很小的儿童可用）放在胸骨的下半部	1名施救者：将2根手指放在婴儿胸部中央，乳线正下方 2名以上施救者：将双手拇指环绕放在婴儿胸部中央，乳线正下方
胸廓回弹	每次按压后使胸廓充分回弹 不可在每次按压后倚靠在病人胸壁上		
尽量减少中断	中断时间限制在10秒以内		

三、心肺复苏有效标准和终止抢救标准

（一）心肺复苏有效标准

1. 按压有效时，按压时可触及动脉搏动，如停止按压后仍有动脉搏动，则说明病人心跳已经恢复。

2. 病人甲床、口唇、颜面紫绀减退，逐渐恢复红润。

3. 病人神志逐渐转清。

4. 病人出现自主呼吸。

5. 病人原先散大的瞳孔逐渐缩小，并出现对光反射，甚至眼球或四肢出现活动。

6. 病人收缩压达到60mmHg以上。

（二）终止抢救的标准

在排除以下几种情况下，现场的心肺复苏应坚持不间断地进行，不可轻易做出终止复苏的决定，但出现以下几种情况，现场抢救人员可考虑终止复苏。

1. 有专门的医生和护士接手承担继续心肺复苏抢救措施。

2. 病人自主呼吸和心跳已有效恢复。

3. 无自主心跳和自主呼吸,心肺复苏在常温下持续 30 分钟以上,现场医生确诊病人已临床死亡,无继续抢救的指征。

四、心肺复苏术常见并发症

(一)肋骨骨折

1. **原因**　胸外心脏按压时,用力过大或用力不当;病人本身年龄较大骨质疏松,肋骨弹性减弱。

2. **临床表现**　局部疼痛且随咳嗽、深呼吸或身体转动等运动而加重。呼吸浅快或出现反常呼吸运动。按压胸骨或肋骨的非骨折部位(胸廓挤压试验)而出现骨折处疼痛(间接压痛),或直接按压肋骨骨折处出现直接压痛阳性或可同时听到骨擦音,有骨擦感和肋骨异常幅度。胸片显示有肋骨骨折。

3. **处理**　单处肋骨骨折的治疗原则是止痛、固定和预防肺部感染。可遵医嘱给予病人口服或注射止痛药物。应用多头胸带或弹力束胸带、宽胶布固定。协助病人早期下床活动。协助有效咳嗽、排痰,遵医嘱给予抗生素和祛痰药预防肺部感染。注意观察病人是否出现反常呼吸运动,保持呼吸道通畅和充分供氧,纠正呼吸与循环功能紊乱。

(二)损伤性血、气胸

1. **原因**　胸外心脏按压时,用力过大或用力不当,导致肋骨骨折。骨折端刺破胸膜腔,形成气胸。若刺破胸部或肺部血管,则会引起血胸。

2. **临床表现**　伤侧肺部分萎陷,压缩在 30% 以下者,多无明显症状;超过 30% 出现胸闷、气急、干咳;大量积气时可发生呼吸困难。体查时可见伤侧胸廓隆起,气管向健侧移位,呼吸运动和语颤减弱,叩诊呈鼓音,听诊呼吸音减弱或消失。胸片检查显示患侧肺组织萎缩,其外缘可见一条细线为肺组织与气胸的分界线,无肺纹理可见,呼气时肺体积缩小。伴有血胸时,少量出血多无明显症状,中等量及以上出血量(出血量超过 500ml)的血胸可表现为失血性休克及呼吸循环功能紊乱的症状,如面色苍白、口渴、血压下降、脉搏细速、呼吸急促、发绀等。X 线检查可见伤侧胸膜腔积液阴影及液平面,纵隔向健侧移位。实验室检查可出现血红蛋白、红细胞计数及血细胞比容减低。

3. **处理**

(1)闭合性气胸:若气体量较小,可不做特殊处理,气体可在 2 至 3 周内自行吸收;气体量较多时,可每日或隔日行胸腔穿刺排气 1 次,每次抽气量不超过 1L,直至肺大部分复张,余下的气体可自行吸收。

(2)张力性气胸:应迅速排气减压。紧急者可在患侧锁骨中线与第 2 肋间连线处用粗针头紧急排气减压,外接单向活瓣装置,或行胸腔闭式引流术,同时遵医嘱应用抗菌药物预防感染。

(3)给病人吸氧,必要时行机械辅助通气。气胸病人在行机械通气前必须常规进行胸腔闭式引流术。

五、复苏后的监测与护理

高级生命支持 ACLS 是在持续基础生命支持 BLS 的基础上,应用辅助设备和特殊技术如心电监护、呼吸机和药物等建立与维持更有效的通气和血液循环,识别及控制心律失常、建立有效的静脉通道及治疗原发疾病。

(一)建立高级人工气道

1. 气管内插管 如有条件,应尽早作气管内插管以保持呼吸道通畅、降低气道阻力,便于清除呼吸道分泌物保证有效通气量,为呼吸机辅助通气、气管内给药等提供有利条件。

2. 环甲膜穿刺 遇有上呼吸道阻塞、喉头水肿等原因导致严重窒息的病人,没有条件立即行气管切开时,可行紧急环甲膜穿刺。方法为用 16 号粗针头刺入环甲膜,接 T 形管输氧,缓解严重缺氧情况。

3. 气管切开 通过气管切开,可较长期保持呼吸道通畅,防止或迅速解除气道梗阻,清除气道分泌物,减少气道阻力和解剖无效腔,增加有效通气量,便于吸痰、呼吸机辅助呼吸及气管内滴药等。气管切开常用于口、面、颈部创伤不能行气管内插管的病人。

(二)呼吸支持

吸入纯氧可以提高动脉血氧分压。可通过面罩及各种人工气道给氧,其中气管内插管及机械通气最为有效。简易呼吸气囊是一种最简单的人工机械通气方式,它由一个橡皮囊、三通阀门、连接管和面罩组成。

有创机械通气时,应评估病人的全身状况,与医生沟通设置呼吸机基本参数,同时应根据病人的病情进展协同医生或呼吸治疗师及时调整呼吸机参数,监测并记录病人对呼吸机以及呼吸机参数调整后的反应,如胸廓运动的变化,胸部听诊呼吸音的变化、X 线的变化、动脉血气的变化。无禁忌证(低血容量、创伤或脊柱损伤)病人保持床头抬高 30° ~45°,或根据病人病情采取有利于通气 / 血流比值的体位(如俯卧位等)。使用呼吸机期间,确保呼吸机报警装置处于开启状态,监测病人的气道峰压、平台压、呼出潮气量、分钟通气量等读数,了解病人肺部顺应性、通气状况、病人与呼吸机同步情况。通过听诊肺部呼吸音以判定有无气道分泌物。观察呼吸机压力 – 流速曲线和压力 – 容积环的波幅,判断气道阻力有无增加。应用密闭式吸痰管保证吸痰时气道的持续密闭,吸痰前后给予 100% 氧气 2 分钟,每次吸痰时应观察痰液的颜色、量和性质,定时抽吸口腔、鼻腔以及气囊上方的分泌物。

(三)复苏用药

1. 建立持续生命体征监测和血流动力学监测手段,尽早发现血流动力学紊乱的情况并及时处理。建立持续有创动脉血压监测,血压一般应维持在(90~100)/(60~70)mmHg,对高血压的病人,收缩压不应低于其基础血压的20%~30%,脉压小于20mmHg时,表示组织灌注量减少,将进一步导致组织缺氧及酸中毒。护士应能辨认常见的心律失常,做到早发现、早报告、早处理,减少意外情况的发生,防止心脏再次停搏。

2. 建立深静脉通道。建立理想的给药途径是心肺脑复苏的重要措施。正确的液体复苏,持续监测中心静脉压,复苏目标为中心静脉压(CVP)5~12cmH₂O,平均动脉压(MBP)>65mmHg,尿量>0.5ml/(kg·h)。

3. 合理计划输液,观察药物间的禁忌证和副作用。护士在应用复苏药物过程中,注药应迅速到位,争取抢救的"黄金时间",密切观察药物效应,做好心电监测并记录。复苏用药的目的在于增加脑、心等重要器官的血液灌注,纠正酸中毒和提高心室颤动阈值或心肌张力,利于除颤。复苏用药途径以静脉给药为首选,其次为气管内滴药。

(1)肾上腺素:为抢救心搏骤停病人的首选药物。常用剂量为:成人1mg/(3~5)min。如静脉通路暂时无法建立,可予2~2.5mg/次气管内注入。

(2)胺碘酮:用于血流动力学稳定的宽QRS心动过速,尤其当伴有心功能不全时,首选胺碘酮。用法:起始剂量150mg静脉注射,之后以0.5~1.0mg/min静脉输入。

(四)目标温度管理(TTM)

复苏后,若体温高于正常水平,可导致血氧供需失衡,从而加重脑损伤。因此,对所有在心搏骤停后恢复自主循环的昏迷(即对语言指令缺乏有意义的反应)的成年病人都应采用TTM,目标温度选定在32~36℃之间,并至少维持24小时。

通常采用冰帽、冰袋或降温毯等来降低体温及脑部温度。使用降温毯时,将毯面平铺于病人背下,毯面与病人之间垫一层床单,将病人头部置于冰帽内,用连接管接头与相应部位连接好,将温度传感器头插入主机侧板的传感器插口,将传感器的另一端头连同塑料套置于病人肛门或者腋下。设定毯面温度和病人目标体温,毯面温度一般在4~10℃之间调节,病人目标温度选定在32~36℃之间,再设定为开始运行状态。机器运行过程中,应定时检查冰毯机的运作状态,防止漏电和漏水。

在TTM后应使体温逐渐恢复到正常水平,以每小时回升0.25~0.5℃为宜。复温过程中要积极预防昏迷病人发热,保护脑功能。

第二节 急性心肌梗死

急性心肌梗死（Acute Myocardial Infarction，AMI）是在冠状动脉病变的基础上，发生某一节段的冠状动脉供血急剧减少或中断，导致相应的心肌出现严重而持久地急性缺血，继而发生坏死。临床表现为持久的胸骨后剧烈疼痛、发热、白细胞计数和血清心肌坏死标志物增高及心电图进行性改变。常可伴发心律失常、心源性休克或心力衰竭，属于冠心病的严重类型。救治的原则为尽快恢复心肌的血流灌注，挽救濒死的心肌，防止梗死面积进一步扩大，及时处理严重心律失常等并发症，保护和维持心脏功能。

一、病因和诱因

急性心肌梗死的基本病因是冠状动脉粥样硬化。少数因冠状动脉栓塞、炎症、先天性畸形、痉挛和冠状动脉口阻塞，导致一支或多支血管管腔狭窄和心肌供血不足，而此时侧支循环尚未建立完全，一旦血供急剧减少或中断，使心肌严重而持久地急性缺血达到 1 小时以上，即可发生心肌梗死。发生心肌梗死的原因多数是不稳定粥样斑块破溃，继而出血或管腔内血栓形成，使血管腔完全闭塞，少数见于粥样斑块内部或其下发生出血或血管持续痉挛，使得冠状动脉完全闭塞，导致心肌缺血坏死。

促使斑块破裂出血及血栓形成的诱因有：

1. 晨起 6 时 ~12 时交感神经活动增加，机体应激反应增强，心肌收缩力、心率、血压增高，冠状动脉张力增高。

2. 饱餐后，特别是进食大量脂肪后，血脂、血液黏滞度增高。

3. 重体力活动、情绪过分激动、血压急剧升高或用力排便时，导致左心室负荷明显加重。

4. 休克、脱水、出血、外科手术或严重的心律失常，导致心排量骤降，冠状动脉灌流量锐减。

二、病情评估

急性心肌梗死是最常见的心血管急症。护理人员应在最短的时间内描记心电图，进行心电监测、给氧、建立静脉通路、抽血送检等。在完成各项急救护理措施后分步完成护理评估，不得因此延误抢救时间。

（一）病史评估

1. 评估病人此次发病有无明显的诱因　胸痛发作的特征，尤其是起病的时间、疼痛剧烈程度、是否进行性加重；有无恶心、呕吐、乏力、头晕、呼吸困难等伴随症状；是否伴有心律失常、休克、心力衰竭等症状。

2. **评估病人的年龄、性别、职业**　了解病人有无肥胖、高脂血症、高血压、糖尿病等患病的危险因素；了解病人的生活习惯；有无摄入高脂饮食、吸烟等不良生活习惯，睡眠是否充足，有无锻炼身体的习惯，工作与生活压力情况及性格特征；有无心绞痛发作史、有无家族史。病人患病的起始时间，患病后的诊治过程，是否遵从医嘱治疗，目前用药及有关的检查等。

3. **心理－社会状况评估**　病人入院后有无恐惧焦虑情绪。

（二）身体评估

1. **先兆表现**　20%~60%的病人在发病前会有先兆表现，以频发的心绞痛最为常见。也有部分病人在起病前数日至数周有乏力、休息时或较轻活动时有胸部不适、气急等表现。心电图检查可显示 ST 段一过性抬高或降低，T 波高大或明显倒置，出现以上状况应警惕心肌梗死的发生。

2. **全身症状**　主要是发热，一般在发病 1~2 天后体温可能会升高至 38℃左右，持续约 1 周。另外，部分病人会表现为大汗淋漓、烦躁不安、面色苍白等。

3. **疼痛症状**　为最早、最突出的症状，发作多无明显诱因。疼痛部位和性质与心绞痛类似，但疼痛程度更剧烈，疼痛持续的时间也更长久，且对含服硝酸甘油无效。疼痛较典型的病人主诉常为胸骨后或心前区剧烈而持久的压榨性、窒息性疼痛，病人常烦躁不安、出汗、恐惧、有濒死感。部分病人疼痛症状不典型，可向上腹部、下颌、颈部、背部放射。约 20% 的病人，特别是老年人和糖尿病病人发生急性心肌梗死时无疼痛症状，表现为休克、心衰及脑血管病。

4. **胃肠道症状**　剧痛时，病人常伴有恶心、呕吐和上腹部胀痛。下壁梗死的病人消化道症状更为明显。

5. **心率和血压**　大多数病人脉率会出现增快，少数也可表现为脉率减慢。除一部分病人在发病早期会出现血压升高外，大部分病人血压都会有不同程度的降低。很大一部分过去有高血压病史的病人，发病后未用降压药，仍然会出现血压降低，在梗死后 3~6 个月血压会再度升高。

6. **心理社会状况**　急性心肌梗死发病急骤、病情凶险、恢复缓慢且病死率很高，不仅对病人躯体组织器官损害严重，而且会造成病人和家属心理上的重大负担。发生急性心肌梗死时，胸痛症状明显、程度剧烈、多有濒死感，病人往往会产生恐惧。活动耐力和自理能力下降又会使病人产生悲观沮丧的心理。对监护室环境恐惧等不良情绪会增加心肌负荷和心肌耗氧量。同时，病人家属也会对病人的安危产生焦虑心理，护理时需注意评估病人及家属的心理状况，多观察多沟通，帮助病人配合治疗。

三、辅助检查

（一）心电图

1. 特征性改变 急性期可见异常深而宽的 Q 波, ST 段呈弓背向上明显抬高, T 波倒置。

2. 动态性演变 发病数小时内, 可出现异常高大的 T 波; 数小时后, ST 段明显抬高, 弓背向上, 与直立的 T 波相连, 形成单项曲线, 出现异常 Q 波; P 波减弱或消失; 梗死后数日至数周 ST 段逐渐恢复到等电位水平, T 波明显倒置或变平坦; 梗死后数周至数月异常 Q 波大多永久存在。

3. 非 Q 波性心肌梗死 该类病人表现有典型的心肌梗死临床症状, 血清学检查心肌酶升高, 但心电图检查无病理性 Q 波出现, 表现为 ST 段下移、T 波改变。

4. 心电图定位

（1）前间壁: V_1、V_2、V_3。

（2）前壁: V_3、V_4、V_5。

（3）广泛前壁: V_1、V_2、V_3、V_4、V_5。

（4）前侧壁: V_5、V_6、V_7、I 、aVL。

（5）高侧壁: I 、aVL。

（6）下壁: II、III、aVF。

（7）正后壁: V_7、V_8。

（二）超声心动图、放射性核素检查

可以了解心室各壁的运动情况, 评估梗死面积。

（三）血清学检查（表 4-3）

表 4-3 急性心肌梗死血清学检查

心肌酶谱	出现时间（h）	高峰时间（h）	持续时间（d）
肌磷酸激酶（CK）	4~6	24~28	3~4
磷酸激酶同工酶（CK-MB）	3~4	10~24	2~4
天冬氨酸转氨酶（AST）	6~12	24~48	3~7
乳酸脱氢酶（LDH）	24~48	48~72	7~14
肌钙蛋白	3~6	18	6~21
肌红蛋白	<3	4~6	<1

四、护理要点

（一）紧急处理

1. 立即平卧,绝对卧床休息。保持环境安静,减少探视,避免不良刺激。

2. 经鼻导管或面罩给氧: 2~5L/min。

3. 遵医嘱使用镇静止痛药物。

4. 心电监护,床边备用除颤器和抢救车,密切观察病人的心率、心律、血压、呼吸、体温、神志、末梢循环等变化,及时发现心律失常、休克、心力衰竭的早期症状,并及时处理。

5. 有溶栓疗法或经皮冠状动脉介入治疗(PCI)适应证的病人,应配合医生做好各项准备工作。

（二）严密观察病情

1. **休息与活动**　一般急性期需绝对卧床休息 12~24h,对有并发症的病人,可视病情适当延长卧床休息时间。若无再发心肌缺血、心力衰竭或严重心律失常等并发症,24h 内可鼓励病人在床上行肢体活动。注意劳逸结合,避免各种诱发因素,如情绪激动、紧张、劳累、便秘、感染等。

2. **减轻疼痛**　急性心肌梗死病人的主要症状是胸痛,因此护理的首要目标是止痛。根据医嘱及时使用镇痛药,观察疼痛的部位、性质及持续时间。

（1）常用盐酸哌替啶 50~100mg 肌内注射或盐酸吗啡 5~10mg 皮下注射,必要时可重复给药。

（2）疼痛较轻者可用硝酸甘油 0.3mg 或硝酸异山梨酯 5~10mg 舌下含用或静脉滴注,要注意心率增快和血压降低。心肌再灌注疗法可极有效地解除疼痛。

（3）给予氧气吸入,使血氧升高。氧气更容易扩散到缺血的心肌层,同时有助于止痛。

（4）使用吗啡的注意事项:防止呼吸抑制和血压降低。给药前、后应监测呼吸、脉搏和血压,若呼吸次数少于 12 次 / 分或血压太低,不应再给药。给药后应竖起床栏,预防病人跌落。鼓励病人深呼吸,防止发生肺不张。

3. **监测生命体征**　观察病人有无血压降低、脉搏增快、表情淡漠、四肢湿冷等休克症状;呼吸频率过慢,可能为吗啡中毒。如发现以下征象,应及时通知医生处理:血压 >170mmHg 或 <100mmHg;心率 >110 次 / 分或 <60 次 / 分;出现心律不齐;呼吸 >24 次 / 分或 <12 次 / 分;体温 >38.5℃;心电图出现频发室性期前收缩。

4. **病情观察**　观察病人有无电解质紊乱,记录 24h 出入水量,密切观察病人血清酶各项指标的变化,观察病人有无肢体活动障碍或动脉搏动消失的情况出现。

5. 饮食护理 发病第一天进流食,以后改为半流质饮食。宜食清淡、易消化食物,少食多餐,可减少心脏需氧量。限制盐的摄入,2g/d,可减少水分潴留,从而减轻心脏负荷。禁止摄入过冷或过热的饮料,因其可刺激迷走神经,加重心律不齐。禁烟、酒,有高脂血症、糖尿病者需进低脂、低胆固醇、低糖饮食。

6. 排便护理 因病人需要绝对卧床休息、进食流质饮食,病人常发生便秘。而且病人常不习惯在床上使用便盆,因此可根据情况给予缓泻剂,避免排便时用力,使心率加快、心脏负荷加重。

7. 溶栓治疗的护理

(1)评估有无溶栓禁忌证,如脑血管病史、活动性出血或出血倾向、严重而未控制的高血压、近期大手术或外伤史。

(2)评估溶栓适应证:心肌梗死发病不足 6h、心电图 ST 段抬高、年龄不超过 70 岁的病人。

(3)溶栓前按医嘱抽血检查血常规、出凝血常规、血型及配血等。

(4)用溶栓药时,应守护在病人床旁监护,严格控制药物滴速;严密观察心电图的情况;备除颤仪于病人床旁。

(5)溶栓过程中注意观察药物不良反应,如有无低血压;有无再灌注心律失常,如室速、室性早搏;有无皮肤黏膜出血、便血、血尿,有无喷射性呕吐,警惕脑出血的发生。若有出血征象,应立即告知医生,遵医嘱停止溶栓治疗,紧急处置出血症状。

(6)观察溶栓有效的指征,如 2h 内胸痛缓解;出现再灌注心律失常;2h 内心电图 ST 段下降 50%;心肌酶酶峰前移。

(7)遵医嘱定时采血复查心肌酶指标及出凝血常规等。

8. 经皮冠状动脉介入治疗 经皮冠状动脉介入治疗(PCI)是指经导管通过各种方法扩张狭窄的冠状动脉,从而达到解除冠状动脉血管狭窄或阻塞,改善心肌供血的一种治疗方法。术前应询问病人过敏史,于左上肢建立静脉通路。术后应持续心电监护,观察穿刺部位有无渗血、淤血或血肿;穿刺侧肢体皮温、动脉搏动及末梢循环情况,观察病人有无感觉异常或肢体、肢端肿胀等。观察病人有无胸闷、胸痛,观察病人排尿情况及尿量变化,观察药物的不良反应。拔除鞘管的过程中应密切观察血压、心率、呼吸及病人的精神状态,若出现胸闷、气促、恶心、呕吐、出汗伴血压急剧下降、心率迅速减慢,提示病人可能发生血管迷走反射,应立即配合医生抢救。穿刺口予以绷带加压包扎或用加压器加压,6~8h 后可逐渐放松加压器压力,24h 后若无出血情况,可解除绷带及加压器。对于术后股动脉保留鞘管的病人,拔出鞘管后血管穿刺处压迫 15~20min,弹力绷带 8 字形加压包扎,穿刺侧肢体制动 12h,卧床休息 24h;经桡动脉穿刺的病人,拔除鞘管后血管穿刺处压迫 3~5min,绷带加压包扎 3~4h,可下床活动。应用血管缝合器的病人,应卧床休息 3~4h。术后遵医嘱使用抗凝药物,如低分子肝素皮下注射,观察注射部位有无皮下瘀斑、血肿,观察有无牙龈、黏膜出血现象及大、小便的颜色。

9. 心理支持　急性期病人表现为虚弱、疲倦、依赖、焦虑、恐惧等心理,可向病人解释病情和治疗活动,与病人建立良好的护患关系,给予心理支持。使用镇静剂,可减少病人不安的情绪,保证每天有足够的睡眠。告知病人在 ICU 内治疗,有医护人员的严密监护,任何病情变化能得到及时有效的处理,以缓解病人的不安情绪。

10. 健康教育　心肌梗死易复发,应教育病人预防复发的措施:
（1）饮食调整:摄取低脂肪、低胆固醇、低热量、高纤维素食物。
（2）保持理想体重。
（3）戒烟。
（4）保持大便通畅,预防便秘。
（5）保持情绪稳定。
（6）适度且规律的运动,避免恶劣天气下外出旅游。
（7）规律的药物治疗,若出现胸痛持久不缓解,应及时就医。

第三节　主动脉夹层动脉瘤

指主动脉腔内的血液通过内膜的破口进入主动脉壁中层而形成的血肿,并非主动脉壁的扩张,有别于主动脉瘤,过去此种情况被称为主动脉夹层动脉瘤,现多改称为主动脉夹层血肿或主动脉夹层分离,简称主动脉夹层。本病起病急、发展快、死亡率高,是心血管内科最危急的疾病。发病最初 48 到 72 小时内死亡率约为 1%~2%,病人多在 40~50 岁急性发病。

分型:A 型:无论夹层起源于哪一部,只要累及升主动脉者称为 A 型。B 型:夹层起源于降主动脉且未累及升主动脉者称为 B 型。

一、病因和诱因

1. 高血压　主动脉夹层多见于 40~70 岁的中老年人,约有 70% 的病人有高血压病史。这可能是由于高血压使主动脉长期处于应激状态,中层弹性组织发生退行性变所致。

2. 遗传因素　常有家族聚集倾向、结缔组织遗传性疾病。

3. 主动脉内膜损伤　严重外伤和重体力劳动也是常见原因,如高处坠落、突然刹车或撞车等。

4. 妊娠　后期弹力纤维脆弱、全身血容量增加血流张力增加。

5. 先天性心血管疾病　马方综合征等。

6. 其他　梅毒性主动脉炎、心内膜炎、动脉粥样硬化等。

二、病情评估

1. 健康史和相关因素　包括一般资料：年龄、身高、体重、发育及营养状况。既往史和生活史：高血压，有无手术史，药物史。

2. 心理和社会支持状况　心理认知和承受程度及社会支持系统。

3. 身体状况　包括生命体征和心肺功能状况，如皮肤色泽、有无休克、疼痛部位及性状，疾病特征、类型、重要器官功能，活动耐力及自理能力等。

三、救治与护理

（一）一般治疗

1. 监护　急性主动脉夹层危及生命的并发症有严重的高血压、心脏压塞、主动脉破裂大出血、严重的主动脉瓣反流及心脑肾等重要脏器的缺血。因此，所有被高度怀疑有急性主动脉夹层分离的病人必须严格卧床休息，予以急诊监护，监测血压、心率、尿量、意识状态及神经系统的体征，稳定血流动力学，维护重要脏器的功能。密切观察心率、节律和血压，使心率维持在 60~80 次 / 分，做好病情记录；血压不稳定期间 5~10min 测量 1 次，避免血压过低或过高，使血压控制在理想水平。血流动力学稳定的病人，自动充气的无创袖带式血压监护即可。如病人有低血压和心力衰竭，应当考虑放置中心静脉或肺动脉导管以监测中心静脉压或肺动脉嵌压及心排量。血流动力学不稳定的病人应当插管通气，迅速送入手术室，术中经食管心动超声检查明确诊断。

2. 建立静脉通道和动脉通道　动脉通道最好建立在右上肢，这样术中主动脉被钳夹时，它还能发挥作用。但当左上肢血压明显高于右侧时，则应建立在左侧。应尽量避免股动脉穿刺或抽取血，在可能的动脉修补术中可将其留作旁路插管部位。如果不得已，急诊建立了股动脉通道，应避免在对侧动脉穿刺。一般需建立两路静脉通道，一组输入抢救用药，另一组输入支持用药，用输液泵严格控制输液速度，根据血压调整输液速度，注意用药后的反应，严密监测心率和节律，预防心率过慢和出现房室传导阻滞。使用硝普钠个别病人会引起精神不安，出现烦躁不安、不合作、自拔输液管等类似精神症状的表现，应加强安全防范措施，防止坠床和其他意外。

3. 镇痛　主动脉夹层的进展与主动脉内压力变化的速率有关，疼痛本身可以加重高血压和心动过速，对主动脉夹层病人极为不利，因此需及时予以吗啡或哌替啶止痛,也可选择心血管副作用较少的镇静药,如安定、氟哌啶醇等。所用药物均应静脉或肌内注射,以便尽快发挥药效。应严密观察疼痛变化,定时进行疼痛评估,掌握疼痛规律和疼痛缓解方法。注射时速度要慢,注意观察呼吸、神志,尽量避免呼吸抑制发生。有时,疼痛剧烈,难以缓解,尚需要使用其他的麻醉药物。降低血压是缓解疼痛的有效方法,血压下降后,疼痛减轻或消失是夹层分离停止扩展的临床指征之一。

4. 饮食护理 内科治疗的第一日最好给予静脉营养。治疗 2~3 日,病情稳定后可以开始进食。三日后可以开始逐渐将静脉使用的抗高血压药改为口服,没有并发症者可以移出重症监护室并开始活动。内科治疗对于没有并发症的 B 型夹层动脉瘤的病人,85%~90% 在两周左右可以出院。有复杂并发症者,如不进行外科或介入治疗,极少能存活。

5. 加强心理护理 急性夹层动脉瘤起病急、凶险、预后差,病人和家属都有不同程度的恐惧忧虑,主动给病人和家属讲解疾病康复过程,认真分析病人的心理状态,注意病人的情绪变化、稳定心态,使病人有安全感。同时给予病人安慰、同情、鼓励,避免消极的暗示,讲解密切配合治疗、保持平静心态的重要性,增强病人战胜疾病的信心。

（二）降压治疗

1. 降压治疗的意义及目标值 主动脉夹层病人发病时血压多伴有升高,收缩压甚至可达到 200mmHg 以上,普通降压药物难以控制,迅速降低血压、左心室收缩力和收缩速率（dp/dt）,以减少对主动脉壁的冲击力,是有效遏制主动脉夹层继续剥离、扩展的关键措施。约 80% 的主动脉夹层的发生与高血压有关。有高血压的主动脉夹层病人必须降压治疗,血压正常者降压也是有益的。

药物治疗的原则是降低左室射血速度和降低收缩压。充分控制血压是主动脉夹层抢救的关键,降低血压能减少血流对主动脉壁的应切力、减低心肌收缩力,特别是降低左室射血速度、减少左室搏动性张力,能有效稳定和中止夹层的继续分离。因为对病人产生致命影响的不是夹层本身,而是血肿进展引起的一系列变化,如严重的高血压、心脏压塞、主动脉破裂大出血、严重的主动脉瓣反流及心脑肾等重要脏器的缺血等。因而,主动脉夹层病人应严格控制血压和心率,降低左室射血速度,治疗目标值是将收缩压降至 100~120mmHg、心率 60~80 次 / 分,血压应降至能保持重要脏器（心、脑、肾）灌注的最低水平,避免出现少尿（<25ml/h）、心肌缺血及精神症状等重要脏器灌注不良的症状。

2. 常用降压药物的应用方法

（1）β 受体阻滞药：β 受体阻滞药是通过竞争性与各器官肾上腺素 β 受

体的结合,发挥可逆性的 β 受体拮抗作用。因此,在生理状态下、静息时,对心率和心肌收缩力没有影响;但在交感神经过度兴奋的心血管疾病中,可以减慢心率,降低心肌收缩力。β 受体阻滞药发挥药效的具体作用机制目前还不完全明了,但其对抗儿茶酚胺的心脏毒性,是它的核心作用。除此而外,还与以下机制有关:①降血压:机制包括降低心输出量,抑制肾素和血管紧张素Ⅱ的产生和释放,抑制交感神经对去甲肾上腺素释放,降低缩血管神经的活性。②通过降低心率,降低心肌收缩力和收缩压而减少心肌耗氧量,缓解心肌缺血。③阻断肾脏入球动脉的 β₁ 受体,减少肾素和血管紧张素Ⅱ的分泌。④改善左室功能和结构,增加射血分数。⑤抗心律失常。其他的机制还有:减少β 受体途径引起的心肌凋亡;抑制血小板聚集;防止斑块破裂;防止心肌细胞基因表达的变化等。由于上述功能,使它成为主动脉夹层治疗中必不可少的药物。在此对主动脉夹层最有利的作用为减慢心率、降低血压、减弱心肌收缩力,减低左室射血速度,并且可以对抗其他降压药物继发性的交感兴奋,还有助于恢复受损的神经调节功能,有利于血压的稳定。β 受体阻滞药是目前临床最常用,也最为有效的控制主动脉夹层病人血压的药物。无论疼痛和收缩期高血压存在与否,都应使用 β 受体阻滞药来降低左室收缩力。因为 β 受体阻滞药可降低心室左室射血速度。为迅速降低左室射血速度,急性期应静脉递增地使用 β 受体阻滞药,直至出现满意的 β 阻滞效应,即急性病人心率控制在 60~80 次 /mim 左右,收缩压降至 100~120mmHg。β 受体阻滞药禁忌证:①支气管哮喘;②心源性休克;③心脏传导阻滞(Ⅱ、Ⅲ度房室传导阻滞);④重度或急性心力衰竭;⑤窦性心动过缓。

(2)α 受体阻滞药:α 受体阻滞药乌拉地尔(Urapidil,又名亚宁定)具有独特的外周和中枢降压的双重降压机制,在外周有阻断突触后 α1 受体,从而扩张动静脉血管的作用,可降低外周循环阻力,在中枢则通过兴奋中枢 5- 羟色胺 -1A 受体,降低延髓心血管中枢的交感反馈调节,抑制交感张力而使血压下降,且在降低外周血管阻力时不引起反射性心率增加,故可广泛扩张动脉和静脉,对心脑肾等重要脏器血流无明显影响,有利于降压同时维持重要脏器的灌流,且不增加颅内压。乌拉地尔还可通过刺激组织细胞释放降钙素基因相关肽(CGRP),有效拮抗内皮素(ET)的生物效应,调节 CGRP/ET 的比例;以及通过降低血浆神经肽 Y 含量,降低外周阻力而使血压下降。由于这些特点乌拉地尔非常适合治疗主动脉夹层,尤其合并肾功能不全的主动脉夹层病人。乌拉地尔既可静脉推注,又可静脉滴注,或二者合用。可据血压准确调整剂量,不导致颅内压升高及反射性心动过速者血压异常下降。参考用法:注射液初始剂量为 12.5~25mg 加入生理盐水或 5%~10% 葡萄糖注射液 20ml 内,5~10 分钟静脉注射,观察血压变化,为维持疗效或平稳降压需要,可将注射液溶解在生理盐水或葡萄糖液中以 100~400μg/min 速度静脉滴注。病情稳定后可改为口服药物维持。

（3）硝普钠（Nitroprusside）：硝普钠是一种强力血管扩张剂,可强烈地扩张小动脉、小静脉,使周围的血管阻力减低,对于紧急降压十分有效。其作用特点是:起效快,持续时间短,对光敏感,易失效,降压的程度与剂量有相关性。剂量应个体化。参考用法:开始滴速 20μg/mim,根据血压的反应渐增剂量,直至血压正常或降至适当水平,最高可达 800μg/mim。如果单独使用硝普钠,会升高 dp/dt,这一作用可能潜在地促进夹层分离的扩展。因此,应同时使用足量的 β 受体阻滞药。治疗过程需在 ICU 中连续监测血压、心率、心电图,并用输液泵调节用药剂量。症状缓解后,再逐渐减量至停药。因有血压反跳的危险,硝普钠不能突然停用,应逐渐减量停药。未见中毒及其他副作用发生,且在无严重肾功能不全的情况下小剂量的使用 1 周左右应该是安全的。密切观察病人神志、尿量及疼痛情况。硝普钠的副作用有恶心、烦躁、嗜睡、低血压等,停药后会很快消失。长时间静滴（>48 小时）偶可发生硫氰酸盐中毒,表现为神志障碍、肌肉痉挛、反射亢进和抽搐等。最早的临床表现为代谢性酸中毒,如果血中硫氰酸盐含量大于 0.12g/L,应立即停药,否则将发生氰化物蓄积中毒。

第四节　急性上消化道大出血

一、概述

上消化道出血（upper gastrointestinal hemorrhage）是指 Treitz 韧带以上的消化道,包括食管、胃、十二指肠以及胰胆管病变引起的出血。胃 – 肠吻合术后的空肠病变出血也属于上消化道出血。上消化道大出血,一般指在数小时内失血量超出 1000ml 或循环血容量的 20%,主要表现为呕血和（或）黑便,往往伴有血容量减少引起的急性周围循环衰竭,严重者可以引起失血性休克危及生命。

二、病情评估

（一）病因

能够引起上消化道出血的疾病有很多,常见为消化性溃疡、急性糜烂出血性胃炎、食管胃底静脉曲张破裂和胃癌,少数病因为胆道出血、结缔组织病等。

（二）临床表现

1. 呕血与黑便　是上消化道出血的特征性表现。一般来说幽门以下出血易致黑便,而幽门以上出血易致呕血,但也有例外。有黑便可能无呕血,但有呕血的病人均有黑便。呕出的血液可呈暗红色血块甚至为鲜血，也可呈咖啡样或黑褐色，视出血病变部位、失血量与失血速度而定。粪便一般为黑色，但如突然大量出血、肠蠕动亢进，病人可排出暗红色液状粪便甚至鲜血便，应与下消化道出血区别。粪便的颜色要取决于血液在肠道内停留时间的长短。必须根据全面资料综合分析才能作出正确判断。

2. 失血性周围循环衰竭　失血性周围循环衰竭上消化道大量出血时，由于循环血容量急剧减少，静脉回心血量相应不足，导致心排血量降低，常发生急性周围循环衰竭，其程度取决于出血量及失血速度。病人可表现为头昏、心悸、出汗、恶心、口渴、黑矇或晕厥等。随出血量增多，病人出现脉搏细速、血压下降，收缩压在 80mmHg 以下，呈休克状，但在失血性休克早期血压可能正常，甚至一时偏高。但脉压较窄，如不及时抢救，血压会出现迅速下降，皮肤血管收缩和血液灌注不足而成灰白、湿冷，按压甲床后呈现苍白，且毛细血管充盈时间明显延长。病人感到疲乏无力，进一步可出现精神萎靡、烦躁不安，甚至反应迟钝、意识模糊。早期出现的急性周围循环衰竭的征象应与各种病因所致的休克鉴别。

3. 发热　大量出血后，多数病人在 24h 内出现低热，一般不超过 38.5℃，可持续 3~5 天。但需与其他因素引起的发热鉴别，如有无并发肺部感染等。

4. 评估出血量　粪便隐血试验阳性提示出血量 >5ml/d；出现黑便说明出血量 >50~70ml/d；胃内积血量 >250~300ml 可引起呕吐；当出血量 >500ml，且出血速度较快时，病人可出现头昏、乏力、心悸和血压降低等症状，随着出血量增加，症状更加明显，甚至出现休克。

5. 出血持续的评估　一次出血后黑便可持续几天，因此不能完全凭是否有黑便来判断出血是否停止，必须结合观察大便性状及检查血压、脉搏及血红蛋白等的变化来做出判断。如出现以下情况，则说明出血仍持续：

（1）反复呕血或持续黑便，特别是黑便次数增加，呈暗红色，伴肠鸣音亢进。

（2）经足量补充血容量后周围循环衰竭症状未见明显缓解，或虽好转又再恶化。

（3）中心静脉压不稳定或持续下降。

（4）红细胞、血红蛋白、血细胞比容持续下降。

三、护理措施

（一）体位与保持呼吸道通畅

大出血时病人取平卧位并将下肢略抬高，以保证脑部供血。呕吐时头偏向一侧，防止窒息或误吸，必要时用负压吸引器清除气道内的分泌物、血液或呕吐物,保持呼吸道通畅。给予吸氧。

(二)立即建立静脉通道

配合医生迅速、准确地实施输血、输液、各种止血治疗及用药等抢救措施,并观察治疗效果及不良反应。输液开始宜快,必要时测定中心静脉压作为调整输液量和速度的依据。避免因输液、输血过多、过快而引起急性肺水肿,尤其是对于老年病人和心肺功能不全病人。肝病病人忌用吗啡、巴比妥类药物,宜输新鲜血,因库存血含氨量高,易诱发肝性脑病。准备好急救用品、药物。

(三)三腔二囊管植入术

肝硬化门脉高压若出现食管、胃底静脉曲张破裂大出血,会严重威胁病人生命。尽管经食管镜静脉套扎术已广泛开展,然而大出血时由于视野不清,套扎相当困难,且预后较差,因此,放置三腔二囊管,利用柔软的气囊压力,直接压在出血的曲张静脉上,以达到止血的目的,是挽救病人生命的一项及时有效的治疗手段。

1. 适应证 肝硬化并食管下段、胃底静脉曲张破裂出血。

2. 禁忌证 病情危重或深昏迷不能配合的病人;咽喉、食管肿瘤病变或曾进行局部手术的病人;合并胸腹主动脉瘤的病人。

3. 操作准备

(1)病人准备

1)病人取仰卧位。向病人做好解释工作,稳定其情绪以取得充分合作。对躁动不安或不合作病人,可静脉注射异丙酚、咪达唑仑等镇静剂。注意在床边密切监测病人生命体征。

2)清除口鼻腔内的结痂及分泌物。

(2)器械准备

1)三腔二囊管:选择完整无破损的三腔二囊管,头端有注水 – 吸引孔,找到管壁上 45cm、60cm、65cm 三处标记及三腔通道的相应外口。

2)止血钳:3 个止血钳,分别夹闭三腔管管口。

3)50ml 注射器 2 个,分干、湿使用。

4)治疗碗:2 个治疗碗,分别盛放石蜡油和水。

5)其他:镊子、手套、测压计、听诊器、无菌碗、液体石蜡、重 0.5kg 的沙袋、血压计、绷带及宽胶布等。

4. 操作方法

(1)仔细检查三腔二囊管气囊有无松脱、漏气,充气后膨胀是否均匀,通向食管囊、胃囊和胃腔的管道是否通畅。

(2)在体外先向两气囊内注气,观察并记录胃囊的压力分别在 40~60mmHg 之间和食管囊的压力在 20~40mmHg 之间时的注气量。抽尽胃囊和食管囊内的气体,用止血钳分别夹闭两囊管口。

（3）将三腔二囊管前端及气囊表面涂适量液体石蜡油。

（4）铺放治疗巾,嘱病人头部稍侧向操作者。润滑鼻孔,缓缓插入三腔二囊管,当管路插入12至15cm时检查口腔以防止三腔二囊管在口腔内盘曲,同时嘱病人深呼吸并做吞咽动作,在病人吞咽时,随吞咽动作将管路送入。

（5）当三腔二囊管送入65cm标识处时,检查是否到达胃腔。检查方法如下:置胃管口于水中,若有气泡随呼吸不断溢出,则说明三腔二囊管可能误入气道,需立即拔出;由胃管腔抽出胃内容物,证明三腔二囊管已入胃;快速注入气体50ml,同时用听诊器听诊是否存在气过水声,若有则证明三腔二囊管已入胃腔。检查三腔二囊管已进入胃内后,首先抽尽胃液,予3000ml以内的冰生理盐水反复灌洗,直至抽出液转清,为避免灌洗过程中发生再次呕血致管道脱出,可暂时简单冲洗,固定后再行反复灌洗。

（6）用注射器先向胃气囊腔内注入空气250~300ml(囊内压力为40~60mmHg)、使胃气囊充气后用止血钳将此管腔夹闭,然后将三腔二囊管向外牵拉,当感觉到有中等程度弹性阻力时,表示胃气囊已压于胃底部。此时再以0.5kg重的沙袋通过滑车持续牵引三腔二囊管,以达到充分压迫的目的。

（7）胃气囊充气后观察5min,病人若仍有活动性出血征象,则向食管囊内注入空气100~200ml(囊内压力20~40mmHg),然后用止血钳夹闭此管腔,以直接压迫食管下段曲张的静脉。若在胃气囊注气后,病人暂未出现继续出血的征象,则可暂不向食管囊注气。

（8）将三腔二囊管固定牢固后,可定时自胃管内抽吸胃内容物,以观察是否继续出血,并可通过胃管进行胃肠减压等相关治疗。

（9）观察病人的出血情况,当出血停止超过24h后,取下牵引沙袋,并将食管囊和胃囊放气,三腔二囊管继续留管于胃内观察24h,若未再出现出血现象,可嘱病人口服液体石蜡油15~20ml以润滑食管壁数分钟,先抽尽食管囊和胃囊内的气体并用止血钳封闭管口,然后缓慢旋转拔出三腔二囊管。

5. 注意事项

（1）置管后病人应侧卧或头偏向一侧,便于排出分泌物,防止误吸引起窒息或吸入性肺炎。

（2）注气与推注液体的注射器应分开使用并做好标识,避免将液体或药物、食物注入气囊内,以免导致拔管困难。

（3）注气时应先注胃气囊,后注食管囊;放气时应先放食管囊,后放胃气囊。

（4）使用三腔二囊管时,禁止进口进食。

（5）使用三腔二囊管的过程中,应注意观察病人有无心悸、胸闷、呼吸困难、窒息等表现,若出现这些表现,可能是食管囊压力过大,或三腔二囊管发生位移压迫到心脏、气管或喉部所致,此时应立即将食管囊减压,或直接将食管囊和胃囊放气,调整所需位置后重新注气、测压、固定,并监测血氧饱和度。

（6）三腔二囊管留置时间不宜超过 3~5 天,否则可导致食管、胃底黏膜因压迫过久而发生溃疡、坏死。三腔二囊管留置过程中,应每 2~3h 检查气囊内压力一次,若出现压力不足应及时增压注气。

（7）三腔二囊管留置过程中,应每 8~12h 将食管囊放气并放松牵引,同时将三腔二囊管再稍向胃内深入一点,使胃气囊与胃底黏膜分离,同时协助病人口服 15~20ml 液体石蜡油,以防止胃底黏膜与气囊粘连而坏死。放松 30min 后再将气囊充气加压。

（8）三腔二囊管留置过程中,若发生气囊滑脱造成气道堵塞,应立即放气并拔出导管。

（四）病情监测

1. 监测指标

（1）生命体征:进行心电监护,注意有无心率加快、心律失常、脉搏细弱、血压降低、脉压变小、呼吸困难、体温不升或发热。

（2）精神和意识状态:有无精神疲倦、烦躁不安、嗜睡、表情淡漠、意识模糊甚至昏迷。

（3）观察皮肤和甲床色泽,肢体温暖或是湿冷,周围静脉特别是颈静脉充盈情况。

（4）准确记录出入量,疑有休克时留置导尿管,记录每小时尿量,应保持尿量 >30ml/h。

（5）观察呕吐物和粪便的性质、颜色及量。

（6）定期复查红细胞计数、血细胞比容、血红蛋白、网织红细胞计数、血尿素氮、大便隐血,以了解贫血的程度、出血是否停止。

（7）监测血清电解质和血气分析的变化:急性大出血时,经由呕吐、鼻胃管抽吸和腹泻,可丢失大量水分和电解质,应注意维持水电解质、酸碱平衡。

2. 周围循环状况的观察 周围循环衰竭的临床表现对估计出血量有重要价值,关键是动态观察病人的心率、血压。可采用改变体位测量心率、血压并观察症状和体征来估计出血量:先测平卧时的心率与血压,然后测由平卧位改为半卧位时的心率与血压,如改为半卧位即出现心率增快 10 次／分以上、血压下降幅度 >15~20mmHg、头晕、出汗甚至晕厥,则表示出血量大,血容量已明显不足。如病人烦躁不安、面色苍白、皮肤湿冷、四肢厥冷,说明循环血液灌注不足;而皮肤逐渐转暖、出汗停止则提示血液灌注好转。

3. 病人原发病的病情观察 例如肝硬化并发上消化道大量出血的病人,应注意观察有无并发感染、黄疸加重、肝性脑病等。

（五）休息与活动

精神上的安静和减少身体活动有利于出血停止。大量出血病人应绝对卧床休息,协助病人取舒适体位并定时变换体位,注意保暖,治疗和护理工作应有计划集中进行,以保证病人的休息和睡眠。病情稳定后,逐渐增加活动量。

（六）安全的护理

病人常因有便意而至厕所,在排便时或便后起立时晕厥。指导病人坐起、站起时动作缓慢,出现头晕、心慌、出汗时立即卧床休息并告知护士,必要时暂时改为在床上排泄。重症病人应多巡视,用床栏加以保护。

（七）生活护理

限制活动期间,协助病人完成个人日常生活活动,例如进食、口腔皮肤清洁、排泄。卧床者特别是老年人和重症病人注意预防压疮。呕吐后及时漱口。排便次数多者注意肛周皮肤清洁和保护。

（八）健康指导

1. 针对病人的原发病给予相应的健康指导,应帮助病人和家属掌握自我护理的有关知识,减少再度出血的危险。

2. 一般知识指导

（1）注意饮食卫生和饮食的规律,进营养丰富、易消化的食物。避免过饥或暴饮暴食,避免粗糙、刺激性食物,或过冷、过热、产气多的食物、饮料。

（2）戒烟戒酒。

（3）生活起居有规律,劳逸结合,保持乐观情绪,保证身心休息,避免长期精神紧张和过度劳累。

（4）在医生指导下用药,以免用药不当。

3. 识别出血并及时就诊　病人及家属应学会早期识别出血征象及应急措施,出现头晕、心悸等不适,或呕血、黑便时,应立即卧床休息,保持安静,减少身体活动,呕吐时取侧卧位以免误吸,立即送医院治疗。慢性病者定期门诊随访。

第五节　急性心力衰竭

急性心力衰竭是指急性发作或加重的左心功能异常所致的心肌收缩力明显降低、心脏负荷突然加重,造成急性心排血量骤降、肺循环压力突然升高、周围循环阻力增加,从而引起肺循环充血而出现急性肺淤血、肺水肿,以及伴组织器官灌注不足的心源性休克的一种临床综合征。心衰症状和体征迅速发生或恶化,临床上以急性左心衰最为常见,急性右心衰较少见。

急性心衰已成为年龄 >65 岁病人住院的主要原因,又称急性心衰综合征,其中约 15%~20% 为新发心衰,大部分则为原有慢性心衰的急性加重,即急性失代偿性心衰。急性心衰预后很差,住院病死率为 3%,6 个月的再住院率约 50%,5 年病死率高达 60%。

一、病因和诱因

1. 急性心衰的常见病因　①慢性心衰急性加重;②急性心肌梗死和(或)损伤,如广泛 AMI、重症心肌炎;③急性血流动力学障碍。

2. 急性心衰的诱发因素　①可能导致心衰迅速恶化的诱因:快速心律失常,或严重心动过缓,如各种类型的房室传导阻滞;急性冠状动脉综合征及其机械并发症,如室间隔穿孔、二尖瓣腱索断裂、右心室梗死等;急性肺栓塞;高血压危象;心脏压塞;主动脉夹层;手术的围术期;感染;围生期心肌病。②可能导致慢性心衰急性失代偿的诱因:感染,包括感染性心内膜炎;慢性阻塞性肺疾病(COPD)或支气管哮喘急性加重;贫血;肾功能不全(心肾综合征);药物治疗和生活管理缺乏依从性;医源性因素如应用了非甾体类抗炎药、皮质激素、抗肿瘤治疗(化疗或放疗),以及药物相互作用等;心律失常;未控制的高血压;甲状腺功能亢进或减退;酒精或药物滥用。

二、病情评估

(一)临床表现

急性心衰发作迅速,可以在几分钟到几小时(如 AMI 引起的急性心衰),或数天至数周内恶化。病人的症状也可有所不同,从呼吸困难、外周水肿加重到威胁生命的肺水肿或心源性休克,均可出现。主要为急性肺水肿和心排血量降低引起的临床表现。

1. 早期表现　原来心功能正常的病人出现原因不明的疲乏或运动耐力明显减低,以及心率增加 15~20 次/分,可能是左心功能降低的最早期征兆。继续发展可出现劳力性呼吸困难、夜间阵发性呼吸困难、不能平卧等;检查可发现左心室增大、舒张早期或中期奔马律、P_2 亢进、两肺尤其肺底部有湿性啰音,还可有干啰音和哮鸣音,提示已有左心功能障碍。

2. 急性肺水肿　起病急骤,病情可迅速发展至危重状态。常表现为突发严重呼吸困难、端坐呼吸、喘息不止、烦躁不安,并有恐惧感,呼吸频率可达 30~50 次/分;频繁咳嗽并咯出大量粉红色泡沫样血痰;听诊心率快,心尖部常可闻及奔马律;两肺满布湿啰音和哮鸣音。

3. 心源性休克　主要表现为:①持续性低血压:收缩压降至 90mmHg 以下,且持续 30min 以上,需要循环支持;②血流动力学障碍:肺毛细血管楔压(PCWP)=18mmHg,心脏指数 =2.2L/(min·m²)(有循环支持时)或 1.8L/(min·m²)

（无循环支持时）；③组织低灌注状态：可有皮肤湿冷、苍白和紫绀；尿量显著减少（<30ml/h），甚至无尿；意识障碍；代谢性酸中毒。

（二）临床评估及监测

1. 评估时应尽快明确 ①容量状态；②循环灌注是否不足；③是否存在急性心衰的诱因和（或）合并症。

2. 急性左心衰竭严重程度分级：主要有 Killip 法（表 4-4）、Forrester 法（表 4-5）和临床程度床边分级（表 4-6）3 种。Killip 法主要用于 AMI 病人，根据临床和血流动力学状态分级；Forrester 法适用于监护病房，及有血流动力学监测条件的病房、手术室；临床程度床边分级根据 Forrester 法修改而来，主要根据末梢循环的观察和肺部听诊，无需特殊的监测条件，适用于一般的门诊和住院病人。以 Forrester 法和临床程度床边分级为例，自 I 级至IV级的急性期病死率分别为 2.2%、10.1%、22.4% 和 55.5%。

表 4-4 AMI 的 Killip 法分级

分级	症状和体征
I 级	无心衰，无肺部啰音，无 S3
II 级	有心衰，两肺中下部有湿啰音，占肺野下 1/2，可闻及 S3
III 级	严重心衰，有肺水肿，细湿啰音遍布两肺（超过肺野下 1/2）
IV 级	心源性休克

表 4-5 急性心衰的 Forrester 法分级

分级	PCWP （mmHg）	心脏指数 [L/（min·m²）]	组织灌注状态
I 级	≤18	>2.2	无肺淤血，无组织灌注不良
II 级	>18	>2.2	有肺淤血，无组织灌注不良
III 级	≤18	≤2.2	无肺淤血，有组织灌注不良
IV 级	>18	≤2.2	有肺淤血，有组织灌注不良

注：1mmHg=0.133kPa，PCWP：肺毛细血管楔压

表 4-6 急性心衰的临床程度床边分级

分级	皮肤	肺部啰音
I 级	温暖	无
II 级	温暖	有
III 级	寒冷	无或有
IV 级	寒冷	有

3. 无创性监测　每位病人均需应用床边监护仪,持续测量心率、呼吸频率、血压、血氧饱和度等,同时监测体温、动脉血气、心电图等。

4. 血流动力学监测

(1)适应证:适用于血流动力学状态不稳定、病情严重且治疗效果不理想的病人,如伴肺水肿(或)心源性休克病人。

(2)主要方法

1)右心导管:适用于:①病人存在呼吸窘迫或灌注异常,但临床上不能判断心内充盈压力情况;②急性心衰病人在标准治疗的情况下仍持续有症状伴有以下情况之一者:容量状态、灌注或肺血管阻力情况不明,收缩压持续低下,肾功能进行性恶化,需静脉血管活性药物维持,考虑机械辅助循环或心脏移植;

2)外周动脉插管:可持续监测动脉血压,还可抽取动脉血样标本检查;

3)肺动脉插管:不推荐常规应用。

(3)注意事项:①在二尖瓣狭窄、主动脉瓣反流、肺动脉闭塞病变,以及左心室顺应性不良等情况下,肺毛细血管楔压往往不能准确反映左心室舒张末压。对于伴严重三尖瓣反流的病人,使用热稀释法测定心输出量不可靠;②避免插入导管的各种并发症,如感染等。

5. 生物学标志物检测

(1)利钠肽:①有助于急性心衰诊断和鉴别诊断:BNP<100ng/L、NT-proBNP<300ng/L 为排除急性心衰的临界点。应注意测定值与年龄、性别和体重等有关,老龄、女性、肾功能不全者升高,肥胖者降低。诊断急性心衰时 NT-proBNP 水平应根据年龄和肾功能分层:50 岁以下的成人血浆 NT-proBNP 浓度应 >450ng/L,50 岁以上血浆浓度应 >900ng/L,75 岁以上应 >1800ng/L,肾功能不全(肾小球滤过率 <60ml/min)时应 >1200ng/L。②有助于评估严重程度和预后:NT-proBNP>5000ng/L 提示心衰病人短期死亡风险较高;>1000ng/L 提示长期死亡风险较高。③灰区值:定义为介于"排除"和按年龄调整的"纳入"值之间,评估其临床意义需综合考虑临床状况,排除其他原因,因为急性冠状动脉综合征、慢性肺部疾病、肺动脉高压、高血压、房颤等均会引起测定值升高。

(2)心肌坏死标志物:测定 cTnT 或 cTnI 旨在评价是否存在心肌损伤、坏死及其严重程度,其特异性和敏感性均较高,AMI 时可升高 3~5 倍以上。重症有症状心衰往往存在心肌细胞坏死、肌原纤维崩解,血清中 cTn 水平可持续升高,为急性心衰的危险分层提供信息,有助于评估其严重程度和预后。

(3)其他生物学标志物:近几年一些新的标志物也显示了在心衰危险分层和预后评价中的作用,其中中段心房利钠肽前体(MR-proANP,临界值为

120pmol/L）在一些研究中被证实,当其应用于诊断急性心衰时,效果不劣于BNP 或 NT-proBNP。反映心肌纤维化的可溶性 ST2 及半乳糖凝集素 -3 等指标在急性心衰的危险分层中可能提供额外信息,此外,反映肾功能损害的指标也可增加额外预测价值。

三、救治与护理

（一）救治原则

1. 临床评估 对病人应根据上述检查方法以及病情变化作出临床评估,包括:基础心血管疾病;急性心衰发生的诱因;病情的严重程度和分级,并估计预后;治疗的效果。评估应多次和动态进行,以调整治疗方案,且应强调个体化治疗。

2. 治疗目标 改善急性心衰症状,稳定血流动力学状态,维护重要脏器功能,避免急性心衰复发,改善远期预后。

3. 急性心衰处理流程（图 4-2）

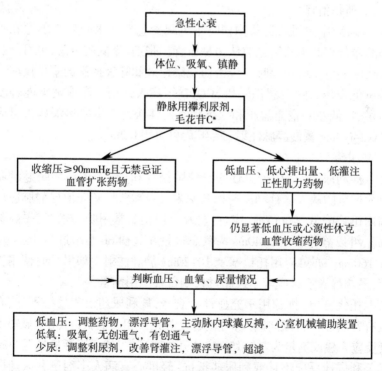

图 4-2 急性心衰处理流程

（二）一般处理

1. 体位 静息时明显呼吸困难者应半卧位或端坐位,双腿下垂以减少回心血量,降低心脏前负荷。

2. **吸氧** 适用于低氧血症和呼吸困难明显,尤其指端血氧饱和度 <90% 的病人。无低氧血症的病人不应常规应用,这可能导致血管收缩和心输出量下降。如需吸氧,应尽早采用,使病人 $SaO_2 \geqslant 95\%$(伴 COPD 者 $SaO_2 > 90\%$)。可采用不同方式:①鼻导管吸氧:低氧流量(1~2L/min)开始,根据动脉血气分析结果调整氧流量;②面罩吸氧:适用于伴呼吸性碱中毒病人。必要时还可采用无创性或气管插管呼吸机辅助通气治疗。

3. **出入量管理** 肺淤血、体循环淤血及水肿明显者应严格限制饮水量和静脉输液速度。无明显低血容量因素(大出血、严重脱水、大汗淋漓等)者,每天摄入液体量一般宜在 1500ml 以内,不要超过 2000ml。保持每天出入量负平衡约 500ml,严重肺水肿者水负平衡为 1000~2000ml/d,甚至可达 3000~5000ml/d,以减少水钠潴留,缓解症状。3~5d 后,如肺淤血、水肿明显消退,应减少水负平衡量,逐渐过渡到出入量大体平衡。在负平衡下应注意防止发生低血容量、低血钾和低血钠等。同时限制钠摄入 <2g/d。

(三)药物治疗

1. **基础治疗** 阿片类药物如吗啡可减少急性肺水肿病人焦虑和呼吸困难引起的痛苦。此类药物也被认为是血管扩张剂,降低前负荷,也可减少交感兴奋。临床上主要应用吗啡。应密切观察疗效和呼吸抑制的不良反应。伴明显和持续低血压、休克、意识障碍、COPD 等病人禁用。洋地黄类能轻度增加心输出量、降低左心室充盈压和改善症状。伴快速心室率房颤病人可应用毛花苷 C 0.2~0.4mg 缓慢静脉注射,2~4h 后可再用 0.2mg。

2. **利尿药**

(1)袢利尿药:适用于急性心衰伴肺循环和(或)体循环明显淤血以及容量负荷过重的病人。袢利尿药如呋塞米、托拉塞米、布美他尼静脉应用可在短时间内迅速降低容量负荷,应首选,及早应用。常用呋塞米,宜先静脉注射 20~40mg,继以静脉滴注 5~40mg/h,其总剂量在起初 6h 不超过 80mg,起初 24h 不超过 160mg。亦可应用托拉塞米 10~20mg 静脉注射。如果平时使用袢利尿药治疗,最初静脉剂量应等于或超过长期每日所用剂量。

(2)托伐普坦:推荐用于充血性心衰、常规利尿药治疗效果不佳、有低钠血症或有肾功能损害倾向病人,可显著改善充血相关症状,且无明显短期和长期不良反应。建议剂量为 7.5~15.0mg/d 开始,疗效欠佳者逐渐加量至 30mg/d。

(3)利尿药反应不佳或利尿药抵抗:轻度心衰病人小剂量利尿药即反应良好,随着心衰的进展,利尿药反应逐渐不佳。心衰进展和恶化时常需加大利尿药剂量,最终大剂量也无反应,即出现利尿药抵抗。此时,可尝试以下方法:①增加利尿药剂量:可在严密监测肾功能和电解质的情况下根据临床情况增加剂量,应用过程中应监测尿量,并根据尿量和症状的改善状况调整剂量;②静脉推注联合持续静脉滴注:静脉持续和多次应用可避免由利尿药浓度下降引起的钠水重吸收;③2种及以上利尿药联合使用:临床研究表明低剂量联合应用,其疗效优于单一利尿药的大剂量,且不良反应更少。联合应用利尿药仅适合短期应用,并需更严密监测,以避免低钾血症、肾功能不全和低血容量。也可加用托伐普坦;④应用增加肾血流的药物,如小剂量多巴胺或奈西立肽,改善利尿效果和肾功能、提高肾灌注,但益处不明确;⑤纠正低氧,酸中毒,低钠、低钾等,尤其注意纠正低血容量。

3. 血管扩张药物

（1）应用指征:此类药可用于急性心衰早期阶段。收缩压水平是评估此类药是否适宜的重要指标。收缩压 >110mmHg 的病人通常可安全使用;收缩压在 90~110mmHg,应谨慎使用;收缩压 <90mmHg,禁忌使用,因其可能增加急性心衰病人的病死率。此外,HF-PEF 病人因对容量更加敏感,使用血管扩张剂应小心。

（2）主要作用机制:可降低左、右心室充盈压和全身血管阻力,也降低收缩压,从而减轻心脏负荷,但没有证据表明血管扩张剂可改善预后。

（3）药物种类和用法:主要有硝酸酯类、硝普钠及奈西立肽（重组人 BNP）等,不推荐应用 CCB。血管扩张剂应用过程中要密切监测血压,根据血压调整合适的维持剂量。

①硝酸酯类药物:在不减少每搏输出量和不增加心肌耗氧下能减轻肺淤血,特别适用于急性冠状动脉综合征伴心衰的病人。硝酸甘油静脉滴注起始剂量 5~10μg/min,每 5~10min 递增 5~10μg/min,最大剂量为 200μg/min;亦可每 10~15min 喷雾 1 次（400μg）,或舌下含服 0.3~0.6mg/ 次。硝酸异山梨酯静脉滴注剂量 5~10mg/h。硝酸甘油及其他硝酸酯类药物长期应用均可能产生耐药性。

②硝普钠:适用于严重心衰、原有后负荷增加以及伴肺淤血或肺水肿病人。临床应用宜从小剂量 $0.3μg \cdot kg^{-1} \cdot min^{-1}$ 开始,可酌情逐渐增加剂量至 $5μg \cdot kg^{-1} \cdot min^{-1}$,静脉滴注,通常疗程不要超过 72h。由于具强效降压作用,应用过程中要密切监测血压,根据血压调整合适的维持剂量。停药应逐渐减量,并加用口服血管扩张剂,以避免反跳现象。

③奈西立肽（重组人 BNP）:其主要药理作用是扩张静脉和动脉（包括冠状动脉）,从而降低前、后负荷,故将其归类为血管扩张剂。实际上该药并非单纯的血管扩张剂,而是一种兼具多重作用的药物,有一定的促进钠排泄和利尿作用、还可抑制 RAAS 和交感神经系统。VMAC、PROACTION 以及国内的一项 Ⅱ 期临床研究表明,该药的应用可以带来临床和血流动力学的改善,推荐用

于急性失代偿性心衰。ASCEND-HF 研究表明,该药在急性心衰病人中应用安全,但不改善预后。应用方法:先给予负荷剂量 1.5~2μg/kg 静脉缓慢推注,继以 $0.01μg \cdot kg^{-1} \cdot min^{-1}$ 静脉滴注;也可不用负荷剂量而直接静脉滴注。疗程一般 3d。

④ACEI:该药在急性心衰中的应用仍有诸多争议。急性期、病情尚未稳定的病人不宜应用。AMI 后的急性心衰可试用,但起始剂量宜小。在急性期病情稳定 48h 后逐渐加量,不能耐受 ACEI 者可应用 ARB。

(4)注意事项:下列情况下禁用血管扩张药物:①收缩压 <90mmHg,或持续低血压伴症状,尤其有肾功能不全的病人,以避免重要脏器灌注减少;②严重阻塞性心瓣膜疾病,如主动脉瓣狭窄或肥厚型梗阻性心肌病,有可能出现显著低血压;③二尖瓣狭窄病人不宜应用,有可能造成心输出量明显降低。

4. 正性肌力药物

(1)应用指征和作用机制:适用于低心排血量综合征,如伴症状性低血压(≤85mmHg)或心排血量降低伴循环淤血病人,可缓解组织低灌注所致的症状,保证重要脏器血液供应。

(2)药物种类和用法:①多巴胺:小剂量($<3μg \cdot kg^{-1} \cdot min^{-1}$)应用有选择性扩张肾动脉、促进利尿的作用;大剂量($>5μg \cdot kg^{-1} \cdot min^{-1}$)应用有正性肌力和血管收缩作用。个体差异较大,一般从小剂量起始,逐渐增加剂量,短期应用。可引起低氧血症,应监测 SaO_2,必要时给氧;②多巴酚丁胺:短期应用可增加心输出量,改善外周灌注,缓解症状。对于重症心衰病人,连续静脉应用会增加死亡风险。用法:$2~20μg \cdot kg^{-1} \cdot min^{-1}$ 静脉滴注。使用时监测血压,常见不良反应有心律失常、心动过速,偶尔可因加重心肌缺血而出现胸痛。正在应用 β 受体阻滞药的病人不推荐应用多巴酚丁胺和多巴胺;③磷酸二酯酶抑制剂:主要应用米力农,首剂 25~75μg/kg 静脉注射(>10min),继以 $0.375~0.750μg \cdot kg^{-1} \cdot min^{-1}$ 静脉滴注。常见不良反应有低血压和心律失常。OPTIME-CHF 研究表明米力农可能增加不良反应事件和病死率;④左西孟旦:一种钙增敏剂,通过结合于心肌细胞上的 TnC 促进心肌收缩,还通过介导 ATP 敏感的钾通道而发挥血管舒张作用和轻度抑制磷酸二酯酶的效应。其正性肌力作用独立于 β 肾上腺素能刺激,可用于正接受 β 受体阻滞药治疗的病人。该药在缓解临床症状、改善预后等方面不劣于多巴酚丁胺,且使病人的 BNP 水平明显下降。冠心病病人应用不增加病死率。用法:首剂 12μg/kg 静脉注射(>10min),继以 $0.1μg \cdot kg^{-1} \cdot min^{-1}$ 静脉滴注,可酌情减半或加倍。对于收缩压 <100mmHg 的病人,不需负荷剂量,可直接用维持剂量,防止发生低血压。应用时需监测血压和心电图,避免血压过低和心律失常的发生。

(3)注意事项:急性心衰病人应用此类药需全面权衡:①是否用药不能

仅依赖 1、2 次血压测量值,必须综合评价临床状况,如是否伴组织低灌注的表现;②血压降低伴低心输出量或低灌注时应尽早使用,而当器官灌注恢复和(或)循环淤血减轻时则应尽快停用;③药物的剂量和静脉滴注速度应根据病人的临床反应作调整,强调个体化治疗;④此类药可即刻改善急性心衰病人的血流动力学和临床状态,但也可能促进和诱发一些不良的病理生理反应,甚至导致心肌损伤和靶器官损害,必须警惕;⑤用药期间应持续心电、血压监测,因正性肌力药物可能导致心律失常、心肌缺血等情况;⑥血压正常又无器官和组织灌注不足的急性心衰病人不宜使用。

5. 血管收缩药物 对外周动脉有显著缩血管作用的药物,如去甲肾上腺素、肾上腺素等,多用于尽管应用了正性肌力药物仍出现心源性休克,或合并显著低血压状态时。这些药物可以使血液重新分配至重要脏器,收缩外周血管并提高血压,但以增加左心室后负荷为代价。这些药物具有正性肌力活性,也有类似于正性肌力药的不良反应。

6. 抗凝治疗 抗凝治疗(如低分子肝素)建议用于深静脉血栓和肺栓塞发生风险较高,且无抗凝治疗禁忌证的病人。

7. 改善预后的药物 HF-REF 病人出现失代偿和心衰恶化,如无血流动力学不稳定或禁忌证,可继续原有的优化药物治疗方案。

(四)非药物治疗

1. 主动脉内球囊反搏(IABP) 可有效改善心肌灌注,降低心肌耗氧量和增加心输出量。适应证:①AMI 或严重心肌缺血并发心源性休克,且不能由药物纠正;②伴血流动力学障碍的严重冠心病(如 AMI 伴机械并发症);③心肌缺血或急性重症心肌炎伴顽固性肺水肿;④作为左心室辅助装置(LVAD)或心脏移植前的过渡治疗。对其他原因的心源性休克是否有益尚无证据。

2. 机械通气 指征为心跳呼吸骤停而进行心肺复苏及合并 I 型或 II 型呼吸衰竭。有下列 2 种方式:①无创呼吸机辅助通气:分为持续气道正压通气和双相间歇气道正压通气 2 种模式。推荐用于经常规吸氧和药物治疗仍不能纠正的肺水肿合并呼吸衰竭,呼吸频率 >20 次 / 分,能配合呼吸机通气的病人,但不建议用于收缩压 <85mmHg 的病人。近期一项研究表明,无论哪种模式,都不能降低病人的死亡风险或气管内插管的概率;②气道插管和人工机械通气:应用指征为心肺复苏时、严重呼吸衰竭经常规治疗不能改善者,尤其是出现明显的呼吸性和代谢性酸中毒并影响到意识状态的病人。

3. 血液净化治疗 适应证:①出现下列情况之一时可考虑采用超滤治疗:高容量负荷如肺水肿或严重的外周组织水肿,且对利尿药抵抗;低钠血症(血钠 <110mmol/L)且有相应的临床症状如神志障碍、肌张力减退、腱反射减弱或消失、呕吐以及肺水肿等;②肾功能进行性减退,血肌酐 >500μmol/L 或符合急性血液透析指征的其他情况可行血液透析治疗。超滤对急性心衰有益，但并非常规手段。

4. 心室机械辅助装置　急性心衰经常规药物治疗无明显改善时，有条件的可应用该技术。此类装置有体外模式人工肺氧合器（ECMO）、心室辅助泵（如可植入式电动左心辅助泵、全人工心脏）。根据急性心衰的不同类型，可选择应用心室辅助装置，在积极纠治基础心脏疾病的前提下，短期辅助心脏功能，也可作为心脏移植或心肺移植的过渡。ECMO可以部分或全部代替心肺功能。临床研究表明，短期循环呼吸支持（如应用ECMO）可明显改善预后。

（五）护理要点

1. 病情稳定后监测　入院后至少第1个24小时要连续监测心率、心律、血压和SaO_2，之后也要经常监测。至少每天评估心衰相关症状（如呼吸困难），治疗的不良反应，以及评估容量超负荷相关症状。

2. 体位　协助清醒病人取坐位。

3. 镇静　遵医嘱予以镇静剂镇静，消除病人不安、恐惧、焦虑心理。

4. 吸氧　急性肺水肿病人氧气瓶中加入50%酒精。

5. 药物护理　使用利尿药病人，详细记录病人24小时出入水量，注意电解质平衡；使用血管活性药物病人，密切监测病人血压变化。硝普钠使用时做好避光，现配现用。

第六节　重症哮喘

如在前一年需要使用高剂量吸入糖皮质激素（ICS）加一种二线药物，如长效 $β_2$- 受体激动药（LABA）支气管扩张剂或在前一年≥50%的时间需要口服糖皮质激素控制病情（或尽管接受上述治疗，哮喘仍未得到控制）时，则可定义为重度哮喘。未控制哮喘须至少符合以下一条：①症状控制差：哮喘控制问卷（ACQ）评分持续>1.5，哮喘控制测试（ACT）评分<20（或GINA指南定义为"非良好控制"）；②频繁重度发作：在过去1年中2次或以上全身激素治疗（每次超过3天）；③严重发作：在过去1年中至少1次住院、入住重症监护室（ICU）或接受机械通气；④气流受限：适当停用支气管扩张剂后，一秒钟用力呼气容积（FEV_1）<80%预计值［同时 FEV_1 与用力肺活量（FVC）比值（FEV_1/FVC）降至 < 正常值下限］。得到控制的哮喘在上述大剂量ICS或全身激素（或联合生物制剂）减量时恶化。

根据临床特点，重症哮喘可分为两种基本类型：

1. 缓发持续型（致死哮喘Ⅰ型）　此型多见于女性，约占致死性哮喘的80%~85%。病人症状控制不理想，常反复发作，或长时间处于哮喘持续状态不能缓解,常规治疗效果不佳,病情进行性加重,在几天甚至几周内恶化,以迟发性炎症反应为主,病理改变为气道上皮剥脱,黏膜水肿、肥厚,黏膜下嗜酸性粒细胞浸润,黏液栓堵塞。

2. 突发急进型(致死哮喘Ⅱ型) 此型较少见,主要发生在青壮年,尤其是男性病人。病情突然发作或加重,若治疗不及时,可于短时间内(几小时甚至几分钟内)迅速死亡,故也称之为急性窒息性哮喘。以速发性炎症反应为主,主要表现为严重气道痉挛,病理变化气道黏膜下以中性粒细胞浸润为主,而气道内无黏液栓。若治疗及时,病情可迅速缓解(表4-7)。

表4-7 致死性哮喘的两种类型

类型	Ⅰ型	Ⅱ型
病程	缓慢进展(几天内,缓发持续型)	急性恶化(几小时内,突发急进型)
发生率	80%~85%	15%~20%
气道痰栓	广泛的黏液栓	无
炎症细胞	嗜酸性粒细胞	中性粒细胞
治疗反应	慢	快
预防	可	未知

一、病因和诱因

(一)遗传因素

哮喘是一种多基因遗传相关疾病,重症哮喘也不会例外,但这方面的研究较少。有研究显示某些受体如 IL-4 和 IL-4 受体相关基因突变与肺功能的丧失有关,有些与死亡相关。有趣的是,2 种非 Th2 细胞因子转录生长因子 β-1 和单核细胞趋化蛋白 -1 也与哮喘的严重性有关,受体的突变($β_2$ 肾上腺素能和糖皮质激素受体)是否减低了对治疗的反应和治疗效果还不清楚。

(二)哮喘触发因素持续存在

引起哮喘发作的吸入性过敏原或其他致敏因子持续存在,致使机体持续发生抗原抗体反应,导致支气管平滑肌持续痉挛和气道黏膜的变态反应性炎症及水肿,致使气道阻塞不能缓解。

(三)激素使用不当

哮喘的严重程度也与病人对药物的依赖有关,部分哮喘病人往往长期使用糖皮质激素治疗,当激素突然不适当的减量或停用,会造成病人体内激素水平突然降低,极易导致哮喘恶化,且对支气管扩张剂的反应不良。

（四）处理不当

镇静剂使用过量，β_2 受体激动药使用过量以及错误地使用 β 受体阻滞药等均可导致病情恶化。对病人的病情估计不足，处理不力或不及时，可使轻中度哮喘发展为重症哮喘。

（五）呼吸道感染

呼吸道感染是导致哮喘急性发作的主要原因。病毒感染特别是呼吸道合胞病毒是诱导儿童哮喘急性发作的主要致病原因，而支原体和衣原体则在成人哮喘急性发作中发挥重要作用。

（六）精神因素

国内外很多研究均证实精神心理因素可促成哮喘，如精神过度紧张、不安、焦虑和恐惧等因素均可导致哮喘的发作和恶化。精神因素可能通过某些神经肽的分泌等途径加重哮喘。

（七）酸中毒

哮喘急性发作时二氧化碳潴留和严重缺氧所致的呼吸性及代谢性酸中毒可加重支气管痉挛，且由于 pH 过低导致病人支气管平滑肌对支气管扩张剂的反应性降低，致使病人喘息等症状不能控制。

二、病情评估

哮喘病人的病情评价应分为两个部分：

（一）非急性发作期病情的总评价

许多哮喘病人即使没有急性发作，但在相当长的时间内总是不同频率和（或）不同程度地出现症状（喘息、咳嗽、胸闷），因此需要依据就诊前临床表现、肺功能以及为控制其症状所需用药对其病情进行总的评价（表4–8）。

表 4–8　非急性发作期哮喘病情的评价

病情	临床特点	控制症状所需药物
间歇	间歇出现症状，< 每周 1 次，短期发作（数小时至数天），夜间哮喘症状≤每月 2 次，发作间期无症状，肺功能正常，PEF 或 FEV_1 ≥80% 预计值，PEF 变异率 <20%	按需间歇使用快速缓解药：如吸入短效 β_2 肾上腺素受体激动药治疗，用药强度取决于症状的严重程度，可能需要吸入糖皮质激素
轻度	症状≥每周一次，但 < 每天 1 次，发作可能影响活动和睡眠，夜间哮喘症状 > 每 月 2 次，PEF 或 FEV_1 ≥80%预计值，PEF 变异率 20%~30%	用一种长期预防药物：在用抗炎药物时可以加用一种长效支气管舒张药（尤其用于控制夜间症状）

续表

病情	临床特点	控制症状所需药物
中度	每日有症状,发作影响活动和睡眠,夜间哮喘症状 > 每周 1 次,PEF 或 FEV_1>60%,<80% 预计值,PEF 变异率 >30%	每日应用长期预防药物:如吸入糖皮质激素,每日吸入短效 $β_2$ 肾上腺素受体激动药和(或)长效支气管舒张剂(尤其用于控制夜间症状)
严重	症状频繁发作,夜间哮喘频繁发作,严重影响睡眠,体力活动受限,PEF 或 FEV_1<60% 预计值,PEF 变异率 >30%	每日应用多种长期预防药物,大剂量吸入糖皮质激素,长效支气管舒张药和(或)长期口服糖皮质激素

注:一个病人只要具备某级的一个特点并较严重,则可将其列入该级之中

(二)哮喘急性发作时严重程度的评价

哮喘急性发作是指气促、咳嗽、胸闷等症状突然发生,常有呼吸困难,以呼气流量降低为其特征,常因接触变应原等刺激物或治疗不当所致。其程度轻重不一,病情加重可在数小时或数天内出现,偶尔可在数分钟内即危及生命,故应对病情作出正确评估,以便给予及时有效的紧急治疗(表 4-9)。

表 4-9 哮喘急性发作分度的诊断标准

临床特点	轻度	中度	重度	危重
气短	步行、上楼时	稍事活动	休息时	
体位	可平卧	喜坐位	端坐呼吸	
讲话方式	连续成句	常有中断	单字	不能讲话
精神状态	可有焦虑 / 尚安静	时有焦虑或烦躁	常有焦虑、烦躁	嗜睡、意识模糊
出汗	无	有	大汗淋漓	
呼吸频率	轻度增加	增加	常 >30 次 / 分	
辅助呼吸肌活动及三凹征	常无	可有	常有	胸腹矛盾运动
哮鸣音	散在,呼气末期	响亮、弥漫	响亮、弥漫	减弱、乃至无
脉率	<100 次 / 分	100~120 次 / 分	>120 次 / 分	>120 次 / 分或脉率变慢或不规则
奇脉(收缩压下降)	无 (10mmHg)	可有 (10~25mmHg)	常有 (>25mmHg)	

续表

临床特点	轻度	中度	重度	危重
使用 β_2 肾上腺素受体激动药后 PEF 占正常预计或本人平素最高值 %	>70%	50%~70%	<50% 或 <100L/min 或作用时间 <2 小时	
PaO_2（吸空气）	正常	60~80mmHg	<60mmHg	
$PaCO_2$	<40mmHg	≤45mmHg	>45mmHg	
SaO_2（吸空气）	>95%	90%~95%	≤90%	
pH			降低	

注：1mmHg=0.133kPa

三、救治

（一）纠正缺氧

吸氧方式应根据病情而定。一般主张先以低流量持续吸氧，并保持氧气加温和湿化，氧浓度以 40% 以下为宜。吸入流量保持 1~3L/min，如果 PaO_2 不能达到 8.0kPa 水平，可短时间内调高吸氧浓度或采用高频喷射给氧。严重缺氧经上述治疗，仍不能纠正或伴有 CO_2 潴留，应作机械通气辅助氧疗。

（二）解除支气管痉挛

1. 肾上腺皮质激素：有抗过敏、抗炎症、解除支气管痉挛的作用，同时可增加组织细胞对缺氧的耐受性。与茶碱类或 β 受体兴奋剂合用有协同作用，可取得较好的支气管扩张作用。宜采用早期、短程、足量的突击疗法。常用琥珀酸氢化可的松，每日 300~1000mg 或地塞米松每日 10~50mg 分次静注或静滴，同时给予泼尼松或泼尼松龙，每日 30~40mg，分次口服。

2. 氨茶碱　0.25g，稀释后缓慢静注，随后以 1~2mg/kg 的剂量静滴维持，每日总量不超过 1~1.5g。

3. 拟肾上腺素类　本类药主要通过兴奋支气管平滑肌中的 β_2 受体，增加细胞内环磷腺苷（cAMP）的含量，抑制肥大细胞释放化学介质使支气管平滑肌松弛，并可兴奋纤毛清除黏液作用。常用有沙丁胺醇（舒喘灵），每次 0.1~0.2mg（喷 1~2 次），必要时可每 4 小时 1 次喷雾吸入，疗效不佳者也可用静滴。其他尚可应用奥西那林（间羟异丙肾上腺素），每次 10~20mg，每日 3~4 次，口服；特布他林（间羟舒喘宁）每次 2.5~5mg，每日 3~4 次，口服。

4. 控制感染：呼吸道感染常为重症哮喘的诱因和并发症，并可互相促进，使病情恶化，应选用青霉素加链霉素或广谱抗生素静滴。

5. 纠正水、电解质、酸碱平衡失调　根据心脏情况每日补液 2000~3000ml。pH<7.20 或 CO_2CP 低于正常值或 BE<-3mmol/L 时为补碱指征。可用 5% 碳酸氢钠 2~4ml/kg 静滴，使 pH 升至 7.20 以上，每日用量不超过 400ml。

6. 排出痰液，保持呼吸道通畅。

（1）纠正脱水。

（2）呼吸道湿化，可用雾化吸入。

（3）祛痰剂：常用有乙酰半胱氨酸（痰易净）2~5ml/ 次或 α 糜蛋白酶 5mg 加入生理盐水 5~10ml 雾化吸入；口服祛痰剂有氯化铵、溴己新（必嗽平）、2~5% 碘化钾、淡竹沥等。

（4）支气管肺泡灌洗能清除痰液、扩张支气管、改善通气。

7. 其他

（1）积极防治并发症。

（2）谨慎应用镇静剂：地西泮（安定）5~10mg 口服或肌注；或 10% 水合氯醛 15ml，保留灌肠。

（3）定期行动脉血气分析，进行监测和护理。

四、护理

（一）病情观察

1. 密切观察病人生命体征以及神志和尿量等情况，以掌握病情进展情况。

2. 观察药物作用和副作用，比如应用茶碱类药物时，注意病人有无恶心、呕吐、心律失常等不良反应。尤其注意糖皮质激素药物应用后的副反应，吸入性糖皮质激素可引起局部不良反应，如咽部的念珠球菌感染、声音嘶哑，一般为可逆性。而长期糖皮质激素全身用药可引起严重的全身副反应，包括骨质疏松、高血压、液体潴留、体重增加、满月脸、股骨头非化脓性坏死等。

3. 了解病人复发哮喘的病因和过敏原，避免诱发因素。

4. 密切观察哮喘发作先兆症状，如胸闷、鼻咽痒、咳嗽、打喷嚏等，若出现上述症状，应立刻通知医生，尽早采取相应措施。

5. 密切观察病人有无自发性气胸、脱水、酸中毒、电解质紊乱、肺不张等并发症或伴发症。

（二）对症护理

1. 采取舒适的体位，让病人取坐位，床上放小桌，缓解呼吸困难症状。

2. 根据血气分析结果,给予鼻导管或面罩吸氧。氧流量 1~3L/min,为避免气道干燥,吸入的氧气应尽量温暖湿润。

3. 促进排痰,痰液黏稠必然影响通气,因此咳嗽咳痰的护理很重要。

(1)要保证病人的液体入量,根据心脏和脱水情况,一般要达到2000~3000ml/d。

(2)要给予病人拍背排痰。

(三)一般护理

1. 病室的安排　病室应保持空气清新、流通,尽量避免室内存在有可能诱发哮喘发作的物质。保持室内空气温暖,防止哮喘病人因对冷空气过敏而导致哮喘发作或加重。室内应备齐必需的药物和抢救设施。有条件尽量安排在重症监护室。

2. 饮食护理　哮喘病人的饮食要清淡、易于消化。饮食过饱、过于油腻都不利于哮喘病情的控制。要尽量避免具有刺激性的食物和饮料。护理人员应善于观察,提高与病人的沟通能力,以了解并找出与哮喘发作有关的食物,可以预防哮喘发作。

(四)机械通气的护理

护理人员应熟悉呼吸机的性能和一般故障的处理,掌握各种参数的意义和调节原则,严密观察机械的运转和病人的全身情况,准确记录呼吸机各参数,尤其是注意病人的自主呼吸是否与呼吸机同步以及对呼吸机报警原因的判断。另外在建立人工气道后,吸入气体绕开了具有温暖和湿润功能的额窦和上呼吸道,只能从呼吸道本身吸收水分导致呼吸道黏膜干燥,黏液纤毛运载系统损伤,清除痰液能力减低,呼吸道痰栓易于形成,湿化疗法是机械通气中防止和减少并发症,保持呼吸道通畅的一个重要措施。再有由于人工气道的建立,咳嗽反射减弱,纤毛运载系统受阻,呼吸肌无力等原因,造成分泌物潴留,堵塞气道,导致肺部感染加重,必须依靠吸引才能保持呼吸道通畅,不重视病情的常规吸痰,不但易损伤呼吸道黏膜,还会增加感染机会,所以吸痰的原则是按需吸痰,并注意无菌操作以及负压吸引的压力大小。

(五)心理护理

对于实施机械通气的病人,由于病情相对危重,更容易产生紧张、焦虑甚至恐惧的情绪。要针对不同文化层次,不同心理状态的病人做好心理护理,给予更多的关心、支持,灵活应用疏导、解释、鼓励、诱导、示范等心理支持疗法,使病人处于最佳心理状态。可通过表情、手势、书面、语言等形式沟通,鼓励病人表达其痛苦及需求,护士要注意领会病人的求助信号,对于合理的要求给予满足,有利于病人保持平衡的心态。护理人员的仪表、姿态等身体语言无形中也影响病人的情绪,微笑的服务、关切的眼神,让病人感到温暖、亲切,保持从容镇静;有序地抢救,使病人有安全感。了解机械通气病人的心理特点,对保持病人良好的心理状态,促进早日康复有重要的意义。

第七节 急性呼吸衰竭

呼吸衰竭(respiratory failure,RF)是各种原因引起的肺通气和(或)换气功能严重障碍,以致不能进行有效的气体交换,导致缺氧伴(或不伴)二氧化碳潴留,从而引起一系列生理功能和代谢紊乱的临床综合征。呼吸衰竭的诊断主要根据血气分析的指标,在海平面大气压下,于静息条件下呼吸室内空气,并排除心内解剖分流和原发于心排血量降低等情况后,动脉血氧分压(PaO_2)低于 8kPa(60mmHg),或伴有二氧化碳分压($PaCO_2$)高于 6.65kPa(50mmHg),即为呼吸衰竭(简称呼衰)。$PaO_2<60mmHg$,$PaCO_2$ 正常或偏低(<35mmHg),可诊断为 I 型(低氧血症性)呼衰,常见于肺组织病变,包括急性肺损伤(ALI)或急性呼吸窘迫综合征(ARDS)、肺水肿、肺炎,以及肺血管疾患,主要引起换气功能损害,发生缺氧、过度通气导致的二氧化碳分压降低、血 pH 偏高。$PaO_2<60mmHg$,$PaCO_2>50mmHg$,则为 II 型(通气性)呼衰,主要是有效肺泡通气不足,除低氧血症外还存在二氧化碳潴留,常见于神经系统病变、呼吸肌疾患、慢阻肺等呼吸道病变及胸廓病变,主要引起通气不足,发生低氧血症和二氧化碳分压增高。

一、病因

呼吸包括摄取和排除二氧化碳的全过程。肺是主要的气体交换器官,此外,呼吸过程还涉及鼻、口咽、肺外呼吸道、脑、脊髓、神经、胸廓、呼吸肌、淋巴结、淋巴管和心血管系统等。凡涉及以上组织的异常,导致气体交换障碍者都是呼吸衰竭的病因。

(一)呼吸道病变

累及上、下呼吸道任何部位的疾病都可引起阻塞,严重时可导致呼吸衰竭。支气管炎症、支气管痉挛、异物等阻塞气道,引起通气不足,气体分布不匀导致通气/血流比例失调,发生缺氧和 CO_2 潴留,均可引起呼吸衰竭。

(二)肺实质浸润

慢性弥漫性肺实质浸润,包括肺部感染、炎症、弥漫性纤维性肺泡、结节病、尘肺及全身性疾病或结缔组织病所致的肺部病变;结缔组织病、血液病、放射性肺炎和多种原因引起的弥漫性肺间质纤维化等,其中任何一种疾病严重时都可引起慢性呼吸衰竭。此外,肺部广泛的感染、误吸有害物质或药物所致的免疫反应、寄生虫的迁徙以及白细胞凝集素增多的疾病等也为不常见的呼吸衰竭病因。

（三）肺血管疾病

肺血管栓塞、空气、脂肪栓塞、肺梗死等，使部分静脉血流入肺静脉，发生缺氧。

（四）肺水肿

心脏病病人引起肺水肿者可引起低氧血症，非心源性肺水肿常是毛细血管通透性增高所致，如成人呼吸窘迫综合征（ARDS）。

（五）胸壁及胸膜疾病

严重的特发性或获得性脊柱侧后凸以及关节强直性脊柱炎等可引起慢性呼吸衰竭。大量胸腔积液或胸膜增厚引起呼吸限制性功能障碍，也可导致慢性呼吸衰竭。外伤、多处肋骨骨折引起通气功能障碍，损伤部位之下的肺挫伤可严重影响气体交换。自发性或外伤性气胸也是急性呼吸衰竭的原因。

（六）神经中枢及其传导系统呼吸肌疾患

脑血管病变、脑炎、脑外伤、药物中毒等直接或间接抑制呼吸中枢；脊髓灰质炎以及多发性神经炎所致的肌肉神经接头阻滞影响传导功能；重症肌无力等疾病损害呼吸动力引起通气不足。

（七）睡眠呼吸暂停

引起慢性呼吸衰竭、肺源性心脏病、精神异常和病理白昼嗜睡等，甚至危及生命。正常人熟睡时可有短暂的呼吸停止，但极端肥胖者、慢性高山病、扁桃体肥大和其他许多疾病病人睡眠呼吸暂停时间显著延长，并有严重缺氧。

以上因素都是呼吸衰竭的常见病因。病人慢性呼吸系统疾病肺功能已有损害的病人，或已患慢性呼吸衰竭的病人，往往因某些诱因而导致急性呼吸衰竭或慢性呼吸衰竭急性加重。

常见的诱因有：呼吸道感染、肺栓塞，应用麻醉药、镇静药、安眠药及止痛药等，基础代谢增加使呼吸负荷加重如高热、手术创伤、甲状腺功能亢进症，静脉输液速度过快等。

二、病情评估

（一）症状和体征

1. 呼吸困难　病人主观感到空气不足，客观表现为呼吸用力，伴有呼吸频率、深度与节律的改变。有时可见鼻翼扇动、端坐呼吸。上呼吸道疾患常表现为吸气性呼吸困难，可有三凹征。呼气性呼吸困难多见于下呼吸道不完全阻塞如支气管哮喘。胸廓疾患、重症肺炎等表现为混合性呼吸困难。中枢性呼吸衰竭多表现为呼吸节律不规则，如潮式呼吸等。出现呼吸肌疲劳者，表现为呼吸浅快、腹式反常呼吸,如吸气时,腹壁塌陷。呼吸衰竭并不一定有呼吸困难,如镇静药中毒,可表现为呼吸匀缓、表情淡漠或昏睡。

2. 发绀　是典型的缺氧体征。因动脉血还原血红蛋白增加,致耳垂、口唇、口腔黏膜、指甲呈现青紫色现象。

3. 神经精神症状　急性呼吸衰竭的神经精神症状较慢性明显而多见,可出现烦躁不安、扑翼样震颤、谵妄、抽搐、昏迷等。

4. 循环系统症状　缺氧和 CO_2 潴留均可导致心率增快、血压升高。严重缺氧可出现各类型的心律失常,甚至心脏停搏。CO_2 潴留可引起表浅毛细血管和静脉扩张,表现为多汗、球结膜水肿、颈静脉充盈等。

5. 其他脏器的功能障碍　严重缺氧和 CO_2 潴留可导致肝肾功能衰竭。临床出现黄疸、肝功能异常;血尿素氮、肌酐增高。尿中出现蛋白、管型;也可能出现上消化道出血等。

6. 酸碱失衡和水、电解质紊乱　因缺氧而通气过度可发生呼吸性碱中毒。CO_2 潴留则表现为呼吸性酸中毒。严重缺氧多伴有代谢性酸中毒及电解质紊乱。

（二）查体发现

可有口唇和甲床发绀、意识障碍、球结膜充血、水肿、扑翼样震颤、视神经乳头水肿等。

（三）辅助检查

1. 血气分析　静息状态吸空气时动脉血氧分压（PaO_2）<8.0kPa（60mmHg）动脉血二氧化碳分压（$PaCO_2$）>6.7kPa（50mmHg）为Ⅱ型呼吸衰竭,单纯动脉血氧分压降低则为Ⅰ型呼吸衰竭。

2. 电解质检查　呼吸性酸中毒合并代谢性酸中毒时,常伴有高钾血症;呼吸性酸中毒合并代谢性碱中毒时,常有低钾和低氯血症。

3. 痰液检查　痰涂片与细菌培养的检查结果,有利于指导用药。

4. 其他检查　如肺功能检查、胸部影像学检查等根据原发病的不同而有相应的发现。

（四）诊断

本病主要诊断依据,急性的如溺水、电击、外伤、药物中毒、严重感染、休克;慢性的多继发于慢性呼吸系统疾病,如慢性阻塞性肺疾病等。结合临床表现、血气分析有助于诊断。

三、救治与护理

（一）治疗

救治原则在治疗原发病、纠正诱因的基础上,保持呼吸道通畅的前提下,采取治疗措施,为治疗急性呼吸衰竭的基础疾病及诱发因素争取时间、创造条件,改善病人预后。同时,急性呼吸衰竭病人需尽快恢复和维持有效呼吸,纠正低氧或高碳酸血症。

1. 病因治疗　急性呼吸功能衰竭原发病的治疗,有时是至关重要的。因此,必须充分重视治疗和去除诱发急性呼吸衰竭的基础病因,如重症肺炎时抗生素的应用。上呼吸道阻塞、严重气胸、大量胸腔积液、药物中毒等所引起的呼吸衰竭,只要上述原因解除,呼吸衰竭就有可能自行缓解。对于原因不甚明了的急性呼吸衰竭,也应积极寻找病因,针对病因进行治疗。

2. 呼吸支持疗法

（1）保持呼吸道通畅:在氧疗和改善通气之前,需保持呼吸道通畅,鼓励病人咳嗽咳痰,解除气道痉挛。按需给予支气管扩张剂、祛痰剂等。

1）清理口、鼻腔及咽喉部位分泌物及胃反流物,必要时行纤支镜清理呼吸道分泌物。

2）意识模糊、呼吸不规则或丧失病人以及采用上述措施仍未解除气道阻塞者,需立即建立人工气道。

（2）氧疗

1）Ⅰ型呼衰病人无 CO_2 潴留,迅速增加吸氧浓度,维持 $PaO_2>60mmHg$、$SaO_2>90\%$ 根据血气结果调整氧浓度或氧流量。

2）Ⅱ型呼衰病人伴 CO_2 潴留,呼吸中枢对 CO_2 的敏感性降低,主要靠缺氧刺激外周化学感受器兴奋呼吸,若不限制给氧,氧分压迅速达到较高水平,低氧对呼吸的兴奋作用减弱或消失,呼吸将被抑制。吸入氧浓度应控制于 $25\%~33\%$。如 $PaCO_2$ 升高值 $\leq10mmHg$,可适当增加吸氧浓度。根据血气分析结果使 PaO_2 达 $55~60mmHg$。

（3）机械通气:机械通气可改善阻塞性或限制性通气、改善换气功能,升高血氧分压、减少二氧化碳潴留,能够大大减少和预防多器官功能衰竭的进展、改善肺功能。

3. 药物治疗

（1）抗菌药物的使用:建立人工气道机械通气或免疫功能低下的病人宜采用抗菌药物预防和治疗呼吸机相关性肺炎的发生。开始时可采取经验用药,遵循"联合、足量、交替"的原则。行病原菌培养后,可根据培养结果及时调整抗菌药物。

（2）保持呼吸道通畅药物的使用:痰液黏稠者可使用祛痰剂促进痰液排出,如氨溴索、溴己新,同时加强病人的翻身、叩背,支气管痉挛者使用支气管扩张剂。

（3）糖皮质激素的使用:糖皮质激素可抑制炎症反应、防止肺部胶原过度沉积。用于非感染性因素导致的急性呼衰,如肺动脉栓塞、吸入有害气体引起的中毒性肺损伤;吸入或静脉给予存在支气管痉挛者。给药前需排除全身性感染或保证感染已经得到有效治疗,治疗期间严密监测潜在感染。若治疗3天后仍未得到改善,需考虑糖皮质激素治疗无效,大剂量短期应用可改善非感染性肺水肿。

（4）呼吸兴奋剂:主要用于中枢性呼吸抑制的病人。

4. 纠正酸碱失衡和电解质紊乱　呼吸性酸中毒是因为肺泡通气不足,二氧化碳潴留所致,只有增加肺泡通气量才能有效地纠正呼吸性酸中毒。呼吸性酸中毒合并代谢性碱中毒,后者常由于应用机械通气时二氧化碳排出过快、补充较多碱性药物、长期应用皮质激素和大量利尿药等所致。治疗上应首先预防或减少医源性因素,机械通气时通气量不要过大,使 $PaCO_2$ 渐缓下降,同时注意补充氯化钾。呼吸性酸中毒合并代谢性酸中毒时,后者由于缺氧、血容量不足、心功能障碍、周围循环不良等因素使固定酸如乳酸等增加,当 pH<7.22 时除提高通气量,纠正二氧化碳潴留外,可以考虑应用少量碱剂,补碱使 pH 保持在 7.30~7.35 之间。呼吸性碱中毒时要去除过度通气的原因,充分给氧、必要时可予重复呼吸。

5. 治疗肺性脑病时,除给予相应处理呼吸衰竭的措施外,还应给予降低颅内压、减轻脑水肿的措施,并控制精神症状。

（1）糖皮质激素:常选用地塞米松或琥珀酸氢化可的松。

（2）脱水剂:一般选用 20% 甘露醇。

（3）镇静剂:必须严格掌握应用指征。可酌情选用对呼吸中枢影响小,作用时间短的镇静剂。

6. 防治消化道出血　对于严重缺氧和二氧化碳潴留的病人,常规给予西咪替丁或雷尼替丁口服以预防消化道大出血。若出现大量呕血或柏油样大便可给予输新鲜血,并静脉给予 H_2 受体阻滞药或奥美拉唑。

7. 休克　针对病因采取措施,在保证血容量的基础上应用血管活性药物如多巴胺、阿拉明等维持血压。

8. 营养支持治疗

（二）护理

1. 病情评估

（1）生命体征。

（2）胸闷、呼吸困难、喘息、发绀的程度。

（3）精神、意识状态。

2. 按呼吸内科一般护理要点执行。

3. 仔细观察病情

（1）按上述评估中所列各项进行病情观察。

（2）注意导致呼吸衰竭的基础疾病的临床表现。

4. 卧床休息,做好基础护理。

5. 保持气道通畅

（1）协助病人咳痰,如分泌物严重阻塞气道时,应立即在无菌操作下用吸痰管经鼻做气管内吸痰。

（2）必要时,行气管切开,以利分泌物吸引。术后按人工气道病人护理要点执行。

（3）给予雾化吸入,湿化气道,使痰液稀释易于咳出。

6. 氧疗 急性呼吸衰竭重症,可用面罩法或经气管内插管、气管切开给予高浓度（>50%）吸氧,但不可长期使用严防氧中毒。

7. 行机械通气治疗者,按机械通气病人护理要点执行。

8. 及时进行血气监测,密切观察其动态变化,以提供氧疗指征的可靠依据。

9. 意识障碍者,按意识障碍病人护理指南执行。

10. 按医嘱给予高蛋白、适量脂肪、适量糖类,以及多种维生素和微量元素饮食 危重病人可采用鼻饲法或给予胃肠外营养,病情稳定后应鼓励病人经口进食。

11. 根据病情控制液体入量,需要时,应予记录出入量或填写护理记录单。

12. 做好心理护理 应予细致解释病情和精神安慰,及时满足需求,以起到增强其自信心和通气治疗效果的作用。对机械通气治疗中无法用语言表达的病人,应加强与其的非语言性交流,以帮助减轻恐惧、不安情绪,主动配合治疗。

四、预防

（一）减少能量消耗

解除支气管痉挛,消除支气管黏膜水肿,减少支气管分泌物,降低气道阻力,减少能量消耗。

（二）改善机体的营养状况

增强营养提高糖、蛋白及各种维生素的摄入量,必要时可静脉滴注复合氨基酸、血浆、白蛋白。

（三）坚持锻炼

每天作呼吸体操,增强呼吸肌的活动功能。

第八节　脑血管意外

一、概述

脑血管意外（cerebrovascular accident, CVA）又称脑卒中，是一种突然起病的脑血液循环障碍性疾病。是指有脑血管疾病的病人，因各种诱发因素引起脑内动脉狭窄、闭塞或破裂，而造成急性脑血液循环障碍，临床上表现为一过性或永久性脑功能障碍的症状和体征。脑卒中分为缺血性脑卒中和出血性脑卒中。

缺血性脑卒中又称脑梗死，是指各种原因所致脑部血液供应障碍，导致脑组织缺血、缺氧性坏死，出现相应神经功能缺损，占全部脑卒中的60%~70%。按病理机制可将脑梗死分为脑血栓形成、脑栓塞和腔隙性脑梗死。其中脑血栓形成和脑栓塞是急诊科常见的脑血管急症。

出血性脑卒中占全部脑卒中的30%~40%，根据出血部位不同又分为脑出血和蛛网膜下腔出血。脑出血是指原发性非外伤性脑实质内出血。蛛网膜下腔出血通常为脑底部或脑表面的病变血管破裂，血液直接流入蛛网膜下腔引起的一种临床综合征。

二、病因和诱因

1. 高血压　高血压是脑卒中最主要、最常见的病因，脑出血病人93%有高血压病史。血压长期持续高于正常，发生脑卒中的危险性高，血压越高，脑卒中的危险性越大。

2. 动脉粥样硬化　是脑卒中的主要原因，70%的脑卒中病人有动脉硬化，高脂血症则是引起动脉硬化的主要原因之一。

3. 脑血管先天异常　是蛛网膜下腔出血和脑出血的常见原因。

4. 吸烟　吸烟者脑卒中的发病率比不吸烟者高2~3倍，停止吸烟，危险随之减少。

5. 代谢病　糖尿病与脑卒中关系最密切，有30%~40%脑卒中病人患有糖尿病。

6. 嗜酒和滥用药物　嗜酒可引起高血压和心肌损害。某些药的滥用也会引起脑卒中，尤其是可卡因和其他毒品，可卡因能引起血压升高诱发脑出血。

7. 肥胖　控制体重不仅有利于预防脑卒中，而且对高血压、糖尿病、高血脂都会带来有益的影响。

8. 久坐不动的生活习惯　久坐不动人群的生活方式非常不利于健康，也是脑卒中的危险因素。活动量少，易肥胖，易患高血压，也易引起体内动脉血栓形成。

9. 血液黏稠　由于血液黏稠容易形成血栓,堵塞脑血管,发生脑卒中。

10. 心脏病　如心内膜炎,有可能产生动脉血栓;心动过缓则可能引起脑供血不足。慢性心房颤动容易在心脏内形成血栓,栓子脱落后随血流到达脑血管内导致脑栓塞。

11. 脑卒中的诱因　情绪不佳(易怒、激动),饮食不节(暴饮暴食、饮酒不当),过度劳累,用力过猛,超量运动,突然坐起和起床等体位改变,气候变化,妊娠,大便干结,看电视过久,用脑不当等。

脑卒中的危险因素综合起作用,逐渐导致脑血管意外发生。所有的危险因素中,高血压是最重要的决定因素。尤其是脑出血,只有当血压短期内急骤升高,造成血管破裂而导致出血性脑卒中。正常血压下的脑出血比较少见。并非所有的脑卒中病人都能立即进行头颅 CT 或 MRI 的检查,即使是在设备较好的大城市医院,也可能因为病人较多、设备不足,难以立即进行 CT 检查。所以掌握识别脑卒中的常识,了解脑卒中的主要临床表现是十分重要的。

三、病情评估与判断

(一)初步评估

分诊护士对于疑似脑卒中的病人必须立即进行评估和分诊,评估时可以使用卒中量表,帮助迅速判断病人是否为脑卒中,例如美国辛辛那提院前卒中量表(CPSS)(表 4-10),其中出现 CPSS 中的一个异常结果,表示卒中的概率为 72%。如果出现有 3 个异常结果,则表示卒中的概率大于 85%。

表 4-10　美国辛辛那提院前卒中量表(CPSS)

测试	结果
微笑测试:让病人露出牙齿或微笑	正常:脸部两侧移动相同 异常:脸部一侧的移动不如另一侧
举手测试:病人双眼闭合,伸出双臂手掌向上平举 10 秒钟	正常:双臂移动相同或根本没移动 异常:一只手臂没有移动,或与另一只手臂相比,一只手臂逐渐下垂
言语异常:让病人学说话	正常:措辞正确,发音不含混 异常:说话含混,用词错误或不能说话

(二)卒中严重程度评估

卒中严重程度评估可以使用美国国立卫生研究所卒中量表(NIHSS)(表 4-11),NIHSS 用于评估有反应的卒中病人,是目前世界上较为通用的、简明易行的脑卒中评价指标,根据详细的神经学检查,有效测量卒中的严重程度。

表 4-11 美国国立卫生研究院卒中量表（NIHSS）

项目	评分标准	得分
1a. 意识水平： 即使不能全面评价（如气管插管、语言障碍、气管创伤、绷带包扎等），检查者也必须选择 1 个反应。只在病人对有害刺激无反应时（不是反射），方记录 3 分	0= 清醒，反应敏锐 1= 嗜睡，最小刺激能唤醒病人完成指令、回答问题或有反应 2= 昏睡或反应迟钝，需要强烈反复刺激或疼痛刺激才能有非固定模式的反应 3= 仅有反射活动或自发反应，或完全没反应、软瘫、无反应	
1b. 意识水平提问:（仅对最初回答评分，检查者不要提示） 询问月份,年龄。回答必须正确,不能大致正常。失语和昏迷者不能理解问题计 2 分,病人因气管插管、气管创伤、严重构音障碍、语言障碍或其他任何原因不能说话者（非失语所致）计 1 分	0= 都正确 1= 正确回答一个 2= 两个都不正确或不能说	
1c. 意识水平指令： 要求睁眼、闭眼:非瘫痪手握拳、张手。若双手不能检查,用另一个指令（伸舌）。仅对最初的反应评分,有明确努力但未完成也给评分。若对指令无反应,用动作示意,然后记录评分。对创伤、截肢或其他生理缺陷者,应给予一个适宜的指令	0= 都正确 1= 正确完成一个 2= 都不正确	
2. 凝视 只测试水平眼球运动。对自主或反射性（眼头）眼球运动记分。若眼球测视能被自主或反射性活动纠正,记录 1 分。若为孤立性外周神经麻痹（Ⅲ、Ⅳ、Ⅵ）,计 1 分。在失语病人中,凝视是可测试的。眼球创伤、绷带包扎、盲人或有视觉或视野疾病的病人,由检查者选择一种反射性运动来测试。建立与眼球的联系,然后从一侧向另一侧运动,偶能发现凝视麻痹	0= 正常 1= 部分凝视麻痹（单眼或双眼凝视异常,但无被动凝视或完全凝视麻痹） 2= 被动凝视或完全凝视麻痹（不能被眼头动作克服）	

项目	评分标准	得分
3. 视野 用手指数或视威胁方法检测上、下象限视野。如果病人能看到侧面的手指,记录正常。如果单眼盲或眼球摘除,检查另一只眼。明确的非对称盲(包括象限盲),计 1 分。病人全盲(任何原因)计 3 分,同时刺激双眼。若人濒临死亡计 1 分,结果用于回答问题 11	0= 无视野缺失 1= 部分偏盲 2= 完全偏盲 3= 双侧偏盲(全盲,包括皮质盲)	
4. 面瘫 言语指令或动作示意,要求病人示齿、扬眉和闭眼。对反应差或不能理解的病人,根据有害刺激时表情的对称情况评分。有面部创伤/绷带、经口气管插管、胶布或其他物理障碍影响面部检查时,应尽可能移至可评估的状态	0= 正常 1= 最小(鼻唇沟变平、微笑时不对称) 2= 部分(下面部完全或几乎完全瘫痪,中枢性瘫) 3= 完全(单或双侧瘫痪,上下面部缺乏运动,周围性瘫)	
5. 上肢运动 上肢伸展:坐位 90°,卧位 45°。要求坚持 10 秒;对失语的病人用语言或动作鼓励,不用有害刺激。评定者可以抬起病人的上肢到要求的位置,鼓励病人坚持	0= 上肢于要求位置坚持 10 秒,无下落 1= 上肢能抬起,但不能维持 10 秒,下落时不撞击床或其他支持物 2= 能对抗一些重力,但上肢不能达到或维持坐位 90°或卧位 45°,较快下落到床上 3= 不能抗重力,上肢快速下落 4= 无运动 9= 截肢或关节融合 5a 左上肢 5b 右上肢	
6. 下肢运动 下肢卧位抬高 30°,坚持 5 秒;对失语的病人用语言或动作鼓励,不用有害刺激。评定者可以抬起病人的上肢到要求的位置,鼓励病人坚持	0= 于要求位置坚持 5 秒,不下落 1= 在 5 秒末下落,不撞击床 2=5 秒内较快下落到床上,但可抗重力 3= 快速落下,不能抗重力 4= 无运动 9= 截肢或关节融合 6a 左下肢 6b 右下肢	

续表

项目	评分标准	得分
7. 共济失调 目的是发现双侧小脑病变的迹象。实验时双眼睁开，若有视觉缺损，应确保实验在无缺损视野内进行。双侧指鼻、跟膝胫试验，共济失调与无力明显不成比例时记分。如病人不能理解或肢体瘫痪不记分。盲人用伸展的上肢摸鼻。若为截肢或关节融合，记录9分，并解释清楚	0= 没有共济失调 1= 一个肢体有 2= 两个肢体均有 如有共济失调： 左上肢　1= 是　2= 否 9= 截肢或关节融合 右上肢　1= 是　2= 否 9= 截肢或关节融合 左下肢　1= 是　2= 否 9= 截肢或关节融合 右下肢　1= 是　2= 否 9= 截肢或关节融合	

此外，Glasgow 昏迷评定量表（表 4-12）也可评估病人的危重程度，最高 15 分，最低 3 分。通常 8 分以上恢复机会较大，7 分以下预后不良，3~5 分者有潜在死亡危险。

表 4-12　Glasgow 昏迷评定量表

内容	病人反应	计分
睁眼	对疼痛无反应	1
	对疼痛刺激可有反应	2
	对言语刺激可有反应	3
	自然睁眼	4
最佳言语反应	无反应	1
	不可理解的反应	2
	不适当反应	3
	含混反应	4
	完全清醒定向佳	5
最佳运动反应	无反应	1
	疼痛刺激有伸展反应	2
	痛刺激出现屈曲反应	3
	痛刺激出现逃逸反应（屈曲反应）	4
	痛刺激出现局部反应	5
	正常反应	6

四、临床表现

（一）脑卒中共同的先兆表现

头痛、头昏、耳鸣、半身麻木、恶心。

（二）脑卒中共同的重要表现

昏迷、呕吐、偏瘫、失语。

（三）具体表现

每位病人的发病表现有所不同，可表现为以下的一项或几项：

1. 意识障碍：严重者突然昏迷，轻者神志恍惚、昏睡、叫醒后又很快入睡。

2. 肢体无力或麻木，面部、上肢、下肢感觉障碍：有蚁行感、无痛觉感。

3. 单侧上肢或下肢运动不灵活，不能提举重物，易摔跤。

4. 语言障碍，突然说话不利索或说不出话来。

5. 吞咽困难或流涎。

6. 瞳孔变化：圆形，两侧等大等圆，位置居中，边缘整齐，自然光线下正常为 2~5mm，小于 2mm 为缩小，大于 5mm 为散大。

（1）单侧瞳孔散大并固定，常提示同侧颅内病变（颅内血肿、脑肿瘤）所致的小脑幕裂孔疝的发生。

（2）双侧瞳孔缩小，见于有机磷农药中毒、氯丙嗪、吗啡中毒。

（3）两侧瞳孔扩大，见于颅内高压、颅脑损伤、颠茄类药物中毒和濒死状态。

7. 理解能力下降或突然记忆力减退。视觉障碍，单侧眼视物不清，眼球转动不灵活，小便失禁，平衡功能失调，站立不稳。

（四）判断

出血性脑卒中和缺血性脑卒中在治疗上有显著的差异。出血性脑卒中的病人禁忌给予抗凝和纤溶治疗，而缺血性脑卒中在症状出现后 3 小时内可以提供静脉溶栓疗法。应注意早期识别脑卒中，并对出血性和缺血性脑卒中进行鉴别。

五、救治与护理

（一）救治原则

急诊的救治原则是保持呼吸道通畅，维持生命体征，减轻和控制脑水肿，预防和治疗各种并发症。主要目的是挽救病人生命，降低病残率，防止复发。

美国国立神经疾病与卒中研究院（NINDS）制定了脑卒中病人到达院内的关键时间目标，以评估和处理疑似脑卒中病人。具体的内容如下：①到达急诊科 10 分钟内,急诊专科医生或者其他医生立即对病人进行全身评估,安排进行紧急头部 CT 扫描。②到达急诊科 25 分钟内,专科医生完成神经系统评估,进行 CT 扫描。③到达急诊科 45 分钟内,解读头部 CT 扫描结果。④到达急诊科 1 小时内,症状出现 3 小时内,可对无禁忌证的病人开始溶栓疗法。⑤从到达急诊科到收入专科病房的时间为 3 小时。

（1）出血性脑卒中治疗原则:保持呼吸道通畅,维持生命体征,减轻和控制脑水肿,预防和治疗各种并发症。当病情危重致颅内压过高,内科保守治疗效果不佳时,应及时进行外科手术治疗。

（2）缺血性脑卒中治疗原则:脑栓塞的急诊处理主要是针对脑栓塞和原发病的治疗。

脑血栓的急诊处理包括:

1）溶栓:急性期早期溶栓治疗再通可降低死亡率、致残率,保护神经功能。

动脉溶栓治疗:对大脑中动脉等大动脉闭塞引起的严重卒中病人,可在 DSA 直视下进行动脉溶栓治疗。

静脉溶栓的适应证:①年龄 18~80 岁。②临床明确诊断为缺血性卒中,并造成明确的神经功能障碍。③症状开始出现至静脉干预时间 <3 小时。④卒中症状持续至少 30 分钟,且治疗前无明显改善。⑤病人或家属对静脉溶栓的风险 / 收益知情同意。

溶栓禁忌证:①CT 证实颅内出血。②近 3 个月内有颅内手术、脑卒中或脑外伤史,3 周内有胃肠道或泌尿系统出血史,2 周内有外科手术史,1 周内有腰穿或动脉穿刺史。③有出血或出血倾向者。④血糖 <2.7mmol/L,血压 ≥180/110mmHg。⑤CT 显示低密度 >1/3 大脑中动脉供血区。

并发症:梗死灶继发性出血或身体其他部位出血。

2）抗血小板治疗:未行溶栓的急性脑梗死病人可在 48 小时之内应用抗血小板聚集剂,降低死亡率和复发率。但在溶栓后 24 小时内不应使用。

3）抗凝治疗:主要包括肝素、低分子肝素和华法林。一般不推荐急性缺血性脑卒中后应用。

4）对症治疗:处理并发症,如高血压、高血糖、脑水肿以及心、肾功能不全等。

（二）院前急救

1. 保持呼吸道通畅,迅速吸氧　途中监测血氧饱和度,持续给氧,可用面罩或鼻导管给氧,避免脑组织因缺氧而受到进一步的损害。对于昏迷病人或呼吸不畅、有舌根后坠或呼吸抑制的病人,使用口咽通气管,必要时行气管插管,人工气囊辅助呼吸。

2. 轻搬轻放 对于脑部疾病病人应该在搬动中要做到轻搬平放,搬运过程中,采取安全轻巧的搬运,使用软担架或铲式担架妥善固定,用约束带约束病人四肢,头部要制动以防止对病人造成伤害。搬运过程中应注意观察病情变化,避免剧烈震动。

3. 迅速建立静脉通路。

4. 生命体征监测及心电监护 密切注意心电波图形,识别常见异常心电图,以便尽早发现危及生命的心律失常并及时处理。途中若出现明显病情变化,如心跳呼吸骤停,应立即给予心肺复苏,就地抢救。

5. 降低颅内压的对症急救 脱水剂能够有效降低颅内压,阻断脑水肿的恶性循环,是脑外伤抢救中的一项重要措施。对于颅内压增高症状明显的,合并中枢性衰竭的,有可能脑干出血或损伤的,或出现脑疝倾向的,自发性的脑出血,脑血栓,蛛网膜下腔出血,脑栓塞等应该及早应用。对于外伤后不能排除颅内血肿的,血压过低或休克的尽量不用,以免加重颅内血肿或加重休克。

6. 防止并发症 如果合并应激性消化道出血酌情选用凝血酶等止血药物;有休克指征的应该同时抗休克治疗;有心律失常的给予合适的抗心律失常药物。

7. 转运安全护理 ①安全转运途中监护:转运途中持续心电监护、给氧,保持呼吸道通畅,保持静脉通道给药,密切观察意识、瞳孔、生命体征、肢体活动情况。注意头痛的部位、性质、程度,呕吐及呕吐物的性质。重视病人及家属的主诉以及病人的症状和体征。②在转运途中要充分利用车上设备对病人继续实施救护,保证输氧管、静脉输液管等管道通畅,防止扭曲、受压、移位和脱出。密切观察病人生命体征及病情变化,重视倾听病人主诉,随时调整用药和解决病人需要,安全转运至医院。③平稳搬运,谨慎护送:原则上少搬动病人,尤其是头部要制动。但在严密监护下,应尽早送到医院救治,在发病后6h 内在院内得到更有效的治疗,可以提高其生命质量或使病残率降低到最低限度。

（三）院内救治与护理

1. 询问病史及进行必要的体格检查 迅速判定病情严重程度,密切监测生命体征及病情变化;注意观察瞳孔、血压、脉搏、呼吸及意识障碍程度,是否有头痛、呕吐等颅内高压症状;如出现双侧瞳孔不等大,对光反射迟钝等体征,应注意是否有脑疝的发生;密切观察病人的心脏功能,注意有无心力衰竭、心律失常等情况;测快速血糖,判断有无合并糖尿病。

2. 给予心电监护,严密观察生命体征 观察体温、脉搏、呼吸、血压及病情变化,及时识别常见异常心电图。意识清楚的病人,可嘱其平卧,床头可抬高 15° ~30°，减轻脑水肿。急性脑血管意外病人应绝对卧床休息，保持安静，减少搬动，头部抬高并予以冰帽保持局部低温，以减少出血，降低脑代谢率。

3. 保持气道通畅，使用鼻导管充分给氧　昏迷病人将其放置去枕平卧位，头偏向一侧，便于口腔黏液或呕吐物流出。清除口鼻咽部分泌物，如有义齿应取出，松解病人衣领裤带，间断气管内吸痰。有烦躁抽搐者，要松开衣领，适当给予镇静剂，可用安定 10mg 缓慢静脉注射或鲁米那 100mg 肌注，必要时适当的肢体约束，注意保障病人的安全。观察病人有无四肢发绀，如通气功能欠佳者，可行球囊面罩加压给氧，避免脑组织因缺氧而受到进一步的损害，舌后坠经改变头部位置仍不能解除者使用开口器将舌头用舌钳拉出，口咽通气管协助通气，必要时做好气管插管或气管切开的准备。

4. 迅速协助病人进行头部 CT 扫描　鉴别缺血性脑卒中或出血性脑卒中，排除其他颅内原因（例如肿瘤、硬膜下血肿或脑脓肿）所致疾病。

5. 迅速建立有效静脉通路，脱水降低颅内压　迅速建立 2 条静脉通路，以保证急救药物的及时使用。脑血管意外病人颅内压增高，应立即快速应用脱水剂，通常使用 20% 甘露醇降低颅内压，减轻水肿；有肾功能、心功能不全者可应用速尿，使用药物时应根据病人的年龄、病情等调整剂量。除非有休克指征或大量外伤性失血需要快速补液，原则上应该控制液体大量进入体内，否则可加剧脑水肿。另外补液过程尽量不用高渗葡萄糖，因葡萄糖可透过血 - 脑屏障迅速代谢，使细胞外液处于低渗加重脑水肿。输入其他药物时应注意滴速，以防颅内压增高。

6. 控制高血压　急性期血压升高是对颅内压升高的一种代偿反应，一般不需要紧急处理，但过高的血压易导致继续出血，必须及时控制。血压升高也可因躁动、呼吸道梗阻、高热、膀胱充盈等因素引起。因此，首先要去除血压升高的诱因，遵医嘱予脱水降低颅内压治疗。如血压仍然高于 200/110mmHg，需在严密监测血压下，应用输液泵给予降压药物，并随时根据血压调整滴速，使血压控制在 170~180/95~100mmHg 水平。

7. 溶栓护理　根据 CT 检查结果、溶栓疗法的适应证和禁忌证对病人进行评估。遵医嘱剂量给予药物，注意密切观察病人意识和血压变化，监测有无活动性出血，特别是颅内出血的表现，定期监测血小板、凝血时间等。

8. 物理降温　出血性脑卒中急性期发热较多见，降低体温，使脑代谢率降低、耗氧量减少，有利于保护脑细胞和减轻脑水肿，可用头枕冰袋、冰帽行物理降温。

9. 做好手术或入院的转运准备　当出血性脑卒中病情危重致颅内压过高，内科保守治疗不佳时，应及时做好外科手术治疗的准备。需住院治疗的病人,应做好入院转院前的各项准备工作,保障转运途中病人的安全,按要求做好病人交接工作。

10. 加强基础护理　昏迷病人及时清除口腔分泌物,防止反流、误吸等。采取翻身、叩背等排痰措施,加强口腔护理,预防肺部感染的发生。做好导尿管和会阴部护理,防止尿路感染的发生。

11. 做好抢救记录　应及时、准确地记录所用的药物、采取的护理措施及详细病情发展过程,避免出现遗漏、涂改现象,保证护理文书准确客观。

12. 并发症的预防　急性脑血管意外的危害不仅在于疾病本身的危害,同时,并发症对病人的危害也不容小觑。①昏迷病人不能自主翻身,护理人员应采取预防措施防止压疮的发生,如协助病人 Q2h 翻身,保持床单位的整洁干净,使用新型敷料保护受压部位,使用减压装置等。②护理人员应保持无菌操作,及时雾化吸入、机械深度排痰和负压吸痰,必要时给予气管切开,遵医嘱合理使用抗生素。③下肢运动功能障碍是脑血管意外偏瘫病人发病后存在的最主要的问题之一,能否恢复下肢运动功能,即步行功能恢复的程度是评价偏瘫病人运动能力的主要指标,亦是康复治疗成功与否的关键所在。因此,脑血管意外偏瘫病人康复治疗的基本任务之一就是下肢功能训练,使偏瘫病人减弱或丧失的步行能力得到恢复或重建。临床经验表明,早期康复治疗能促进脑血管意外偏瘫病人的运动功能的恢复,减少残疾,改善偏瘫病人的生活质量。

13. 心理护理与健康教育　由于对疾病知识的缺乏,很有可能给病人带来不必要的惊慌和恐惧。因此,在病情得到控制以后,护理人员应该对病人及其家属进行疾病相关知识的健康教育。急性脑血管意外病人往往心理压力比较大,对自己的预后、对疾病的复发、对家庭的经济负担等都会比较担心,护理人员应该耐心仔细地观察病人的情绪改变,及时予以心理护理,减轻病人的心理压力,鼓励病人树立战胜疾病的信心。对于将出院者及病人家属,应该进行预防和康复知识宣教,如"三级预防",以及病人出院后应该如何自己实施康复锻炼等。

第九节　急　腹　症

一、概述

急腹症是指发生在 1 周内,由各种原因引起的一类以急性腹痛为突出表现的,需要早期诊断和及时处理的腹部疾病。特点是发病急、进展快、病情重。引起急腹症的原因相当复杂,可涉及内、外、妇、儿等各科的许多疾病,因此诊断比较困难,一旦诊断延误,治疗方针不当,将给病人带来严重后果,甚至死亡。因此,准确的评估和救护是非常重要的。

二、病因

(一)腹部病变

1. 腹膜刺激或炎症　包括细菌感染或化学刺激(如穿孔所致的胃液、肠液、胆汁、胰液的外漏以及内脏破裂出血等)引起的病变。

2. 空腔脏器的梗阻　包括膈疝、贲门、胃与十二指肠、小肠、结肠、胆管、胰管等部位的梗阻;可因炎症、溃疡、蛔虫、结石、肿瘤等引起。

3. 供血失常　①栓塞与血栓形成;②扭转或压迫性阻塞,包括绞窄性疝、肠扭转、囊肿、蒂扭转等。

4. 支持组织的紧张与牵拉　如肝包膜张力的剧增,肠系膜或大网膜的牵拉等。

5. 腹壁肌肉的损伤或炎症。

(二)腹外邻近器官的病变

1. 胸腔病变　例如肺炎常有上腹部的牵涉痛;心冠状动脉供血不足常有胸骨后和剑突下疼痛并放射至左臂。

2. 盆腔病变　包括输尿管、膀胱和生殖器官。例如,输尿管结石的疼痛常在腹部两侧,向后腰及腹股沟放射。

3. 胸腰椎病变　有时疼痛在上腹部,并不会因增加脊柱的屈曲度而加重,仔细检查常可发现脊柱的畸形与压缩。

(三)新陈代谢紊乱和各种毒素的影响

糖尿病酮症酸中毒,尿毒症,化学毒物如砷、铅中毒均可引起腹痛;此外,卟啉病或一些过敏性疾病亦可引起腹痛。

(四)神经源性疾病

1. 器质性　如脊髓痨、带状疱疹、末梢神经炎等均可表现腹痛症状。

2. 功能性　包括空腔脏器的痉挛、肠运动功能失调及精神性腹痛,均需与急腹症加以鉴别。

三、病情评估

(一)资料收集

1. 病史　以腹痛为重点,包括腹痛的病因、开始部位、性质、转变过程等。有生育能力的妇女,准确的月经史,近期月经开始和终止日期对腹痛的判断有重要意义,如宫外孕破裂多有停经史,卵巢滤泡或黄体破裂常在两次月经中期发病。既往史或者手术史对腹痛的评估也有价值,如已做胆囊切除术者可排除胆囊结石和胆囊炎;有胆管结石手术史者,应考虑是否有胆管残余结石或复发结石;消化性溃疡穿孔常有溃疡病史;粘连性肠梗阻多有腹部手术史。应综合考虑上述病史资料,下面重点介绍腹部评估资料的收集。

(1)腹痛

1)诱因:急性腹痛常与饮食有关,如胆囊炎,胆石症常发生于进食油腻食物后;急性胰腺炎常与过食或过量饮酒有关;胃十二指肠溃疡穿孔在饮食后多见;剧烈活动后突然腹痛应考虑肠扭转可能;驱虫不当可能是胆道蛔虫病的诱因。

2)部位:一般来说,最先出现腹痛的部位或腹痛最显著的部位往往与病变部位一致。因此,可根据脏器的解剖部位,初步判断病变所在脏器。急性腹痛由一个点开始,然后波及全腹者多为实质脏器破裂或空腔脏器穿孔。如胃十二指肠溃疡穿孔其疼痛始于上腹,后波及全腹;盆腔炎始于下腹可波及全腹。转移性腹痛主要见于急性阑尾炎,腹痛始于上腹,再转至脐周,几小时后转移到右下腹的固定部位。可出现牵涉痛或放射痛,如胆囊炎、胆石症出现右上腹或剑突下的疼痛,但同时可有肩或肩胛下角痛;急性胰腺炎的上腹痛同时可伴左肩痛或左右肋缘至背部的疼痛;十二指肠后壁穿透性溃疡可致第11~12胸椎右旁区放射痛;输尿管上段或肾结石呈腰痛,并有下腹或腹股沟区放射痛,而输尿管下段结石则出现会阴部的放射痛。腹腔以外的疾病亦可引起腹痛,如右侧肺炎、胸膜炎,由于炎症刺激肋间神经和腰神经分支。可引起右侧上、下腹痛易被误诊为胆囊炎或阑尾炎。

3)发生的缓急:腹痛开始时轻,以后逐渐加重,多为炎性病变。腹痛突然发生、迅速恶化,多见于实质脏器破裂、空腔脏器穿孔以及空腔脏器急性梗阻、绞窄或脏器扭转等,如绞窄性肠梗阻、急性肠扭转等。

4)性质:腹痛性质反映了腹腔内脏器官的性质,大致可分为三种:①持续性钝痛或隐痛,多表示炎症性或出血性病变,如阑尾炎、急性胰腺炎、肝破裂出血等。②阵发性腹痛,多表示空腔脏器发生痉挛或阻塞病变,腹痛持续时间长短不一,有间歇期,间歇期无疼痛。如机械性小肠梗阻、输尿管结石等。③持续性腹痛伴阵发性加重,多表示炎症和梗阻并存。如肠梗阻发生绞窄、胆结石合并胆道感染。需注意的是,上述不同规律的腹痛可出现在同一疾病的不同病程中,并可相互转化。

5)程度:可反映腹腔内病变的轻重,但由于个体对疼痛的敏感程度及耐受程度有所差别,故缺乏客观的指标。一般来说,炎性刺激引起的腹痛较轻。空腔脏器的痉挛、梗阻、嵌顿、扭转或绞窄、出血、化学性刺激所产生的疼痛程度较重,难以忍受,如胆道蛔虫所致的胆绞痛,输尿管结石、肾结石所致肾绞痛,病人腹痛剧烈、辗转不安。胃、十二指肠穿孔时,由于消化液对腹膜的化学刺激,腹痛呈刀割样痛,病人平卧不敢翻身、不敢深吸气,甚至拒绝触摸腹部。

（2）消化道症状

1）厌食:小儿急性阑尾炎常先有厌食后有腹痛发作。

2）恶心、呕吐:可由严重腹痛引起,呕吐常发生于腹痛后。消化性溃疡穿孔可伴呕吐;急性胆囊炎常伴呕吐;急性阑尾炎病人呕吐常在腹痛后 3~4 小时出现;急性胃肠炎则相反,发病早期频繁呕吐;高位小肠梗阻呕吐出现早且频繁;低位小肠或结膜梗阻呕吐出现晚或不出现。呕吐物的颜色、内容及呕吐量与梗阻部位密切相关:呕吐物为宿食,不含胆汁见于幽门梗阻;呕吐物混有胆汁者提示梗阻部位在胆总管汇入十二指肠以前;梗阻部位在小肠,呕吐物为褐色,混浊含有渣滓;呕吐后腹痛减轻者可能为小肠梗阻;上腹钻顶样疼痛伴吐蛔虫,提示胆道蛔虫症;呕血或吐咖啡样物为上消化道出血;呕吐物呈咖啡色,有腥臭味可能是急性胃扩张;呕吐物为粪水样,常为低位肠梗阻。

3）排便情况:如腹痛后停止排便、排气,常为机械性肠梗阻;腹腔内有急性炎症病灶常抑制肠蠕动,也可引起便秘;大量水样泻伴痉挛性腹痛提示急性胃肠炎;小儿腹痛、排果酱样便是小儿肠套叠的特征;脐周疼痛、腹泻和腥臭味血便提示急性坏死性肠炎。

（3）其他伴随症状:腹腔内炎症病灶一般可伴有不同程度的发热,如化脓性阑尾炎、化脓性胆囊炎等。重症感染者可有寒战、高热,如急性重症胆管炎。贫血、休克可能有腹腔内出血或消化道出血。梗阻性黄疸可见于肝、胆、胰疾病。有尿频、尿急、尿痛、血尿、排尿困难等,提示泌尿系疾病。

2. 体格检查　首先对病人全身状况做一般检查,重点检查腹部体征。

（1）全身情况:对全身情况的观察对急腹症病人十分重要,可初步判断病情的轻、重、缓、急,是否需要作一些紧急处置,如输液、输血、解痉、镇静、给氧等,然后再做进一步的检查。对危重病人,可重点地进行问诊和最必要的体查后先进行抢救生命的处理,待情况允许再做详细检查。内容包括病人神志、回答问题的能力,表情、体位、疼痛或不适的程度等。表情痛苦、面色苍白、出汗、仰卧不动或蜷曲侧卧、明显脱水、黏膜干燥、眼窝凹陷、呼吸浅快等提示病情较重。心率快伴低血压,提示存在低血容量。胆道疾病可有巩膜及皮肤黄染。外科急腹症发病时体温多正常,如高热则应考虑感染性疾病。

（2）腹部检查:范围包括上至乳头,下至两侧腹股沟口按视、触、叩、听的顺序进行检查,但亦不能忽视心肺检查。

1）视诊：急性腹膜炎时，腹式呼吸运动减弱或完全消失；全腹膨胀是肠梗阻、肠麻痹或腹膜炎晚期的表现；不对称性腹胀，可见于闭袢性肠梗阻、肠扭转等，如有腹部切口瘢痕可能为肠粘连所致梗阻；急性胃扩张，可见上腹胃蠕动波；小肠梗阻时，可见阶梯样小肠蠕动波；腹式呼吸浅而快提示存在腹膜刺激征。注意两侧腹股沟区有无肿物或疝，脐周有无静脉曲张，有无出血点或出血斑等。

2）触诊：是最重要的腹部检查方法。触诊手法应轻柔，从非疼痛区域开始，最后检查病变部位。着重检查腹膜刺激征，腹部压痛、肌紧张、反跳痛的部位、范围和程度。腹部压痛最显著的部位往往是病变之所在，如阑尾炎早期，主诉疼痛在脐周，但压痛点却在右下腹；溃疡并穿孔出现全腹膜炎时，压痛仍以上腹病变区最明显。肌紧张是壁层腹膜受刺激所引起的反射性的腹肌痉挛所致，且不受病人的意志所支配，为腹膜炎的重要客观体征。轻度肌紧张是早期炎症或腹腔内出血刺激所致。明显肌紧张见于较重的细菌性感染的炎症刺激，如化脓坏疽性阑尾炎、肠穿孔等。高度肌紧张时腹壁呈"板状腹"，主要见于胃、十二指肠穿孔或胆道穿孔早期，腹膜受胃液、胰液、胆汁的强烈化学性刺激所致；腹膜炎时间较长时，由于腹腔渗液增加、消化液被稀释、支配腹膜的神经麻痹等，腹肌紧张程度反而减轻。结核性腹膜炎，触诊呈揉面感。须注意，老年人、衰弱者、小儿、经产妇、肥胖者及休克病人，腹膜刺激征常较实际轻。

3）叩诊：先从无痛区开始，用力要均匀。叩痛最明显的部位往往是病变存在部位。肝浊音界消失提示有消化道穿孔致膈下存在游离气体。移动性浊音阳性是腹腔积液的体征，说明腹腔内有渗液或出血。

4）听诊：腹部听诊有助于对胃肠蠕动功能做出判断。一般情况下选择右下腹近脐部听诊，其他部位也可听诊。主要听诊肠鸣音的有无、频率和音调。肠鸣音活跃、音调高、音响较强、气过水声伴腹痛，提示有机械性肠梗阻；肠鸣音消失是肠麻痹的表现，多见于急性腹膜炎、小肠缺血、绞窄性肠梗阻晚期；低血钾时肠鸣音减弱或消失，幽门梗阻或胃扩张时上腹部有振水音。

（3）直肠指检：对急腹症病人应重视直肠指检。直肠指检时，注意肛门是否松弛，直肠温度，直肠内有无肿物、触痛，指套有无血迹和黏液等。盆腔位阑尾炎可有右侧盆腔触痛，盆腔脓肿或积血时直肠膀胱陷凹处呈饱满感、触痛或波动。

（二）鉴别判断

以下列举常见急腹症的诊断和鉴别要点。

1. 胃十二指肠溃疡急性穿孔　根据既往溃疡病史，突然发生的持续性上腹剧烈疼痛,很快扩散到全腹,常伴有轻度休克症状或查体时有明显的腹膜刺激征,特别是肝浊音界缩小或消失。X线检查膈下有游离气体,即能确诊。

2. 急性胆囊炎 起病常在进油腻食物后,右上腹部剧烈绞痛,放射至右肩及右背部。体检时右上腹部有压痛和肌紧张,Murphy 征阳性。B超检查显示胆囊增大、壁厚,并可见胆囊结石影,有助于诊断和鉴别诊断。

3. 急性胆管炎 剑突下剧烈疼痛,可放射至右肩部,伴寒战、高热,可有黄疸,病情加重时可出现休克和精神症状,B超见胆管扩张及结石影,可辅助诊断。

4. 急性胰腺炎 多于暴饮暴食或饮酒后发病,上腹偏左侧腹痛,持续剧烈,可向肩部放射,恶心、呕吐后腹痛不缓解,胰腺投影区可有腹膜炎;可有腹胀,表现为麻痹性肠梗阻,化验血或尿淀粉酶明显升高。CT检查胰腺弥漫性肿大、密度不均,胰腺坏死时呈皂泡征、胰周积液,可确诊。

5. 急性阑尾炎 通常具有转移性腹痛和右下腹固定压痛的临床特点,当炎症加重时表现有局限性腹膜炎,当阑尾穿孔时则出现全腹膜炎,此时仍以右下腹体征为重。

6. 小肠急性梗阻 首发症状为突然剧烈的腹部绞痛,腹痛时伴肠鸣,疼痛部位常位于脐周,间歇期无疼痛,腹痛时常立即发生恶心、呕吐,呕吐后腹痛可减轻。高位梗阻呕吐出现早且频繁,无明显腹胀;低位梗阻呕吐出现晚或无呕吐,腹胀明显。梗阻发生后肛门排气排便停止。腹部视诊可见蠕动波或扩张的肠袢。听诊肠鸣音活跃,有高调肠鸣及气过水声。腹部立位片显示小肠扩张充气,并见明显的液气平面,即可确诊。如腹痛加剧呈持续性,出现腹膜炎体征,提示有肠坏死或肠穿孔。B超对肠套叠造成的肠梗阻具有诊断作用。

7. 腹部钝性伤后急性腹痛 腹部钝性伤引起腹腔内实质脏器和或空腔脏器损伤,表现为急腹症的症状和体征,腹腔实质脏器破裂出血,腹痛持续但不重,临床主要表现为心率快、血压低等急性失血征象或失血性休克,腹穿抽出不凝血,B超或CT检查可显示肝或脾裂伤及腹腔内积血,即可诊断腹部立位片见膈下游离气体提示空腔脏器破裂。腹腔内容物进入胸腔提示有膈肌破裂;腹穿抽出大量澄清液可能为膀胱破裂;抽出胃肠内容物为消化道破裂。

8. 妇产科疾病致急性腹痛

(1)急性盆腔炎:淋球菌感染较多见,多见于年轻人。表现为下腹痛、发热,下腹压痛、反跳痛,阴道分泌物多,宫颈举痛,后穹窿触痛明显。经后穹窿穿刺抽得脓汁,涂片可见白细胞内有革兰氏阴性双球菌,即可诊断。

（2）卵巢肿瘤蒂扭转:其中卵巢囊肿蒂扭转较为常见,其发作突然,左或右下腹剧烈疼痛,出现腹膜炎提示肿瘤坏死,经阴道和下腹双合诊及盆腔 B 超检查可确诊。

（3）异位妊娠:输卵管妊娠破裂最为常见。突发下腹痛,可出现腹膜炎,心率快、血压低,提示有内出血,体检压痛和肌紧张不明显,反跳痛明显,阴道有不规则流血,宫颈呈蓝色,后穹窿或腹腔穿刺抽出不凝血,即可确诊。化验 HCG 试验阳性,B 超检查也有助于诊断。

四、救治与护理

（一）救治原则

1. 救治基本原则　急腹症的病因虽然不同,但救治原则有一定相似之处。基本原则是保护生命、减轻痛苦、预防并发症和积极的对因治疗。治疗分手术治疗和非手术治疗,非手术治疗的指征是:

（1）病因不明且病情不重、全身情况较好,腹腔渗出不多、腹胀不明显者。

（2）急腹症早期尚未并发急性弥漫性腹膜炎者,或炎症已有局限趋势、临床症状有好转者。

（3）年老体弱、合并其他严重疾病不能耐受手术者,或者发病已超过 3 天,腹腔内炎症已局限者。以上病人可采用非手术治疗进行观察,根据病情发展决定是否实施手术治疗。

2. 体位　无休克的急腹症病人可选择半卧位或斜坡卧位,目的是局限腹腔内渗出物、控制感染、松弛腹肌、减轻疼痛以及改善呼吸循环情况等已发生休克者,应采取休克体位。注意经常更换体位,防止并发长期卧床的合并症。

3. 控制饮食与胃肠减压　对病情较轻的病人,可给流质饮食或半流质饮食,但应严格控制进食量。对病情严重者,必须禁食、禁饮,以免万一有胃肠道穿孔而加重腹腔感染,疑有空腔脏器穿孔、破裂,腹胀明显者放置胃肠减压。急腹症合并腹膜炎的病人处于超高代谢状态,目前主张在输入葡萄糖供给一部分热量的同时应输入支链氨基酸,以减少机体对自身蛋白质的消耗。对于病情严重、预计不能长期进食的病人,应及早考虑行胃肠外营养。

4. 纠正水、电解质紊乱和酸碱失衡　根据急腹症病人的全身情况,进行补液治疗。对病情严重者,应多输胶体,以补充腹腔大量渗液所致的低蛋白血症。对休克病人,应根据血流动力学监测的结果调整补液方案。

5. 应用抗生素　急腹症多为腹腔内炎症和脏器的穿孔所引起,因为多有感染,是抗生素治疗的确定指征。一般是在尚未获得细菌培养和药敏试验结果的情况下开始用药,属于经验性用药。宜采用广谱抗生素,且主张联合用药。上消化道穿孔可用青霉素、链霉素或头孢菌素;中、下消化道穿孔时,庆大霉素和克林霉素联合使用对混合感染有一定疗效。应迅速采集感染标本进行细菌培养,明确病原菌及其对抗生素的敏感情况,尽早实行针对性用药。对合并严重感染者,可加用肾上腺皮质激素。

6. 镇静、止痛 对诊断明确、治疗方案已确定、剧烈疼痛的急腹症病人,用哌替啶类镇痛药可以控制疼痛、安定情绪,并使病人得到充分休息和恢复体力。但对诊断未明、仍处于观察期的急腹症病人,禁用麻醉镇痛剂如吗啡、哌替啶等药物,以免掩盖病情,影响病情的观察,必要时可用解痉剂如阿托品654-2等。急腹症病人不能用腹部热敷方法止痛,因为热敷可减轻疼痛而掩盖症状,影响诊断,而且若有腹腔脏器出血,热敷可使血管扩张而加重出血。

7. 对症治疗 对不同病因、不同病情的急腹症病人,采取相应的对症处理。如缺氧者,给予氧疗;呼吸困难者及时行机械辅助呼吸;合并黄疸者,可给予维生素 K 和保肝药物;急性出血坏死性胰腺炎,应及时补钙等。

8. 手术治疗 手术是急腹症的重要治疗手段,凡下列情况者均需当机立断采用剖腹探查。

（1）腹腔内病变严重者,如腹腔内脏器破裂、穿孔,绞窄性肠梗阻,炎症引起胃肠道坏死,胆系严重感染等引起腹膜炎。

（2）有进行性内出血征象,经过输血、补液、止血剂等治疗措施,病情不见好转,或一度好转迅即恶化者。

（3）腹腔内空腔脏器穿孔,腹膜刺激征严重或有扩大趋势者。

（4）肠梗阻疑有血运供应障碍,有绞窄坏死者。

（5）突发性剧烈腹痛,病因不明,但有明显腹膜刺激征,经短期治疗后不见缓解或反而加重者。

（二）护理重点

1. 稳定病人情绪 急腹症往往给病人的心理上造成较大的恐慌,特别是剧烈疼痛的病人常有濒死感,因此护士在接诊时,应主动安慰病人,使其优先就诊。同时,避免在病人面前谈论病情的严重性。

2. 密切观察病情 对未明确诊断的急腹症病人,进行严密观察,严密观察是诊断中极为重要的一个步骤。观察期间要反复检查病情演变,并根据这些变化综合分析,以便尽早做出诊断,不致贻误诊疗时机。

（1）一般情况的观察:除体温、脉搏、呼吸、血压外,还应包括神态、面色、脱水程度、有无反应迟钝、皮肤苍白、出冷汗、烦躁不安等休克前兆症状的观察。通过观察有无凝血时间延长,有无血压下降、出血、少尿、尿半腰背痛、呼吸困难、发绀等,判断是否有并发 DIC 的前兆。留置胃管和导尿管,做好各种管道的护理,保持输液通道通畅,准确记录出入量。

(2)特殊症状的观察:①腹痛:是急腹症病人的重要主诉,要严密观察有无腹痛的性质、部位、腹痛时间的长短和有无规律,有无反射痛等。一般腹痛持续 6 小时以上不见缓解者,多属于外科疾患。②恶心呕吐:也是急腹症状的主要症状之一,早期为反射性,是由腹膜或肠系膜神经末梢受刺激所致,一般较轻。晚期急腹症常因毒素吸收刺激延髓中枢而引起。逆流性呕吐是胃肠道蠕动障碍所致,多发生在病后 2~3 天,高位性肠梗阻时呕吐早而频繁,多呈持续性;低位性肠梗阻呕吐较晚,多有粪样呕吐物;一般炎症性外科急腹症呕吐多在腹痛之后等。③排便异常:腹膜腔炎症的早期,常因肠道受到刺激蠕动加强,排便次数增多。腹痛伴有停便,是肠道机械性梗阻的特点之一,临床常见结肠梗阻和腹腔内脏炎症大多表现为急性便秘等。

3. 遵循"五禁四抗"原则 "五禁"即禁食、水,禁用镇痛药,禁热敷,禁灌肠及使用泻剂,禁止活动;"四抗"即抗休克,抗感染,抗水、电解质和酸碱失衡与抗腹胀。在急腹症未明确诊断前,尤其应遵循以上原则。

4. 补液护理 补液可纠正休克,改善水、电解质和酸碱失衡,控制感染以及补充营养,是治疗急腹症的重要措施,应迅速建立静脉通路,按输液和治疗方案执行,并根据各种监测结果随时调整方案。

5. 术前准备 根据病情完成各种标本的送检,包括血常规、出凝血时间、尿糖、血清电解质、肝肾功能等,以及备皮、各种药物过敏试验、配血试验和术前用药等。

6. 术后护理要点 急腹症手术多为急诊手术,术后较易发生各种合并症,而且术后治疗工作量大。因此加强术后护理,是保证急腹症手术效果、减少并发症、促进病人康复的重要环节,应予高度重视。

(1)严密观察病情

1)生命体征的观察:手术后病人的一般情况可得到迅速改善,但由于麻醉和手术亦对机体造成一定影响,因此术后应监测生命体征,对病情危重、手术复杂、血压不稳定者,尤应重视。体温是术后有无感染的敏感指标,若术后持续高热不退或体温下降数日后又出现"反跳",提示感染未控制或术后继发感染,应密切观察体温变化,并采取有效抗感染和降温措施。

2)术后出血的观察:观察伤口和各种引流管有无出血现象,伤口敷料有无浸湿,若发现持续、多量出血,应考虑手术所致的出血并发症,应及时处理。术后早期出血的腹部体征常因伤口疼痛、腹胀等被掩盖,故观察时应结合生命体征、全身情况的变化综合分析,以求早发现、早处理。

3）肠蠕动恢复情况的观察：腹胀是急腹症病人术后的常见症状，多为急性胃扩张、胃肠蠕动抑制和低血钾等原因引起，而且肠蠕动恢复较慢，一般术后 2~3 天内病人出现"气胀痛"。病人主诉有排气是肠蠕动恢复的重要标志，护士可采用听诊肠鸣音和肛管排气等方法观察病人的肠蠕动恢复情况，一般应在 24~72 小时内恢复。

（2）维持水、电解质平衡：术后由于禁食和胃肠减压，加之创伤、失血、感染、消化功能减退，肝细胞功能受损等原因，易造成电解质紊乱。大量胃肠液丢失的病人以低血钠、低血钾多见，要根据生化检查和血气分析结果，及时补充丢失的成分，特别要注意补钾的原则，合理安排好用药的时间和顺序，以维持水和电解质的平衡。

（3）引流管的护理：急腹症手术后病人身上常带有多种引流管。应做好鼻导管、胃管、导尿管、T 形引流管、空肠造瘘管、胃造瘘管、腹腔双套管、腹腔灌洗管、静脉留置针等管道的管理。加强管道的固定，保证连接通畅牢固，注意无菌操作。对神志不清或不合作者，必要时可束缚肢体，防止躁动而拔管。并记录引流物的量、性质和颜色。发现引流管脱出应及时处理。

（4）镇痛、镇静：适当应用止痛药，如静脉注射哌替啶，使病人充分休息，对术后恢复有利。但切忌频繁用药，以免抑制呼吸或成瘾。

（5）饮食护理：术后 24 小时内或肠蠕动未恢复者，一律禁食；待肛门排气后，可给少量流质或半流质饮食，并密切观察病人进食后情况，根据病情改善逐渐调整饮食。

（6）预防感染：术后由于长时间不能进食、胃肠胀气、伤口疼痛、机体抵抗力下降和吻合口愈合不良等，除腹腔炎症扩散外，且易导致全身性感染及其并发症，如肺炎、败血症等。因此术后的抗感染仍然十分重要，必须使用有效的抗生素治疗。要注意更换敷料，病人清醒后取半卧位；加强口腔护理和预防压疮护理；鼓励和协助咳嗽，以减少肺部并发症的发生。

第十节 咯 血

一、概述

喉及喉部以下的呼吸道和肺出血，经口咳出者称为咯血。咯血的临床过程难以预料，初始即使少量带血，也可能是大量的致命性咯血的先兆。咯血不论量多量少，一般都说明内脏器官存在着一定程度的病变，而且快速而频繁的咯血，即使出血量少，也可能刺激声门或支气管痉挛而导致窒息咯血，应予以高度重视。

二、病情评估

（一）病因和发病机制

咯血的病因多达 100 余种。最常见的（占 90%）可分为四大类：

1. **感染性疾病** 如肺结核、支气管炎、支气管扩张症、肺炎（肺脓肿）、肺部真菌病，血液多来自病变区域的扩张的支气管动脉或 Ramussen 动脉瘤，或因干酪样（结核）病变坏死、溶解而蚀破血管。

2. **支气管肺癌。**

3. **心血管疾病** 如风湿性心脏病、肺栓塞、肺静动脉瘘、高血压病等。二尖瓣狭窄病人咯血的原因主要为肺动脉高压，而肺栓塞病人往往直接原因为肺动静脉和支气管动脉的损伤而出血。

4. **其他全身性疾病** 如血液病凝血功能障碍、尿毒症、流行性出血热、肺出血肾炎综合征、子宫内膜异位症等。其中主要是呼吸系统疾病，肺结核居首位，约占 1/3，其次为支气管扩张，支气管肺癌亦居前列（表 4–13）。

表 4–13 引起咯血的多种疾病

支气管疾病	肺和肺血管疾病	全身性疾病
支气管扩张	肺结核	血液病
支气管肺癌	肺炎	钩端螺旋体病
支气管内膜结核	肺脓肿	流行性出血热
慢性支气管炎	肺淤血或肺水肿（包括二尖瓣狭窄）	子宫内膜异位症
支气管腺瘤	肺梗死	肺出血 – 肾炎综合征
结核性支气管扩张	右中叶综合征	
非特异物支气管炎症	肺转移癌	
支气管静脉曲张	尘肺	
	肺寄生虫病	
	肺间质纤维化	
	特发性含铁血黄素沉着症	

（二）鉴别是否为咯血

1. **鼻、咽和口腔部出血** 尤其是后鼻腔或咽及牙龈出血可自口腔吐出，易误诊为咯血，但病人多有鼻咽部和口腔部患病史，口腔和鼻咽镜检查可见局部破损，另外鼻咽部出血病人多有后吸和吞咽动作。

2. **咯血与呕血的鉴别** 查清血来自呼吸道（咯血）还是消化道（呕血）

极为重要。两者的鉴别并不困难,但若病史不清、出血急剧时仍需仔细鉴别(表4-14)。

表 4-14 咯血与呕血的临床鉴别

	咯血	呕血
出血途径	经气管咯出	经食管呕出
颜色和性状	色鲜红、泡沫状	暗红或咖啡色、无泡沫
伴随物	混杂食物或胃液	常混有痰液
pH	碱性	酸性
前驱症状	咯血前常有喉部瘙痒	呕血前常有上腹不适或恶心
出血后表现	血痰	黑便
病史	肺或心脏病史	胃或肝病史

（三）判断严重程度

1. 小量咯血　24 小时咯血量 <100ml（痰中带血）。见于支气管炎、肺炎、支气管肺癌的病人。

2. 中等量咯血　24 小时咯血量在 100~400ml。见于支气管异物、外伤、急性肺水肿、支气管扩张、肺结核的病人。

3. 大咯血　大量咯血,多见于肺结核空洞内小动脉破裂等病人。见于以下任一情况:

（1）一次咯血量 >100ml。

（2）24 小时咯血量 >500ml。

（3）48 小时咯血量 >600ml。

（4）持续咯血需输液以维持血容量。

（5）咯血引起气道阻塞而发生窒息。

（四）判断是否发生窒息

咯血窒息是咯血致死的主要原因,需严加防范,并积极准备抢救。常见原因有:

1. 大量咯血阻塞呼吸道。

2. 病人体弱、咳嗽无力或咳嗽反射功能下降,无力将血液咯出。

3. 病人极度紧张,诱发喉头痉挛。若病人咯血后突然出现胸闷、呼吸困难、急要坐起、端坐呼吸、烦躁不安或张口瞪目、面色苍白、气憋、唇甲发绀、冷汗淋漓等表现时,需警惕发生大咯血窒息,应积极处理。

（五）寻找病因

咯血量、性状、发生时间和持续时间及痰的性状对推测咯血病因有重要价值。脓性痰伴咯血多见于支气管炎、支气管扩张或肺脓肿;肺水肿多见于泡沫痰;长期卧床,有骨折、外伤及心脏病、口服避孕药者,咯血伴胸痛、晕厥应考虑肺栓塞;青少年咯血提示肺结核可能;40岁以上男性持续性痰中带血或血痰,应考虑支气管肺癌的可能性;有生吃螃蟹或蝲蛄史者,应考虑肺吸虫病;咯血与月经周期有密切关系,可能为子宫内膜异位症。根据临床表现、实验室检查和必要的辅助检查,可对咯血病因做进一步的鉴别。

三、救治与护理

(一)咯血的治疗

1. 药物治疗

(1)一般止血药:氨甲苯酸(对羧基苄胺):0.1~0.2g加入10%葡萄糖液20~40ml中缓慢静注,每日2~3次,最大剂量为2g/d,本药有很强的抗纤维蛋白溶解作用,毒性较低。6-氨基己酸:4~6g加入10%葡萄糖250ml中静滴,15~30分钟内滴完,每日2或3次,本药能阻止纤维蛋白溶酶的形成,从而抑制纤维蛋白的溶解,达到止血的作用。止血敏0.5~1.0g,加葡萄糖液250ml稀释后静滴,每日2或3次,可增加毛细血管抵抗力和增加血小板功能。其他尚有维生素K类、云南白药等。临床上一般选用1~3种作用机制不同的止血药物配合应用,应避免过量或过多的应用,以防病人呈高凝状态和血栓形成。

(2)垂体后叶素:其作用为直接兴奋血管平滑肌,使内脏小动脉收缩,减少肺循环血量,使肺循环血压降低,体循环血压升高,促进血小板凝集形成血栓而止血,疗效迅速而显著,故有"内科止血钳"之称,如无禁忌证应首选使用。大咯血时可用5~10U溶于20~40ml生理盐水或葡萄糖液后缓慢静脉注射,而后10~20U加5%葡萄糖500ml静脉滴注维持治疗,必要时6~8小时重复一次,或2~6小时重复静脉注射。用药时病人可有面色苍白、出汗、心悸、胸闷、腹痛、便秘及过敏反应等副作用。冠心病、高血压、动脉硬化、肺心病、妊娠病人要慎用或不用。

(3)普鲁卡因:具有扩张血管,降低肺循环压力作用。常用300~500mg加5%葡萄糖500ml静脉滴注,每日2次,见效后减量。或50mg加25%葡萄糖液20~40ml静脉缓慢注射,4~6小时1次。对垂体后叶素禁忌者尤为适用。少数人对此药过敏,首次应用时应做皮试。

(4)血管扩张药:该类药物扩张血管,降低肺动脉压,减少肺血流量。由于全身血管阻力下降,回心血量减少,促使肺血管床流向肢体。常用药物有酚妥拉明,系α受体阻滞药,用量10~20mg加5%葡萄糖250~500ml,缓慢静脉滴注,连用5~7天,滴注过程中需监测血压,血容量不足时易引起血压下降,故应在补足血容量的基础上应用。此药也可使心率增快,但一般不影响治疗。

（5）鱼精蛋白注射液：鱼精蛋白为肝素拮抗剂，可使肝素迅速失效，尤适用于肝素抗凝治疗时因肝素过量而导致咯血者。此药有加速凝血止血作用，对凝血机制障碍或肝功能不良的病人，小量咯血也有较好的效果。剂量每次50~100mg加5%葡萄糖40ml缓慢静脉注射，每日1或2次，连续使用不得超过72小时。

（6）肾上腺皮质激素：具有非特异性抗炎，抗过敏和降低毛细血管通透性作用，可抑制肥大细胞脱颗粒反应，降低体内肝素水平，缩短凝血时间。经一般治疗和应用垂体后叶素无效者可加用此药。文献报道对浸润型肺结核，肺炎所致咯血效果较好，但应用激素的同时应加强抗结核，抗感染治疗，以避免炎症播散，一般可口服泼尼松，每日30mg，见效后逐渐减量，疗程不超过2周。或用氢化可的松，每日100~300mg，用3~5天。用前要注意病人有无皮质激素使用的禁忌证。

（7）巴曲酶注射液（立止血）：作用与凝血酶类相似，可促进出血部位的血小板聚集，血液凝固形成血块，纤维蛋白原裂解为纤维蛋白，并可直接作用于激活组织和血液的凝血酶达到止血作用。用法：成人1~2U，儿童0.3~1.0U，静脉或肌内注射，每日1~2次。静脉注射后5~10分钟可产生作用，作用持续24小时。肌内注射后20~30分钟见效，作用持续48小时。

（8）缩宫素：大剂量缩宫素可直接扩张静脉和外周小动脉，减少回心血量，从而减少循环血量和降低肺动脉压，达到止血的目的。用法：缩宫素5~10U加入10%葡萄糖20ml内缓慢静推，然后10~15U加入500ml液体内静滴，每日总量40~50U。缩宫素系脑垂体后叶素成分之一，但不含加压素，故对高血压、动脉硬化伴咯血者比用垂体后叶素安全。孕妇禁用。

2. 输血　当咯血量大，出现失血性休克，或反复多次咯血，病人出现重度贫血，或因凝血障碍而咯血不止时，需要及时补充血容量和凝血因子。输血以少量多次输入新鲜血为宜。一般情况下输血不作为咯血的常规治疗手段。

3. 萎陷疗法　①人工气胸：在患侧胸腔注入气体压缩出血部位。此法适用于能确定出血部位，且出血部位又位于一侧肺的上部的中外带，首次注气量为500~600ml。②人工气腹：在腹腔内注入气体，使膈肌上升，全肺松弛，病变部位的组织松弛。此法适用于肺部病变多，无肯定的出血部位，或肺上部的内带、中部和下部的病变出血，首次注气量为1000~1500ml，视个体不同，注气量不同，腹腔压力达到正压15mmHg，才能保证止血效果。这两种方法均能使肺组织受压，体积缩小，支气管扭曲，局部血流减慢、减少、血压下降；另外肺被压缩后，呼吸运动受到限制，出血病变部位的肺组织获得相对休息，有利于血小板的聚集凝固，血块形成，而有利于止血。不论人工气胸或气腹疗法,均要求病人的肺功能足够好,能代偿因部分肺萎陷而带来的呼吸面积减少。

4. 选择性支气管动脉栓塞或支气管　肋间动脉栓塞,止血机制为大咯血基本来源于体循环的支气管动脉,极少来源于肺循环的肺动脉,前者血压为后者的 6 倍。大咯血一般都是动脉出血,很少是静脉出血。适应证:①内科治疗无效而危及生命的大咯血;②可以手术的大咯血病人术前准备,先止血,以后择期手术,降低手术死亡率与并发症;③支气管动脉造影检查无脊髓前动脉与支气管动脉或肋间动脉相交通。禁忌证:①对碘过敏,不能进行支气管动脉造影;②支气管动脉造影检查发现脊髓前动脉发源于支气管动脉或肋间动脉者,不能注入造影剂,也不能行栓塞治疗,以避免造成横断脊髓炎。方法:经股静脉插管,将漂浮导管插入,做支气管动脉造影,可见病变区域支气管动脉分支增生、扩张、变形,注入造影剂,可见到明确的出血部位,注入明胶海绵等栓塞剂,可较快达到止血效果。

5. 应用支气管镜和纤维支气管镜行局部止血治疗　肺功能差,不适于手术治疗的大咯血病人,可考虑做局部止血治疗。方法:①经硬质支气管镜放入填塞气囊来止血和防止血流扩散至健侧肺;②经纤维支气管镜辨认出血的段、叶支气管口,然后将聚乙烯导管由活检孔插入至病变部位,并注入冷(4℃)生理盐水 50ml 留置 30~60 秒钟后吸出,连续数次。因冷刺激使血管收缩而止血,或注入凝血酶溶液 5ml(100U/ml)或肾上腺素溶液(1:2000)1~2ml,亦有用血管气囊导管自纤维支气管镜活检孔插入至出血部位的段、叶支气管腔,注入气体,吹胀气囊后留置,经 24 小时后放松气囊观察,若无继续出血即可拔除气囊导管。在上述操作过程中可能刺激病人咳嗽而促发咯血,应做好各种急救准备。

6. 外科治疗　适应证:

(1)24 小时咯血超过 600ml,经内科治疗无效的病人。

(2)反复大咯血,有发生窒息可能的病人。

(3)病变局限于一侧肺,而另一侧肺无病灶或病灶稳定的病人。

(4)一般状态可接受手术治疗。

(5)有明确的出血部位。

禁忌证:

(1)出血部位不能确定者。

(2)全身有出血倾向者。

(3)全身状态差,肺功能代偿不全,肺活量 <40%,FEV_1<40% 者。

(二)咯血的护理

1. **休息和镇静**　保持室内安静,经常通风,阳光充足,稳定病人情绪,保证病人充分休息,帮助病人床上进餐,尽快恢复体力。①少量咯血,如痰中带血者,一般无需特殊处理,适当减少活动量,避免剧烈活动,鼓励病人轻咳,将余血咳出,避免将血液留在呼吸道内或吞咽血液。②中量咯血者,应卧床休息。③大咯血病人,应绝对卧床休息,以咯血停止 1 周为宜,反复咯血则需卧床 10~15 天,卧床休息期间注意防止便秘。严密观察其窒息先兆,防止病人发生窒息,尽量减少搬动,并采取患侧卧位,头偏向一侧,尽量避免血液流向健侧肺,若不能明确出血部位,可暂时取平卧位。对精神紧张、恐惧不安者,必要时可用适量镇静剂。咳嗽剧烈的病人,可适当给予止咳药。禁用吗啡,以免过度抑制咳嗽,使血液及分泌物淤积气道,引起窒息。对活动期病人做好消毒隔离护理,咯血病人咯出血液或者痰中带有大量的微生物,应用厚纸包裹焚烧,或用等量的 20% 漂白粉溶液混合搅拌消毒浸泡 2 小时后弃去。

2. 咯血期的护理　中、大量咯血时,病人连声咳嗽,咯血频率增加,随着出血量的不同可出现面色苍白、出冷汗、口渴、心慌、头晕、少尿、脉搏加快、呼吸急促,尤其警惕突发的惊恐,不能言语及紫绀,严重者血压下降、窒息,甚至休克等表现。护理时应嘱其勿紧张,消除焦虑情绪并迅速建立静脉通路,及早应用止血药和必要时输入新鲜血液,给予低流量吸氧,同时要密切观察神志、呼吸、脉搏、血压等生命体征的改变。

3. 严密观察病情变化　指导病人正确咯血,有痰有血尽量咯出,大咯血秋冬季发病率较高,在 24h 内随时都可以发生,但午夜和天亮前后发生率更高,其原因是夜间呼吸中枢兴奋性降低,迷走神经功能亢进,激素水平降低,相应的机体应激能力降低,防御功能也降低。夜间肺活量减少,肺静脉压增高。所以要密切观察病情,特别是对年老体弱、有咯血史又咳嗽无力的病人更要重点观察,及早发现咯血窒息的先兆表现,及时采取抢救措施。

4. 并发症的护理

（1）失血性休克:咯血导致失血性休克并不常见,只有在大量咯血、病人原血容量偏低等情况下偶可发生。病人因血容量急剧减少而致失血性休克,若不积极治疗,病人可在短时间内死亡。

预防抢救休克的措施如下:

1）病人出现咯血即应建立静脉通路,以保证咯血量大时静脉用药、补液、输血用;

2）对于咯血病人常规检查血型,以备输血时用,在病人短时间内咯血量超过 500ml 以上即应配血,出现休克表现立即输血;

3）对于大咯血病人即刻使用垂体后叶素等药物治疗（方法、用药详见前述）;

4）补充血容量可用生理盐水、葡萄糖液、中分子右旋糖酐;

5）辅助应用升压药物，如阿拉明、多巴胺，补充血容量和使用升压药，使血压回升至略低于正常，若血压回升过高，可促进咯血；

6）对有发生咯血休克危险的病人，早期考虑其他有效的止血措施，如手术治疗、支气管动脉栓塞等治疗措施。

（2）窒息：这是大咯血最严重的并发症，可导致病人迅速死亡。肺部病变广泛、肺功能差、年老体弱的病人，在大咯血时容易出现窒息。有时病人因惧怕咯血而有意抑制咳嗽也容易促进窒息发生。窒息主要是由于血块阻塞气管或支气管而引起，有时因咯血量较大，来不及咯出，有时咯血量少，或仅有一口血块，因病人无力咳嗽而引起窒息。还有些病人因精神紧张或因血液刺激呼吸道末梢神经，反射性引起喉头声门痉挛而引起窒息。因此，咯血窒息的发生不仅与咯血量有关，且与多种因素有关，遇有咯血病人，都要警惕窒息的发生。咯血窒息的表现：病人出现胸闷、憋气、冷汗、喉头咕噜作响，大口咯血或咯血突然中断，随即烦躁、发绀、呼吸窘迫、牙关紧闭、挣扎、抽搐、大小便失禁、昏迷。

咯血窒息的抢救措施：

1）排出积血，保持呼吸道通畅：病人一旦出现咯血窒息的表现，即刻把病人置于俯卧位，并呈头低脚高俯卧位，以开口器等物撬开牙关，挖出口中血块，拍打健侧背部。若大咯血持续，病人窒息的危险很大或濒临窒息者，应选择8号或者以上导管行紧急气管插管（选用大口径气管便于保持气道通畅，也便于插入气管进行检查和治疗），同时插入吸痰管，吸出口咽部血块，吸引器的导管可以向深处经声门进入气管，吸出气管、支气管内的血液。总之，咯血窒息抢救成功与否的关键是在尽可能短的时间内清除呼吸道积血，保持呼吸道通畅。

2）应用阿托品预防咯血窒息：阿托品除前述的治疗咯血的作用外，还可以抑制迷走神经，兴奋呼吸中枢，减少支气管分泌，解除窒息时的喉、声门、支气管痉挛，防止窒息缺氧而导致的脑水肿、肺水肿、心室颤动与心搏骤停。

3）气道阻塞解除后，立即予以高流量给氧，氧流量4~6L/min。

4）人工呼吸：自主呼吸微弱时，可用人工呼吸器辅助呼吸。

5）呼吸兴奋剂：尼可刹米、洛贝林静脉或肌注给药。

6）加强止血治疗，严密监护，预防再度窒息。

（3）肺不张：引起肺不张的原因：大量咯血，血液溢流或误吸，血块堵塞支气管；病人大量应用镇静剂、镇咳剂后抑制了咳嗽反射，或年老体衰，无力咳嗽，导致血液或支气管分泌物在气道内潴留。根据阻塞部位不同，可引起全肺、肺叶或肺段肺不张，若病人原有肺功能不全，发生肺不张时可引起急性呼吸衰竭或急性肺心病，脑缺氧发生脑功能衰竭。肺不张的处理原则：通畅气道,加强吸引或引流排痰,停用强镇咳、镇静药物,鼓励病人咳嗽。气道分泌物黏稠、不易咳出者,可酌情应用雾化吸入来湿化气道,酌情应用抗生素,祛痰药物。必要时可行支气管镜检查,并吸引排血,或用支气管灌洗方法清除气道内积血和分泌物。若气管镜吸引困难或无效,有手术适应证的病人可行手术治疗。

（4）吸入性肺炎:咯血后体温轻度升高（≤38.0℃）,常为血液吸收后引起的吸收热。但如果病人寒战、高热、剧烈咳嗽、咳脓痰,查血白细胞总数和中性粒细胞增加,胸片显示片状浸润阴影,常表明并发吸入性肺炎。应选用广谱强效抗生素治疗。如肺结核所致咯血,肺部炎症不能排除因结核病灶播散所致,应加用抗结核药物。

5. 饮食护理　大咯血时暂禁食,由静脉补充营养,咯血好转后可进流质高蛋白、高维生素、易消化的饮食,多食水果,保持大便通畅。告诫病人避免进食过急、过快,禁食鸡汤海鲜,或过热、较硬、辛辣刺激性食物引起呛咳,诱发或加重出血,止血后,可逐渐恢复正常饮食。

6. 心理护理　咯血病人精神紧张,易产生恐惧心理,恐惧不安会加重出血,增加咯血窒息的危险。护士应细心观察病人的情绪,及时向病人及家属做好解释和安慰工作,消除病人恐惧心理。同时护士应有高度的同情心和责任心,安慰和体贴病人,消除其紧张、恐惧的心理,鼓励病人树立战胜疾病的信心。当病人有咽喉发痒,胸闷发热、咳嗽、烦躁不安等咯血征兆时,护士应稳定病人情绪,让病人绝对安静卧床休息,指导协助病人采取患侧卧位,鼓励把积血轻轻咯出来以保持呼吸道通畅。少数病人由于经常小量咯血,对肺结核咯血的严重性认识不足,对自己咯血表现持无所谓态度,这需要医护人员耐心说服,认真讲解咯血可能出现的严重后果,使病人充分认识咯血的严重性,使其积极配合治疗和护理,可以有效地预防大咯血及咯血窒息。

第十一节　多　发　伤

一、概述

多发性创伤,简称多发伤,是指在同一致伤因素作用下,人体同时或相继有两个以上的解剖部位或器官受到创伤,且其中至少有一处是可以危及生命的严重创伤,或并发创伤性休克者。

多发伤需要与以下概念相区别:

1. 多处伤　是指同一解剖部位或脏器发生两处或两处以上的创伤,如一个肢体有两处以上骨折,一个脏器有两处以上的裂伤。

2. 复合伤 是指两种以上的致伤因素同时或相继作用于人体所造成的损伤。复合伤往往以一伤为主,其主要致伤因素在疾病的发生、发展中起着主导作用。伤情易被掩盖,多有复合效应,使整体伤情变得更为复杂。

3. 联合伤 是指创伤造成膈肌破裂,既有胸部伤,又有腹部伤,又称胸腹联合伤。因为有时腹部伤是否累及胸部或胸部伤是否累及腹部在诊断上很困难,因此,往往把此两处伤称为联合伤,从广义上讲,联合伤亦称多发伤。

二、病情评估

病因与临床特点:多发伤的病因多种多样,可为钝性损害和锐器伤。平时多发伤以交通事故最常见,其次是高处坠落,还有挤压伤、刀伤、塌方等,其发生率占全部创伤的 1%~1.8%。战时多发伤的发生率为 4.8%~18%,有时甚至高达 70%。

多发伤不是各部位创伤的简单叠加,而是伤情彼此掩盖、有相互作用的综合征。其临床表现特点如下:①伤情重且变化快,死亡率高;②休克发生率高;③低氧血症发生率高;④容易发生漏诊和误诊;⑤感染发生率高;⑥多器官功能障碍发生率高;⑦伤情复杂,处理矛盾多,治疗困难;⑧并发症发生率高。

(一)现场检伤分类

1. 现场迅速检伤 现场急救遵循以下流程:

(1)评估环境:立即查看现场,使伤者迅速脱离危险环境,避免在危险环境下救援,遭受二次伤害。

(2)查清伤情:若是 1 例伤员,医护人员立即检查。若是群体受伤,利用现场有利资源迅速展开救援。如请在场的其他人员帮助维持秩序、清点受伤人数,医护人员迅速将伤者按轻伤、重伤分类。其他人员协助安置轻伤员,医护人员集中精力救护重伤员。

(3)群体受伤:必须在第一时间判断伤员的轻重程度,将有生命危险者抢救后迅速送医院急救。

(4)检伤分类必须采取边检伤、边分类、边抢救的原则:对伤员的头、颈、胸、腹、骨盆、脊柱、四肢全面检查。注意倾听伤员或目击者的主诉,观察生命体征及受伤部位,检查是否存在隐蔽伤情,确定伤及的部位或脏器。

(5)避免二次伤害:检伤时尽量少移动或不移动伤员。按检伤症状、体征、伤情分为四类,可用:绿(轻伤)、黄(中度)、红(重度)、黑(死亡),将伤员标记分类。

(6)若是群体伤,医护人员分工明确、默契配合、紧张有序进行抢救,及时向医院通报伤情、人数,提供可靠信息做好抢救准备。

（7）可用挤压伤的 CRASH-PLAN 检伤顺序,即:C- 循环、R- 呼吸、A- 腹部、S- 脊柱、H- 头颈、P- 盆腔、L- 四肢、A- 动脉、N- 神经,进行全面检查。

2. 现场伤情分类 现场大批伤员急救通常采用 PTC 分类法能迅速、简单、准确地将有生命危险的重伤员区别达到快速转运目的。PTC 分类法主要包括七项指标,凡是有以下指征之一即属于第一批转运对象:

（1）BP<90mmHg（1mmHg=0.133kPa）,P>120 次 / 分,R>30 次 / 分 或 <12 次 / 分。

（2）头颈胸腹或腹股沟穿透伤。

（3）意识丧失或意识水平很低。

（4）腕关节或踝关节以上的创伤性截肢。

（5）连枷胸。

（6）有两处或两处以上长骨骨折。

（7）自 4.6m 以上高处坠落。

（8）PTC 分类法不足之处是伤员在短时间内症状体征表现不明显,真正的重伤员可能漏诊,因此现场检伤应密切结合伤情进行分析。

（二）病情的评估与判断

1. 初级评估 初级评估是指快速有序的检查伤员,包括复苏（如有需要）和快速有序地进行体格检查,确认有无可致命的危重情况并及时实施干预。一般要求在 2 分钟内快速有序的完成评估,只限处理危及伤者生命的问题。

初级评估的目的是:①确认是否存在致命性损伤并需要处理。②明确潜在的损伤。③判定处理伤员的优先次序。④根据评估实施恰当的救护,以降低死亡率及伤残率,改善预后。

初级评估可分为首阶段评估和次阶段评估,可用以下 ABCDEFGHI 口诀以助记忆。

（1）首阶段评估

1）A（airway）气道:检查气道同时保护颈椎。

2）B（breathing）呼吸:确保有效呼吸。

3）C（circulation）循环:通过检查和观察大动脉搏动、血压、外出血、皮肤颜色和温度、毛细血管再充盈情况判断病人的循环状态。

4）D（disability）能力丧失:主要评价伤者的神经情况,如伤者的意识水平、瞳孔大小和对光反射、有无偏瘫等。

5）E（exposure）暴露:将伤者完全暴露以便无遗漏的全面检查伤情,特别是主要伤情。

（2）次阶段评估

1）F（follow up）跟进:①监测生命体征。②辅助检查。③允许家属陪同伤员。

2）G（give comfort）关怀措施：护士主动对病人进行语言安慰，以减轻痛苦和不安情绪。

3）H（history）病史：伤前情况、受伤情况、了解伤员既往有无疾病、了解伤情、了解伤后的处理情况。

4）I（inspect）检查：进行全面的体格检查。

2. 重点评估

（1）颅脑外伤

1）意识状态：它是反映颅脑损伤病情最客观的指标之一，目前国际上多采用 Glasgow 昏迷评分法。

2）瞳孔：评估瞳孔大小、是否等圆及对光反射等变化。

3）头面部体征：注意头颅大小、外形，头面部有无外伤。

4）肢体运动、感觉情况。

5）辅助检查：病情允许时，尽早做 CT、MRI 检查，及时发现损伤。

（2）颈部外伤观察颈部外形与活动，有无损伤、活动性出血、血肿，特别应注意排除有无颈动脉损伤、颈强直、颈后部压痛和颈椎损伤。

（3）胸部外伤早期诊断主要依靠体检、胸部 X 线、CT 检查和胸腔穿刺。

（4）腹部外伤其发生率约占多发伤的 29.0%~63.9%，评估的关键是确定有无腹内脏器的损伤，伴有颅内损伤时评估比较困难。

（5）泌尿系统损伤以男性尿道损伤最多见，其次为肾、膀胱次之。大多数是腹部、腰部或骨盆严重损伤的合并伤。

（6）骨盆骨折约占多发伤的 40%~60%，骨盆骨折常有强大暴力外伤史，主要表现为骨盆变形、骨盆分离试验及骨盆挤压征阳性。

（7）脊柱骨折与脊髓损伤脊柱骨折常有严重外伤史，如高空坠落、重物撞击腰背部等。评估的关键是注意是否伴脊髓损伤。

（8）四肢损伤的评估

1）局部情况：大部分四肢骨折有明显局部表现，如伤肢剧痛、肿胀和功能障碍，局部压痛、畸形、异常活动、骨擦感或骨擦音等。注意两侧对照检查。

2）血管损伤：尤其是股骨踝上骨折、膝关节脱位等，要常规检查远端动脉搏动和缺血的体征。

3）周围神经损伤：如肱骨中下段骨折、腓骨颈骨折分别易致桡神经、腓总神经损伤。

4）筋膜间隔综合征：即由骨、骨间膜、肌间隔和深筋膜形成的骨筋膜室内肌肉和神经因急性缺血而产生的一系列早期综合征，最多见于前臂掌侧和小腿。创伤骨折的肌肉出血和组织肿胀使内容物体积增加，外包扎过紧、局部压迫使骨筋膜室容积减小，导致骨筋膜室内压力增高，形成缺血－水肿－缺血的恶性循环，可继发肌肉和神经缺血坏死，应特别注意。

5）脂肪栓塞综合征：骨髓被破坏，脂肪滴进入破裂的静脉窦内，可引起肺、脑脂肪栓塞而引起脂肪栓塞综合征，表现为呼吸功能不全、发绀和脑梗死症状。

3. 确立诊断　凡因同一伤而致下列伤情两条以上者可确定为多发伤：

（1）颅脑损伤：如颅骨骨折，伴有昏迷的颅内血肿、脑挫伤、颌面部骨折等。

（2）颈部损伤：颈部外伤伴有大血管损伤、血肿、颈椎损伤。

（3）胸部损伤：多发性肋骨骨折、血气胸、肺挫伤、纵隔、心脏、大血管和气管损伤。

（4）腹部损伤：腹内出血、内脏损伤、腹膜后大血肿。

（5）泌尿生殖系统损伤：肾破裂、膀胱破裂、尿道断裂、阴道破裂、子宫破裂。

（6）骨盆骨折伴有休克。

（7）脊椎骨折伴有神经损伤。

（8）上肢肩胛骨、长骨干骨折，下肢长骨干骨折。

（9）四肢广泛撕脱伤。

4. 持续评估　持续评估是评价病人对所接受治疗的反应和初步治疗后病情变化时所再进行的评估。通过严密监测与病情相关的各项辅助检查结果和体征，协助了解病人实时的动态，掌握病人的病理生理及心理变化，采取或调整相应的治疗和护理措施。

三、救治与护理

（一）救治原则

首先，应遵循"救命第一，功能第二"的原则，即在多处伤同时存在的情况下，应优先处理危及生命的损伤，在挽救伤员生命或生命体征平稳的情况下，再进行脏器修复或功能重建手术；其次，要遵循"快速处理"原则，即在院内最短时间内，使这类伤员得到确定性治疗，保证伤员院内是"零通过时间"；第三，要遵循"损害控制"原则，即快速开、关体腔，快速确定性止血，控制污染，ICU进一步复苏或给予脏器功能支持，后期再分期、分批进行修复及功能重建手术；最后，要遵循"个体化救治"原则，因多发伤伤员存在个体差异，伤情有轻有重，病理生理变化表现不一，在救治时应根据具体伤情制定相应的措施，达到最佳的治疗效果。

（二）救治程序

多发伤抢救的基本程序是：先按初级评估中之首阶段评估 ABCDE 步骤进行伤情评估与判断，同时或然后按 VIPCO 程序进行抢救，再进行次阶段 FGHI 步骤评估判断，决定安全转运救护方案。到达医院之后，除重复 ABCDEFGHI 步骤评估之外，主要是进行重点评估与判断，以决定急诊科救护和后续治疗方案。

采用 VIPCO 抢救程序，具体内容如下：

V（ventilation）：保持呼吸道通畅、通气和充分给氧。

I（infusion）：迅速建立 2 条或 3 条静脉通路，保证输液、输血、扩充血容量等抗休克治疗。

P（pulsation）：监测心电和血压，及时发现和处理休克。如发现心搏呼吸骤停者，应立即心肺复苏。针对病因给予胸腔闭式引流、心包穿刺以及控制输液量或应用血管活性药物等措施。

C（control bleeding）：控制出血。对于体表的活动性出血，给予敷料加压包扎止血。对大血管损伤经压迫止血后应迅速进行手术止血。一旦明确胸腔、腹腔内存在活动性出血，应创造条件尽快进行手术探查止血。

O（operation）：急诊手术治疗。严重多发伤手术处理是创伤治疗中的决定性措施，而且手术控制出血是最有效的复苏措施。危重伤员应抢在伤后的黄金时间（伤后 1 小时）内尽早手术治疗。

（三）现场迅速处置

原则是先抢救生命，后保护功能；先重后轻；先急后缓。

1. 迅速使伤员安全地脱离危险环境，置于合适体位。

2. 无意识、呼吸、心跳者立即置于复苏体位，进行现场心肺复苏。

3. 意识模糊有呼吸和循环者置于侧卧位，清理呼吸道，解除呼吸道梗阻，防止分泌物、呕吐物吸入气管而窒息。

4. 意识、呼吸、心跳存在者，根据受伤部位不同取功能位或舒适体位，如下肢肿胀，可抬高患肢，利于血液回流；如有骨折，应给予固定，合并开放性出血者应迅速包扎、止血。

5. 所有伤员给予保持呼吸道通畅，有气道阻塞者行气管插管。

6. 有颈椎损伤立即戴上颈托，保护颈椎，避免再次受伤。

7. 有颅脑损伤者，注意头部保护防止脑疝发生。

8. 抗休克：现场休克的主要措施是迅速临时止血，输液扩容，必要时考虑应用抗休克裤。

9. 保护好离断肢：伤员断离的肢体应用无菌巾或干净布包好，外套塑料带，周围置冰块低温保存。切忌将离断肢浸泡在任何液体中。断肢应随同伤员送往医院,以备再植手术。

10. 外伤出血者,迅速包扎止血。损伤大血管出血不止者,在出血肢体伤口的近端扎止血带,结扎力度以阻断动静脉血通过为宜,并标记结扎时间,防止止血带结扎时间过长,30min 松解止血带 1 次。

11. 遇开放性颅脑、腹部伤,脑组织或腹腔内脏脱出,不要将污染的组织还纳,用无菌碗覆盖并包扎,告知伤员不要饮水、进食。

12. 有木桩、铁棍插入体腔或肢体,不宜拔出,需入医院进行手术取出,以免刺入物体刺破大血管,可暂时起到填塞止血作用。现场拔出可能导致大出血危及生命。

13. 若有开放性胸部伤,取半卧位,对胸壁伤口严密封闭包扎,使开放性气胸变闭合性气胸,再速送医院。诊断为张力性气胸者,可立即穿刺排气或置引流管,注意"三腔"即胸腔、腹腔、腹膜后腔的检查。

14. 若有胸壁浮动,立即用棉垫填充后适当加压包扎,以限制浮动,无法填充包扎时,使伤员卧于浮动壁,起到限制反常呼吸的作用。但单纯应用呼吸内固定法治疗浮动是不够的,同时采用胸壁固定是纠正反常呼吸的重要手段。

15. 现场观察:了解受伤原因、暴力情况、受伤的具体时间、受伤时体位、神志、出血量等。

(四)转运和途中的救护

对伤员进行认真检查和初步急救护理后,必须迅速转送到医院做进一步检查和尽早接受专科医生的治疗,减少伤残率,降低死亡率。转运途中护士维护各种管道通畅,密切观察生命体征的变化,伤口情况,输液速度,尿量等,并做好预见性抢救准备。

(五)急诊手术的适应证

腹内大中血管和实质性脏器损伤出血、休克或心搏骤停者;疑有肝破裂、脾破裂、子宫破裂或髂血管、腹腔内脏血管破裂出血,出现低血容量休克,经积极抗休克,血压不升或短暂上升后又复下降,伤情不允许拖延,必须在急诊手术室实施者;有内出血致心跳微弱,脉搏、血压无法测出,必须迅速开腹探查,钳夹或压迫止血及输液、输血,修复血管或切除,修补损伤脏器,才能挽救伤员生命者。

1. 骨盆粉碎性骨折,腹膜后血肿进行性增大,伴重度休克。多见于腹膜后大血管或内脏损伤,须迅速剖腹探查,彻底止血。

2. 腹内实质性脏器伤,伴有股骨粉碎性骨折及重度休克。多见于交通事故伤,肝、脾破裂合并股骨骨折,应紧急剖腹探查止血,待血流动力学稳定后再转入病房。

3. 腹部多器官伴胸部严重创伤者,如多发性肋骨骨折,大量血胸、腹部多器官损伤,急诊手术行胸腔闭式引流、止血、腹内损伤器官修补,待病情平稳后入院进一步治疗。

(六)院内救治与护理

1. 立即给予心电监护,严密监测生命体征的变化。

2. 保持呼吸道通畅。早期多发伤病人有高达90%都伴有低氧血症,通常表现为呼吸困难,也有部分病人呼吸困难症状不明显,而以躁动不安为主。严重多发伤病人多伴有呼吸道梗阻以致窒息,发生窒息原因有咽喉部被血、黏痰或呕吐物等阻塞,昏迷病人的舌后坠,下颌骨骨折等。对呼吸困难或窒息的病人,保持呼吸道通畅是最紧迫的急救措施。护理人员应积极配合医生,迅速处理呼吸道阻塞,取出口腔内活动义齿、碎牙、血块等异物,吸净呼吸道分泌物。必要时行气道切开插管术,建立通畅有效的呼吸通路,同时给予鼻导管或面罩吸氧,氧流量4~6L/min,浓度为30%~40%。以提高组织血氧含量,改善机体缺氧,纠正低氧血症,必要时应用呼吸机辅助呼吸,以保证呼吸道通畅。

3. 建立有效静脉通道,尽快恢复有效循环血量是抢救的关键。多发伤伤员到医院后,应争分夺秒,迅速建立2~3条静脉通道,一条用作扩容,输血补液,抗休克治疗,另一条作为输入各种抢救药品的通道,第三条静脉通路采用16~18G静脉留置针,必要时行中心静脉置管术或骨髓腔输液。一般先快速输入晶体液,后输胶体液,根据血压、中心静脉压、尿量监测情况而调整输液的速度。根据休克程度选用上腔静脉大血管,快速输入大量液体。有颅内血肿的病人要给予20%甘露醇,地塞米松,速尿等降低颅内压、改善脑组织供血、供氧,对于躁动病人不可以给予镇静剂,以免掩盖病情,导致医生不能及时发现病情,若出现异常要及时报告医生并做好相应的处理。

4. 控制出血。严重多发创伤病人大多有开放性伤口,应密切观察出血情况。多发伤引起的活动性大出血,因在短时间内丧失大量血液,直接造成血容量锐减而发生休克甚至死亡。因此,对开放性骨折、活动性出血病人,给予夹板固定和用无菌敷料加压包扎止血;对于四肢动脉断裂出血,必要时行止血带止血;对胸部伤口者给予多层纱布覆盖,用胸带加压包扎;对刀砍伤,伤口出血呈喷射样的病人,立即给予伤口止血,找到动静脉活动性出血点行结扎并用无菌敷料包扎止血,同时快速补充血容量;对单纯头皮出血可加压包扎止血,开放性颅脑损伤可用明胶海绵贴敷,外加无菌纱布覆盖临时包扎,若病情允许可将病人头部抬高以减少出血量。

5. 配血,尽快完善术前准备。护士在静脉穿刺成功后,应立即采集血标本,以便及时做交叉配血及生化、肾功能、血细胞比容等检查。

6. 尿管、胃管与胸腔、腹腔引流管的留置。抢救中一般均需留置尿管,观察尿颜色、性质和量,目的是了解有效循环血量情况及有无泌尿系统损伤和损伤程度。疑有空腔脏器损伤需留置胃管进行胃肠减压,并观察胃液颜色、性质、量。对合并血气胸的伤员,应及时协助医生行胸腔闭式引流,减轻胸腔压力,改善肺气体交换功能,并严密观察引流液的颜色及量,并加强引流管的护理。

7. 护理体检。仔细询问病史,并按照"CRASH-PLAN"的顺序进行仔细的体格检查,对病人主要存在的伤情、潜在的问题、主要脏器功能状况进行初步评价,根据伤情制定并执行护理方案。

8. 在积极抢救的同时进行再次病情评估,积极做好辅助检查。对病人进行快速重点的体格检查及胸、腹部诊断性穿刺,以及必要的 B 超、X 线、CT 等辅助检查,尽快明确危及生命的损伤。

9. 早期使用抗生素,预防感染。对于多发伤的伤者应尽早使用广谱抗生素,有伤口的病人常规注射破伤风抗毒素。使用抗生素前了解伤者的药物过敏史和家族史。伤口保持清洁、干燥,注意无菌操作。

10. 支持治疗。主要是维持水、电解质和酸碱平衡,保护重要脏器功能。

11. 镇静镇痛。在不影响病情观察的情况下,根据医嘱使用镇静止痛药物。

12. 躯体复温。严重多发伤并发休克后出现严重的生理功能紊乱和机体代谢功能失调,病人出现低体温、酸中毒和凝血功能障碍三联征,称之为致死三联征。所有多发伤病人都伴随有不同程度的体液丢失并由于大量液体或血液输入导致体温下降,显著增加多发伤病人的死亡率,增加外伤感染的发生率,影响病人的预后,因此医护人员应尽量减少接诊创伤病人时对创伤情况评估、检查、诊断、治疗过程中病人的暴露时间,同时采取多种保暖措施,如去除病人湿冷衣物,适当加温输注液体,提高室温,使用恒温棉被和加温毯保暖等。

13. 加强生命体征的监护。加强病人在入院 48h 内的监护,要密切观察心电监护仪并做好记录工作,还要每 4h 测体温 1 次。呼吸功能不全使用人工呼吸机者,监测潮气量、气道压力,查血气分析。若发现心律失常如室颤时及时给予除颤,并做好各项记录,注意神志、瞳孔变化。若病人意识由清醒变模糊,面色苍白、皮肤湿冷、尿量减少、脉搏细速、血压下降,提示有失血性休克,应及时处理。观察伤口出血情况,有无气体进出的响声,以及皮下气肿的变化情况。胸部有无压痛、浮动胸壁、反常呼吸、呼吸困难、口唇发绀,腹部有无压痛、反跳痛、腹肌紧张等。若出现异常要及时告知医生做出相应处理。

（1）重要脏器的功能监测

1）循环系统的监测:循环动力学监测指标,如观察意识、皮肤,触摸周围的动脉搏动,测量血压及中心静脉压等,是评估心功能及循环状态的主要方法。

2）呼吸系统的监测：包括观察呼吸频率、节律、幅度、口唇、末梢有无紫绀，连续监测血氧饱和度，定时做动脉血气分析。在纠正休克，循环稳定后，即使增加给氧浓度，呼吸困难仍持续加重，应怀疑并发呼吸窘迫综合征（ARDS）。

3）神经系统的监测：合并颅脑伤时，伤员意识由安静转为躁动，或由躁动转入沉睡，结合瞳孔变化，多考虑有继发颅内血肿、脑疝的可能。

4）肾功能监测：创伤后急性肾功能衰竭是继发于休克之后发生的肾缺血、肾小管坏死的临床综合征。可通过严密观察尿量及检测尿比重来监测。24h尿量小于400ml或每小时尿量少于17ml，尿比重低且固定在1.010~1.020，经过补液试验，则可进一步证实。具体方法是由静脉输入5%葡萄糖或5%右旋糖酐溶液500ml，然后测量每小时尿量。尿量增加，比重降低，则提示肾功能尚无器质性病变，反之尿量不增，尿比重仍在1.010，再加上其他实验室诊断（高钾、高镁、低钠、低钙、高磷血症），则提示肾功能衰竭。

（2）心理护理：严重多发伤大多都是意外伤害，是一种突发性灾害，随时都可能发生生命危险。也可能会引起肢体伤残、外貌毁损等影响，也可能会给病人今后的学习和工作带来困难，影响家庭婚姻和个人前途，使病人的身体和心理上都受到创伤。而且病人缺乏心理准备，所以很容易产生紧张、恐惧、痛苦等心理。在抢救中几乎所有的伤员均有不同程度的恐惧心理，迫切要求得到最佳治疗和护理。外伤、出血、疼痛、胸闷、呼吸困难等症状，以及各种监护仪器的使用，使伤员受到不良的心理刺激，躯体上的痛苦与心理的恐惧交织在一起，则会导致伤员急躁不安。将伤员安置在复苏室或重症监护室时，伤员与亲友、家属、医护人员交流少，会有一种被隔离的感觉，产生压抑感。多发伤是负性事件，会引起心理应激。因此，对意识清醒的伤员，心理护理应贯穿在整个急救护理中。

具体措施：

1）主动关心、同情伤员，紧急处理做到稳、准、轻、快，沉着冷静，让伤员有安全感。

2）树立时间就是生命的观念，时时体现积极主动和认真负责的精神，尽快采取相应的急救措施。

3）做好说服开导工作，消除伤员的急躁情绪。

4）尽可能多的接触伤员，多与其交谈，以解除伤员的孤独感和压抑感。

5）护士应善于忍耐和克制，了解伤员的挫折和抗拒心理，不计较伤员的过激言行，对致残伤员加强宣教，使其克服困难，发挥自己的潜能，战胜病魔。

第十二节 常见临床危象

一、超高热危象

超高热危象（extreme pyrexic crisis，EPC）是指体温升高至体温调节中枢所能控制的调定点以上（>41℃），同时伴有抽搐、昏迷、休克、出血等并发症。

（一）病因

超高热发生的原因有多种，常见有中暑、各类传染病、输血、输液反应、感染、癫痫持续状态、脑出血、脑疝等中枢性超高热。

（二）临床表现

高热惊厥、谵妄、嗜睡、昏迷、躁动不安、大小便失禁等。

（三）治疗

1. 病因治疗　如高热因传染病引起，遵医嘱使用相应传染病治疗药物；如因输血、输液引起，应立即停止输血、输液及相关药物；如因感染引起，则根据培养结果遵医嘱使用抗感染药物等。

2. 降温治疗　持续超高热应采取强有力的降温措施，以降低代谢率，减少耗氧。可分为药物降温和物理降温，临床中一般首选物理降温。

（1）药物降温　遵医嘱用药，给予激素类药物；亚冬眠疗法；解热药等。

（2）物理降温　如冷敷、温水擦浴、冷盐水灌肠等。

3. 辅助治疗　根据病人情况给予吸氧，减轻缺氧损害；补液、纠酸，防止水电解质紊乱和体液大量丢失等治疗措施，防止并发症的发生。

（四）护理

1. 高热的护理

（1）酒精或温水擦浴：对于四肢末梢冰冷的超高热病人可用30%~50%的酒精或32~35℃的温水反复擦浴，避开心前区、胸腹部及足底，直到血管扩张，皮肤潮红湿冷敷：用冷水或冰水将毛巾浸湿，敷于头面部、颈部、腋窝、腘窝、腹股沟等血管丰富处。每10~15分钟更换毛巾。

（2）冷盐水灌肠：用19℃左右的生理盐水500ml，可反复灌洗3~4次。

（3）降温毯：将降温毯平铺于床上，上端平床头，体温探头固定于病人腋下或肛门，设置好水温和体温阈值，根据病人体温变化随时调整降温毯温度。

（4）注意体温不宜在短时间内下降过快，病人如体温急剧下降，大量出汗，四肢冰冷时应注意给予保暖，并及时擦干汗液，更换清洁干净的衣服及被单，保持病人舒适体位，协助勤翻身，防止皮肤破损的发生。

2. 一般护理

（1）绝对卧床休息。严密监测病情及体温变化，每小时测量体温一次，降温处理后 30 分钟测量体温一次，并做好记录。

（2）给予高热量、高蛋白、高维生素易消化的流质或半流质饮食，鼓励多进食，多吃水果，多饮水，保证每日进水量达 2500~3000ml，不能进食者应遵医嘱予静脉补充营养及水分，并根据病人的尿量及汗液情况随时调整补液量，保持大便通畅。

（3）注意口腔护理，每班应常规进行口腔护理，保持口腔清洁，口唇干燥者，可以涂液体石蜡油或润唇膏保护。

（4）躁动、谵妄的病人应防止意外的发生，必要时使用约束带进行保护性约束，以防碰伤或坠床等意外的发生。防止咬伤，遵医嘱使用适量的镇静药物。

（5）保持病房安静，定时开窗通风，保证室内空气清新，室温控制在 18~26℃，湿度在 50%~60%。

（6）做好心理护理，安抚病人紧张、焦虑情绪，尽量满足其合理需求，保持病人心情舒畅。

二、高血压危象

高血压危象（hypertenive crisis，HC）是指原发或继发性高血压在疾病发展过程中，或在某些诱因作用下，血压急骤升高引起的严重临床表现。常因发作突然，进展迅速，短时间发生不可逆的器官损害，是一种致命性的临床综合征。

（一）病因

原发性和继发性高血压在发病过程中由于某种因素导致情绪失控、过度疲劳、寒冷刺激等触发内源性收缩血管物质释放，引起全身小动脉发生强烈痉挛，导致血压急骤上升。临床中常见急性动脉夹层、颅脑外伤、妊娠高血压综合征等。

（二）临床表现

出现神经系统症状，如剧烈头痛、神志模糊、嗜睡、昏迷、癫痫发作；心血管系统症状，如心尖搏动明显、心脏扩大、发生充血性心力衰竭；肾脏损害表现，如少尿，慢性肾功能衰竭；眼底镜监测可有视网膜渗出、出血、视神经乳头水肿等表现。

（三）治疗

1. 降压治疗　常用药物：

（1）硝普钠：因溶于水后遇光不稳定，因临用前新鲜配制，作用强而迅速，在静脉用药后数秒钟可发挥效应，作用持续 1~2min，半衰期 3~4min，不良反应有恶心、呕吐、肌颤、出汗等。肾功能不全病人使用超过 48~72 小时者应警惕血浆中氰化物中毒。

（2）硝酸甘油：2~5min 可起效，作用持续 5~10min，不良反应有头痛，表现为剧痛和呈持续性。心梗早期、严重贫血、青光眼、颅压升高、对硝酸甘油过敏等病人禁用。

（3）艾司洛尔：1~2min 可起效，作用持续 10~20min，不良反应有低血压、恶心等。心源性休克、窦性心动过缓、严重房室传导阻滞等病人禁用。

（4）地尔硫䓬：5min 可起效，作用持续 30min，不良反应为低血压、心动过缓。严重低血压、心源性休克、房室传导阻滞、室性心动过速等禁用。

2. 并发症防治　高血压危象能导致靶器官进行性损害，危急到病人生命，一旦确诊应立即静脉给予快速及短效的降压药物，并严格控制降压的速度及幅度，避免因急剧降压而导致心、脑、肾等靶器官的功能障碍。

（四）护理

1. 绝对卧床休息，抬高床头约 30°，起到体位降压作用，避免刺激，保持病人安静、舒适。

2. 有创血压监测。因病人在使用降压药过程中需要及时、准确的监测血压情况，故常给病人留置动脉测压管路，用于实时监测病人血压情况。护理人员应注意妥善固定动脉导管，防止动脉导管脱出，保持管路通畅，体位改变时及时调整零点，保证所测压力的准确性。

3. 静脉使用降压药物时应单独一路静脉通路泵入，为避免更换药物过程中导致血压骤升、骤降情况的发生，在更换血管活性药物时应双泵换药。

4. 严密监测病人生命体征，保持呼吸道通畅，遵医嘱给予吸氧。

5. 流质或半流质饮食，限制钠盐的摄入。

6. 密切观察病人神志改变情况，必要时给予保护性约束，防止坠床、跌倒等意外的发生。抽搐时应严防病人舌咬伤，必要时可在病人口中放置牙垫或开口器，遵医嘱使用镇静剂等。

7. 做好心理疏导，安抚病人紧张、焦虑、恐惧等情绪，防止病人情绪波动，鼓励病人配合治疗，树立战胜疾病的信心。

三、高血糖危象

糖尿病病人在应激情况下，体内缺乏胰岛素，胰岛素拮抗激素增加，发生酮症酸中毒、高渗性昏迷和乳酸性酸中毒，即高血糖危象。给病人带来严重的致命性损伤，需要及时识别和处理，主要包括糖尿病酮症酸中毒（DKA）和高血糖高渗状态（HHS）。

（一）病因

主要是胰岛素治疗不当、应激状态和感染等引起。

（二）临床表现

口渴加重、多饮多尿、恶心呕吐、呼吸有烂苹果味、烦躁不安、严重脱水、低血压、意识障碍、发生谵妄、最终导致昏迷。

（三）治疗

1. 补液 尽快补液以恢复血容量,纠正脱水状态。

2. 胰岛素治疗 采用连续静脉泵入胰岛素,随时监测血糖及血酮值。

3. 补钾 血钾 <5.2mmol/L,尿量 >40ml/L 时开始补钾,若血钾 <3.3mmol/L 时优先补钾,随时监测血钾值,防止低血钾或补钾过多导致高血钾的发生。

4. 纠酸 高血糖危象临床过程中常伴有酸中毒的发生,当 pH<6.9 时进行补碱治疗。

5. 并发症的防治 抗休克、感染、心衰,防止肾衰、脑水肿、血栓的发生,防止因纠正过度发生低血糖、低血钾等。

（四）护理

1. 血糖的监测,遵医嘱严密监测血糖的变化及使用降糖药物后血糖值的变化,如有异常及时告知医生予以相应处理。

2. 严密监测生命体征,注意观察神志、瞳孔的变化,并及时做好记录。

3. 皮肤护理,协助病人每 2h 翻身一次,皮肤持续受压部位可使用泡沫敷料预防压疮的发生,并保持床单位清洁无潮湿,平整无皱褶;注意口腔清洁,防止真菌感染及破损的发生。

4. 准确记录出入水量,注意尿量的观察,防止负平衡导致脱水的发生。

5. 饮食,给予糖尿病半流质或流质饮食。

6. 保持环境安静舒适,减少不良因素的刺激,保持室内空气新鲜。

7. 做好心理护理,安抚病人焦虑、忧郁等心理反应,树立病人战胜疾病的信心。如发生烦躁不安、谵妄等神志改变时注意防止坠床、跌倒等意外的发生。

四、低血糖危象

低血糖危象是指血浆葡萄糖浓度 <2.8mmol/L,引起交感神经过度兴奋和中枢神经异常的症状和体征。

（一）病因

内分泌失调、肝源性、营养障碍、降糖药物使用不当等引起。

（二）临床表现

交感神经兴奋表现为心慌、四肢无力、震颤、面色苍白、出冷汗;中枢神经功能障碍表现为头昏、躁动不安、意识障碍、昏迷。

（三）治疗

1. 立即停用降血糖药物并给予葡萄糖治疗,清醒病人可直接口服葡萄糖水,意识障碍病人予静推 50% 葡萄糖 20~30ml,半小时后复测血糖值变化,顽固性低血糖病人可根据血糖值波动情况持续给予 50% 葡萄糖深静脉泵入,使血糖值维持在 10mmol/L 左右。

2. 对于有神经系统和心血管系统症状的需对症治疗,如有脑水肿发生,可给予 20% 甘露醇静脉脱水等。

3. 积极治疗原发病。

（四）护理

1. 密切观察病人生命体征及神志变化,监测尿、便量并及时做好记录。

2. 遵医嘱监测血糖值,动态观察血糖水平,如有异常及时通知医生,给予相应处理后应再次监测血糖值,观察治疗效果。

3. 尽快升高血糖,能进食病人可进食糖水,或深静脉内泵入 50% 葡萄糖注射液,并静脉滴注 10% 葡萄糖注射液 500~1000ml。

4. 保持呼吸道通畅,给予低流量吸氧。当病人血糖 <2.8mmol/L 时极易引发昏迷,应立即去枕平卧头偏向一侧,清除呼吸道分泌物,防止窒息或吸入性肺炎的发生。

5. 发生意识障碍的病人应给予保护性约束,防止坠床、跌倒等意外的发生,发生抽搐者遵医嘱应用镇静剂。

6. 安抚病人,做好心理疏导工作,消除病人紧张、焦虑等不良情绪,缓解心理压力。

7. 做好健康教育,对出现低血糖症状的病人进行指导。

五、甲状腺危象

甲状腺危象简称甲亢危象或甲状腺风暴,是甲状腺功能亢进症病情急剧恶化,导致全身代谢严重紊乱,心血管系统、消化系统、神经系统等功能障碍,常危及生命的严重并发症,死亡率 20% 以上。

（一）病因

多发生于甲亢治疗效果不佳的病人,因外伤、感染等不良因素刺激或停止服用抗甲状腺药物导致。

（二）临床表现

高热,体温 >39℃,心率 >160 次 / 分、大汗淋漓、恶心、频繁呕吐,腹痛及腹泻、震颤、谵语、昏迷。

（三）治疗

1. 药物治疗

（1）使用特异性的抗甲状腺药物,首选硫氧类药物,如丙硫氧嘧啶,首次剂量 600mg,根据情况 6h 后再使用一次,以后每天 3 次,每次 200mg,直至症状缓解后按常规剂量继续治疗。

（2）应用 β 受体阻滞药及糖皮质激素类药物,如普萘洛尔 40~80mg,Q4h 或 Q6h 给药一次,症状缓解后逐渐减量,以阻止过多的甲状腺激素导致的靶器官效应。

2. 积极治疗原发疾病,如合并有心血管系统疾病等应防止血压过高,纠正心律失常;控制感染,尽早使用广谱抗生素,再根据细菌培养结果针对性使用抗生素。

3. 积极保护重要脏器,保护肝肾等脏器功能,防治功能衰竭。

4. 对症治疗,严重呕吐、腹泻可导致脱水的发生,补充水电解质,维持内环境稳定。

5. 降温,予以退热剂、糖皮质激素或人工冬眠、营养支持等。

（四）护理

1. 绝对卧床休息,保持环境舒适、安静,减少对病人的不良刺激。

2. 密切观察病人生命体征变化,注意观察药物使用后的作用和副作用,如有异常及时报告医生予以处理,做好相关记录。

3. 保持呼吸道通畅,给予低流量吸氧。发生恶心、呕吐时应立即去枕平卧头偏向一侧,清除呼吸道分泌物,防止窒息或吸入性肺炎的发生。

4. 病人高热时应严密监测体温变化,采取物理降温措施,可用酒精或温水全身擦浴或冰敷等方法降温,擦浴和冰敷时注意避开心前区、腹部等部位,以免引起不良反应。

5. 做好基础护理,病人大汗应及时擦干汗液并保暖,更换病服、床单、被套,保持床单位整洁、干燥、平整无皱褶,协助病人每 2h 翻身一次,骨隆突处等压疮好发部位皮肤可使用泡沫敷料等预防压疮的发生。对于频繁腹泻病人应对骶尾部、肛周及臀部皮肤采取保护性措施,预防因大便刺激导致失禁相关性皮炎的发生。

6. 大量呕吐、腹泻频繁时应注意观察胃内容物和大便的性质、颜色、量,准确记录病人出量,维持出入量平衡,防止脱水的发生。

7. 对于意识障碍,狂躁不配合病人应防止碰伤、坠床、跌倒的发生,可给予保护性约束或遵医嘱给予镇静剂。

8. 给予高热量、高蛋白、高维生素饮食,鼓励病人多饮水,每日饮水量应不少于 2000ml,切忌过饱饮食。

9. 做好心理护理,安抚病人紧张、恐惧心理,帮助树立战胜疾病的信心。

六、重症肌无力危象

为重症肌无力病人病情加重,急骤发生呼吸肌无力,出现呼吸肌无力或麻痹,甚至不能维持换气功能的危急征象。分三种类型:肌无力危象、胆碱能危象和反拗危象。

（一）病因

1. 与免疫机制紊乱有关。

2. 突触后膜乙酰胆碱受体病变所致。

（二）临床表现

1. 咽喉及呼吸肌进行性无力,致使吞咽、呼吸困难,咳痰无力,分泌物堵塞呼吸道,发生严重缺氧,呼吸衰竭。

2. 胆碱能中毒表现,如瞳孔缩小、大汗、腺体分泌增多、腹痛、腹泻等。

（三）治疗

1. 使用抗胆碱酯酶药物,改善神经－肌肉的传递,增加肌力。

2. 肌无力导致呼吸衰竭,必要时行气管插管,尽早气管切开,予以呼吸机辅助呼吸,合理调整呼吸机参数。

3. 纠正水、电解质失衡。

4. 激素冲击治疗,甲强龙 1000mg 或地塞米松 20mg 静脉内滴注,后改泼尼松口服,缓解后逐渐减量。

5. 血浆置换疗法,可使血中蓄积的胆碱酯酶抑制剂和乙酰胆碱受体迅速清除从而改善病情。

6. 控制感染。

（四）护理

1. 气道管理

（1）保持呼吸道通畅,对于咳痰无力或咳嗽反射消失的病人吸痰前给予翻身、叩背或体位引流后吸引,保证有效吸痰。

（2）吸痰时严格无菌操作,吸痰前给予 2min 纯氧吸入,每次吸痰时间不可超过 15 秒,注意密切观察病人心率及血氧饱和度变化,动作轻柔,避免气道损伤出血。

（3）加强气道湿化,及时根据病人痰液黏稠度及量情况调整呼吸机湿化器温湿度,也可在吸痰前给予气道冲洗,防止痰液黏稠、结痂而阻塞气道。

（4）做好口腔护理,及时清除口腔内分泌物,防止误吸的发生,保持口腔黏膜完整。

（5）气管插管病人随时注意检查插管深度及气囊压力值并妥善固定。

（6）气管切开病人每班消毒气管切开内导管,及时更换伤口敷料,保持伤口敷料干燥。

（7）及时倾倒呼吸机螺纹管内冷凝水,保持积水杯始终低于气道口。定期消毒、更换呼吸机螺纹管及吸痰装置,使用密闭式吸痰管,防止呼吸道感染的发生。

2. 严密观察病人神志、瞳孔及生命体征变化,如有异常及时通知医生处理,并做好相关记录。

3. 保持床单位整洁、干燥、平整、无潮湿、无皱褶,每2h改变体位一次,侧卧时予软枕垫于腰背部,并抬高四肢,防止肢体肿胀和压疮的发生,失禁病人注意保护腹股沟、会阴部、骶尾部、臀部及肛周皮肤,避免失禁相关性皮炎的发生。

4. 加强营养,给予高热量、高蛋白、易消化的流质或半流质饮食。

5. 留置导尿管病人注意加强会阴护理,每周监测尿常规结果,定时更换导尿管,严格无菌操作,预防导尿管相关尿路感染的发生。

6. 气管插管或气管切开的清醒病人由于无法交流,易产生焦虑、恐惧等心理,加强对于气道开放病人的心理护理尤为重要,护士可以采用手势或卡片等方法耐心与病人进行交流,取得信任与合作,帮助病人树立战胜疾病的信心。

第十三节 多脏器功能障碍综合征

一、病因和分类

多脏器功能障碍综合征（multiple organ dysfunction syndrome, MODS）又称为多系统器官功能衰竭（multiple system organ failure, MSOF）或称多器官衰竭（multiple organ failure, MOF），是指在严重感染、创伤或大手术等急性疾病发病24h后出现的两个或两个以上系统先后或同时发生的器官急性功能障碍或衰竭,一般肺先受累,其次为肾、肝、心血管、中枢系统、胃肠、免疫系统和凝血系统功能障碍。该综合征不包括各种慢性疾病终末期的器官功能衰竭,但若原有慢性器官功能不全或处于代偿状态,因感染、创伤、手术等而恶化,发生两个以上器官功能障碍者,可诊断为MODS。

此综合征在概念上强调:

1. 原发致病因素是急性的,且较严重。

2. 致病因素不是导致器官损伤的直接原因,而是经过体内某个过程所介导,逐渐发展而来。

3. 器官功能障碍为多发的、进行性的,是一个动态的过程。

4. 器官功能障碍是可逆的,可在其发展的任何阶段进行干预治疗,功能可望恢复。

（一）病因

MODS是多因素诱发的临床综合征。其中严重的创伤、感染以及在此过程中出现的低血容量性休克、全身性感染、感染性休克、再灌注损伤等均可诱发 MODS。

1. 严重感染 严重感染及其引起的脓毒症是 MODS 的主要原因。约 70% 的 MODS 系由感染所致,如合并脏器坏死或感染的急腹症;引起感染的病原菌主要是大肠杆菌和绿脓杆菌。当然,不同年龄病人感染原因也有所不同,但在临床上约半数的 MODS 病人并无明确的感染灶。

2. 大手术和严重创伤 严重创伤如大面积组织损伤、多处骨折者,在无感染存在的情况下也可发生 MODS。外科大手术是 MODS 的常见原因之一。

3. 休克 休克尤其是休克晚期的常见并发症是 MODS,合并 DIC 时 MODS 的发生率更高。严重感染和创伤引起 MODS 也常有休克的参与。

4. 诊疗失误 在处理危重病时使用高浓度氧持续吸入使肺泡表面活性物质破坏,肺血管内皮细胞损伤;在应用血液透析和床旁超滤吸附中造成不均衡综合征,引起血小板减少和出血;在抗休克过程中使用大剂量去甲肾上腺素等血管收缩药,继而造成组织灌注不良,缺血缺氧;手术后输液、输血过多引起心肺负荷过大,微循环中细小凝集块出现,凝血因子消耗,微循环障碍等均可引起 MODS。

5. 各种原因导致肢体、大面积的组织或器官缺血 – 再灌注损伤。

6. 输血、输液、药物或机械通气。

7. 患某些疾病的病人更容易发生 MODS,如心脏、肝、肾的慢性疾病,糖尿病,免疫功能低下等。

（二）分类

1. 原发型 MODS、单相速发型（rapid single-phase）MOF 指由原始病因直接引起两个以上器官功能障碍的 MSOF。例如,病人在休克复苏后 12~36 小时内发生呼吸衰竭,继之发生肝、肾或凝血等器官或系统的功能障碍,病变的进程只有一个时相,故又称其为单相速发型 MOF。

2. 继发型 MODS、双相迟发型（delayed two-phase）MOF 病人在原始病因作用后,经治疗病情得到缓解,并相对稳定,但在数天后继发严重感染,即遭受"第二次打击"（double hit）,在此基础上发生 MODS。发病过程有两个时相,故又称为双相迟发型 MOF。临床上典型的 MSOF 多属此型。尽管 MODS 的临床表现很复杂,但在很大程度上取决于器官受累的范围及损伤是由一次打击还是多次打击所致。MODS 临床表现的个体差异很大,一般情况下,MODS 病程大约为 14~21 天,并经历 4 个阶段。每个阶段都有其典型的临床特征（表 4-15）,且发展速度极快,病人可能死于 MODS 的任何一个阶段。

表 4-15　MODS 临床分期和特征

	第 1 阶段	第 2 阶段	第 3 阶段	第 4 阶段
一般情况	正常或轻度烦躁	急性病容,烦躁	一般情况差	濒死感
循环系统	容量需要增加	高动力状态容量依赖	休克,心输出量下降,水肿	血管活性药物维持血压,水肿,SvO$_2$ 下降
呼吸系统	轻度呼吸性碱中毒	呼吸急促,呼吸性碱中毒,低氧血症	严重低氧血症 ARDS	高碳酸血症气压伤
肾脏	少尿利尿药反应差	肌酐清除率下降轻度氮质血症	氮质血症有血液透析指征	少尿,血透时循环不稳定
胃肠道	胃肠胀气	不能耐受食物	肠梗阻,应激性溃疡	腹泻缺血性肠炎
肝脏	正常或轻度胆汁淤积	高胆红素血症 PT 延长	临床黄疸	转氨酶升高严重黄疸
代谢	高血糖,胰岛素需要量增加	高分解代谢	代酸高血糖	骨骼肌萎缩乳酸酸中毒
中枢神经系统	意识模糊	嗜睡	昏迷	昏迷
血液系统	正常或轻度异常	血小板降低,白细胞增多或减少	凝血功能异常	不能纠正的凝血障碍

二、病情评估

在剧烈的全身炎症反应过程中出现或加重的器官功能不全可诊断为 MODS。MODS 的诊断应具备两条:①全身炎症反应综合征(SIRS);②器官功能不全。

(一) SIRS 的诊断标准

具备以下两项或两项以上即可诊断:

1. 体温 >38℃或 <36℃;

2. 心率 >90 次/分;

3. 呼吸 >20 次/分或 PaCO$_2$<4.3kPa;

4. 血象,白细胞 >12×10^9/L 或 <4×10^9/L,或不成熟白细胞 >10%。

（二）器官功能障碍的诊断标准

目前 MODS 的诊断标准仍不统一,常用的是打分制,可以反映炎症反应中器官损伤的动态过程,既可以反应单一器官损伤的程度,也可以反映受累器官的数目。1995 年 Marshall 提出的 MODS 计分系统(表 4-16),可用于对 MODS 严重程度及动态变化进行客观评估,并得到了广泛应用。按照这个系统计分,MODS 计分分数与病死率呈显著正相关,对 MODS 临床预后判断有一定的指导作用。

表 4-16　MODS 评分(Marshall 标准)

	0	1	2	3	4
呼吸系统 （ PaO_2/FiO_2 ）	>300	226~300	151~225	76~150	≤75
肾（血清肌酐 μmol/L ）	≤100	101~200	201~350	351~500	>500
肝（血胆红素 μmol/L ）	≤20	21~60	61~120	121~240	>240
心血管（PAR ）	≤10.0	10.1~15.0	15.1~20.0	20.1~30.0	≥30.0
血液（血小板 ×10^9 ）	>120	80~120	51~80	21~50	≤20
中枢神经系统（Glasgow 评分,GCS ）	15	13~14	10~12	7~9	≤6

注:PAR（压力调整后心率）= 心率[右心房（中心静脉）压 / 平均血压];GCS 如使用镇静剂或肌松剂,除非存在内在的神经障碍证据,否则应作正常计分;计算 PaO_2/FiO_2 时不考虑是否使用机械通气、通气方式,是否使用 PEEP 及大小;血清肌酐的单位为 μmol/L,不考虑是否接受透析治疗;血清胆红素的单位为 μmol/L;血小板计数的单位为 10^9/L

但 Marshall 评分中不包含有胃肠功能障碍评分,严重影响了临床应用。1995 年,中国中西医结合急救医学会庐山会议通过的我国 MODS 诊断评分标准将器官数增加为 9 个,制定了"庐山会议"标准(表 4-17)。

表 4-17　MODS 病情分期诊断及严重程度评分标准(庐山标准)

受累器官	诊断依据	评分
外周循环	无血容量不足;7.98kPa（60mmHg）≤MAP<9.31kPa（70mmHg）;尿量≈ 40ml/h;低血压时间持续 4 小时以上	1
	无血容量不足;MAP<7.98kPa（60mmHg）,>6.65kPa（50mmHg）;尿量 <40ml/h,>20ml/h;肢体冷或暖,无意识障碍	2
	无血容量不足;MAP<6.65kPa（50mmHg）;尿量 <20ml/h;肢体冷或暖,多有意识恍惚	3

受累器官	诊断依据	评分
心	心动过速;体温升高 1℃;心率升高 15~20 次 / 分;心肌酶正常	1
	心动过速;心肌酶(CPK、GOT、LDH)异常	2
	室性心动过速;室颤;Ⅱ~Ⅲ度、A–V 传导阻滞;心搏骤停	3
肺	呼吸频率 20~25 次 / 分;吸空气 PaO_2≤9.31kPa(70mmHg),>7.98kPa(60mmHg);PaO_2/FiO_2≥39.9kPa(300mmHg);P(A–a)DO_2($FiO_2$1.0)>3.33~6.65kPa(25~50mmHg);X 线胸片正常(具备 5 项中 3 项即可)	1
	呼吸频率 >28 次 / 分;吸空气 PaO_2≤7.98kPa(60mmHg),>6.6kPa(50mmHg);$PaCO_2$<4.65kPa(35mmHg);26.6kPa<PaO_2/FiO_2≤39.9kPa;P(A–a)DO_2($FiO_2$1.0)>13.3kPa(100mmHg),<26.6kPa(200mmHg);X 线胸片示肺泡实变≤1/2 肺野(具备 6 项中 3 项即可)	2
	呼吸窘迫,呼吸频率 >28 次 / 分;吸空气 PaO_2≤6.6kPa(50mmHg);$PaCO_2$<5.98kPa(45mmHg);PaO_2/FiO_2≤26.6kPa(200mmHg),P(A–a)DO_2($FiO_2$1.0)>26.6kPa(200mmHg);X 线胸片示肺泡实变≥1/2 肺野(具备 6 项中 3 项即可)	3
肾	无血容量不足;尿量≈40ml/h;尿 Na^+、血肌酐正常	1
	无血容量不足;尿量 <40ml/h,>20ml/h;利尿药冲击后尿量增多;尿 Na^+20~30mmol/L、血肌酐≈176.8μmol/L(2.0mg/dl)	2
	无血容量不足;无尿或少尿 <20ml/h;利尿药冲击后尿量不增多;尿 Na^+>40mmol/L、血肌酐 >176.8μmol/L(2.0mg/dl)。非少尿肾衰者;尿量 >600ml/24h,但血肌酐 >176.8μmol/L(2.0mg/dl),尿比重≤1.012	3
肝脏	SGPT> 正常值两倍以上;血清总胆红素 >17.1μmol/L(1.0mg/dl),<34.2μmol/L(2.0mg/dl)	1
	SGPT> 正常值两倍以上;血清总胆红素 >34.2μmol/L(2.0mg/dl)	2
	肝性脑病	3
胃肠道	腹部胀气;肠鸣音减弱	1
	高度腹部胀气;肠鸣音近于消失	2
	麻痹性肠梗阻;应激性溃疡出血(具备 2 项中 1 项即可)	3

续表

受累器官	诊断依据	评分
凝血功能	血小板计数 <100×10⁹/L；纤维蛋白酶原正常；PT 及 TT 正常	1
	血小板计数 <100×10⁹/L；纤维蛋白酶原 ≥2.0~4.0g/L；PT 及 TT 比正常值延长 ≤3s；优球蛋白溶解试验 >2 小时；全身性出血不明显	2
	血小板计数 <50×10⁹/L；纤维蛋白酶原 <2.0g/L；PT 及 TT 比正常值延长 >3s；优球蛋白溶解 <2 小时；全身性出血表现明显	3
脑	兴奋及嗜睡；语言呼唤能睁眼；能交谈；有定向障碍；能听从指令	1
	疼痛刺激能睁眼；不能交谈；语无伦次；疼痛刺激有屈曲或伸展反应	2
	对语言无反应；对疼痛刺激无反应	3
代谢	血糖 3.9<mmol/L 或 >5.6mmol/L；血 Na⁺<135mmol/L 或 >145mmol/L；pH<7.35 或 >7.45	1
	血糖 3.5<mmol/L 或 >6.5mmol/L；血 Na⁺<130mmol/L 或 >150mmol/L；pH<7.20 或 >7.50	2
	血糖 2.5<mmol/L 或 >7.5mmol/L；血 Na⁺<125mmol/L 或 >155mmol/L；pH<7.10 或 >7.55 以上标准均需持续 12 小时以上	3

由于 MODS 是一个渐进损伤的过程,在功能正常、功能不全和功能衰竭之间并非泾渭分明,而是有一定范围的重叠,很难划定一个明确的界限。为了着眼早期治疗,重视其发展趋势更为重要,只要病人器官功能不断恶化并超出目前公认的正常范围,即可认为发生了"器官功能不全"。

三、救治与护理

(一)检测

通过临床监测,做到早发现,早干预,则有可能减缓或阻断病程的发展,提高抢救成功率,MODS 的监护与其他危重症的监护相同,通过先进的监护设备和技术,连续、动态、定量的对生命体征及器官功能的变化进行监测,并通过综合分析确定其临床意义,为临床治疗提供依据。除了 ICU 中常规的血流动力学、呼吸功能、肝功能、凝血功能、中枢神经系统功能监测外,还需注意以下几方面的监测：

1. 氧代谢和组织氧和的监测 DO_2–VO_2（氧输送 – 氧消耗）关系在许多临床病人中得到证明，并且在指导休克复苏及创伤病人的液体治疗中体现了重要价值。

2. 动脉乳酸监测 血液中乳酸增加是机体缺氧的重要标志之一。

3. 混合静脉血氧饱和度监测。

4. 胃肠黏膜内 pH 值监测 胃黏膜 pH 值是预测死亡的最敏感单一指标，监测胃黏膜 pH 值可以指导脱机，可以早期预防应激性溃疡。

（二）防治

MODS 发病急、病程进展快、病死率高，病情复杂，涉及多个器官，迄今为止对 MODS 缺乏特效的治疗措施，没有固定的治疗模式，仍是医学领域的一个难题。所以对器官功能的监测和支持仍是 MODS 的主要治疗措施，预防 MODS 的发生是降低其病死率的最重要的方法，预防是最好的治疗。

1. 治疗 MODS 原则 要掌握全面、综合、系统和轻重缓急，解决对病人威胁最大的主要问题，同时兼顾其他问题的原则。原则上均应进入 ICU 抢救治疗，目前，主要治疗包括病因治疗和器官功能支持。

早期复苏，提高复苏质量的主要措施是及时补充血容量，保持有效循环血量尤为重要，不仅要纠正显性失代偿性休克，而且要纠正隐性代偿性休克，具体措施：

（1）纠正显性失代偿休克：及时补充血容量，做到"需要多少补多少"；紧急情况时，可采取"有什么补什么"的原则，不必苛求液体种类而延误复苏抢救。心源性休克要限制液体，并使用强心和扩张血管药治疗。

（2）防止隐性代偿性休克发生：早期对病人实施胃黏膜 pH 值监测。研究报道显示，若监测结果 pH<7.320，无论 MODS 发生率还是病人死亡率均有明显上升。

2. 原发伤病治疗

（1）原发伤的处理包括早期清创、止血、引流、固定等。

（2）有效纠正各种类型休克。创伤失血性休克强调早期液体复苏，心源性休克强调强心、血管活性药物合理使用、限制液体及心肌保护，过敏性休克强调肾上腺素和激素的使用，脓毒症和感染性休克强调清除感染灶、消灭致病微生物。

（3）对心跳呼吸骤停病人的处理要强调在进行规范复苏的同时，注意引起骤停原因的处理。

（4）急性中毒者要重点注意终止毒物吸收和已吸收毒物的排出与解毒药的应用。

3. 清除氧自由基、防止再灌注损伤　根据休克后自由基损伤在总体损伤中所占比例来看,抗氧化治疗在早期休克复苏中的意义较大。临床上推荐使用的有维生素 C、维生素 E、谷胱甘肽等。其用药原则是:早期和足量使用;

4. 器官功能支持与保护

（1）改善循环功能

1）改善心脏泵血功能可选用多巴胺、多巴酚丁胺、毛花苷 C、米力农、氨力农、参附注射液。

2）纠正心律失常主要强调去除病因,有针对性的选用抗心律失常药物或电除颤、起搏技术。

3）根据 CVP、PCWP 和尿量调整输液量。

4）降低容量负荷可选用单硝酸异山梨酯等硝酸酯类药和利尿药,降低心脏阻力负荷可选用酚妥拉明等 α 受体阻滞药。

（2）呼吸功能支持

1）病情轻者可给予氧疗或经面罩机械通气。

2）病情严重者则需尽快建立人工气道并保持气道通畅。

3）机械通气,根据病人具体情况选用不同的呼吸模式和参数。

（3）肾脏替代治疗:目前主要强调 CRRT 技术的应用以及有利于肾功能恢复措施的应用。

（4）肝功能支持:补充足够的热量及能量合剂（辅酶 A/ATP）,纠正低蛋白血症,使用还原性谷胱甘肽以保护肝功能,避免选择肝脏毒性药物,必要时应用人工肝技术。

（5）胃肠功能障碍处理:胃肠减压,生大黄粉、奥美拉唑、奥曲肽或施他宁的选用等。

（6）DIC 的防治:可酌情选用肝素、血小板悬液、纤维蛋白原、凝血酶原复合物和新鲜全血。

（7）脑功能障碍处理:可选用神经节苷脂、甲钴胺、醒脑静、纳洛酮等。

（8）免疫功能调理:选用人血丙种球蛋白、胸腺肽等,防止滥用糖皮质激素和免疫抑制剂。

（9）代谢功能障碍处理:加强营养给予足量热量,热量 25~30kcal/（kg·d）,热氮比（120~200）:1,糖脂热量比 3:2,复方氨基酸每日 500~750ml,糖 200~300g,脂肪乳制剂 250~500ml。提供足量维生素制剂及微量元素。尽可能通过胃肠道摄入能全素等胃肠营养制剂。必要时给予深静脉营养。改善细胞代谢可选用极化液、能量合剂、多种辅酶、L- 卡尼丁等改善线粒体代谢。

5. 维持内环境稳定　根据监测结果及时纠正水电解质酸碱紊乱,调整血糖和渗透压。

6. 加速损伤组织细胞修复 在给予氨基酸等底物基础上酌情使用生长激素，促进蛋白质的合成，加速损伤组织细胞的修复。

7. 防治感染

（1）创伤、大手术、休克、心肺复苏后、胰腺炎等在无细菌感染的情况下注意合理使用抗生素，预防感染；应用抗生素是防治感染的重要手段，但要避免滥用。应注意以下几点：

1）在创伤、大手术、休克复苏后、重症胰腺炎等无感染的情况下，可预防性地使用抗生素。预防性使用原则是：必须充分覆盖污染或感染高危期；所选药物抗菌谱要广；剂量要充足；应用时间要短。

2）一旦危重病人出现发热、白细胞计数升高等可疑感染的症状，应立即使用抗生素。因危重病人多数存在不同程度的免疫力低下，感染的诊断一时难以确定，若不及时使用抗生素，则感染发展快，死亡率高。

3）抗生素的选择和治疗方案的制定，应根据已经明确或最为可能的感染灶和该部位感染最常见的病原菌来决定，同时考虑当时社区和该医院内部常见细菌谱及其耐药情况。

4）一旦选用一种或一组药物，应于 72 小时后判断其疗效，一般不宜频繁更换抗生素，以免造成混乱。

（2）尽量减少侵入性诊疗操作，减少开放式留置尿管、外周静脉留置针、深静脉置管、人工气道等侵入性诊疗操作以减少感染机会。

（3）选择性消化道去污染：研究表明：基于肠源性感染对高危病人构成威胁的认识、对创伤或休克复苏后病人、急性重症胰腺炎病人等进行消化道去污染，以控制肠道这一人体最大的细菌库，已在一定程度上取得确定的效果。故临床上采用口服或灌服不经肠道吸收、能选择性抑制需氧菌尤其是革兰氏阴性需氧菌和真菌的抗生素，最常用的配伍是多黏菌素 E、妥布霉素和两性霉素 B。无论选用何种用药方案，都不包括抗厌氧菌制剂，因为研究表明，引起肠源性感染的几乎都是需氧菌或真菌，很少有厌氧菌。而作为肠道优势菌群的双歧杆菌、乳杆菌等是构成肠黏膜定植抗力的主体，能减少条件致病菌的黏附和移位，应当得到保护和扶持。

（4）加强病房管理：危重病人所处的特殊环境，是感染容易发生的重要因素。工作人员的"带菌手"是接触传播的最重要因素，洗手是切断此类传播的最有效的措施。污染的医疗设备和用品是另一个重要感染源，如各种导管、麻醉机和呼吸机的管道系统，以及湿化器、超声雾化器等。加强病房管理，改善卫生状况，严格无菌操作，是降低医院感染发生率的重要措施。

（5）改善病人的免疫功能：不同原因引起的免疫功能损害是危重病人发生感染的内因，维护、增强病人的免疫功能，是防治感染的重要一环，可采取加强营养和代谢支持,制止滥用皮质激素和免疫抑制剂进行免疫调理等。

(6)对严重感染经积极抗生素治疗未能取得预期效果,且疑有真菌感染者,应及时合理选用抗真菌药物。此时,原有的抗生素不宜立即全部撤除。

(7)外科处理:早期清创是预防感染最关键的措施。对已有的感染,只要有适应证,外科处理也是最直接、最根本的治疗方法,如伤口的清创,脓腔的引流,坏死组织的清除,空腔脏器破裂的修补、切除或转流(如肠造口)。对MODS病人应当机立断,在加强脏器功能支持的同时尽快手术,避免丧失最后的机会。对危重病人,选择简单、快捷的手术方式,以迅速帮助病人摆脱困境。

8. 尽早使用胃肠道进食　胃肠道进食不仅有益于全身营养,也是保护黏膜屏障的重要措施。针对应激性溃疡的预防和治疗,可使用制酸剂或 H_2 受体阻滞药,不宜使胃内过度碱化。

9. 中医药治疗　运用中医"活血化瘀""清热解毒""扶正养阴"的理论,常用丹参、当归、人参、黄芪、大黄和中成药血必净、生脉、参附注射液等进行治疗。

(三)护理重点

1. 了解 MODS 的发生病因。

2. 了解各系统器官功能衰竭的典型表现和非典型变化。

3. 加强病情观察

(1)体温:MODS 多伴各种感染,体温常常升高,当严重感染时,体温可高达40℃以上,而当体温低于 35℃以下,提示病情十分严重,常是危急或临终表现。

(2)脉搏:观察脉搏快慢、强弱、规则情况,注意有无交替脉、短绌脉、奇脉等表现,尤其要重视脉搏细速和缓慢脉现象,常常提示血管衰竭。

(3)呼吸:注意观察呼吸的快慢、深浅、规则等,观察有否深大 Kussmaul 呼吸、深浅快慢变化的 Cheyne-Stokes 呼吸、周期性呼吸暂停的 Biot 呼吸、胸或腹壁出现异常活动的反常呼吸以及点头呼吸等,这些常是危急或临终的呼吸表现。

(4)血压:血压能反映器官的灌注情况,尤其血压低时注意重要器官的保护。

(5)心电监测:能很好地观察心率、心律和 ECG 变化并及时处理。尤其心律失常的心电图表现。

(6)意识:注意观察意识状况及昏迷程度,昏迷病人每班给予格拉斯哥评分。

(7)注意尿量、色、比重、酸碱度和血尿素氮、肌酐的变化,警惕非少尿性肾功能衰竭。

（8）定时检测肝功能，注意保肝，必要时行人工肝治疗。

（9）肠道功能监测与支持：根据医嘱正确给予营养支持，合理使用肠道动力药物，保持肠道通畅。

（10）观察四肢末梢温度和皮肤色泽。

4. 保证营养与热量摄入　MODS 病人常出现全身炎症反应、机体处于高代谢状态，加之升血糖激素分泌亢进、肝功能受损，出现负氮平衡。治疗中加强营养更显重要。目前所普遍使用的主要是"代谢支持"，其总的原则和方法是：

（1）增加能量总供给：通常需要达到普遍病人的 1.5 倍左右，用能量测量计测量。

（2）提高氮与非氮能量的摄入比：由通常的 1∶150 提高到 1∶200。

（3）尽可能地通过胃肠道摄入营养。

5. 防止感染　MODS 时机体免疫功能低下，抵抗力差，易发生感染，尤其是肺部感染，应给予高度重视。压疮是发生感染的另一途径。为此，MODS 病人最好住单间房间，严格无菌操作，防止交叉感染。注意呼吸道护理，定时翻身，有利于呼吸道分泌物咳出和 ARDS 的治疗；空气要经常流通，定时消毒，医护人员注意洗手，杜绝各种可能的污染机会。

四、预后

MODS 病情危重，尚无有效特异的治疗方法，预后差。病死率随着功能障碍器官数量的增加而上升。总病死率 40% 左右；两个器官功能障碍为52%~65%；三个或三个以上器官功能障碍达 84%；四个及四个以上器官功能障碍者几乎 100%。MODS 评分：9~12 分死亡率 25%；13~16 分为 50%；17~20分为 75%；>20 分几乎 100%。一旦出现 MODS 时，不能简单地将各个器官的治疗原则相加，而要注意各个功能障碍的器官间相互影响，避免医源性 MODS的发生。MODS 有效的治疗尚待探索，从分子和基因水平探讨 MODS 的发病机制，可能为 MODS 防治提供有益的指导。

第十四节　休　　克

休克（shock）是机体受到外来或内在有害因素的强烈侵袭，引起神经、内分泌、循环和代谢功能障碍，有效血容量锐减，组织器官的氧合血流灌注不足，无氧代谢逐渐增加，以末梢循环障碍为特点的病理综合征。这种失衡状态导致组织缺氧和乳酸性酸中毒，如果没有立即得到纠正，会导致进行性的细胞损伤、多器官功能衰竭和死亡。

休克的发生与调节心血管功能的四个主要成分（循环血量、心率、节律和收缩力；动脉张力,调节动脉血压和组织灌注；静脉容量血管的张力,调节回流至心脏的血量和心室的前负荷）中的一个及以上发生变化有关。

一、病因和分类

（一）低血容量性休克

低血容量是休克最常见的病因。低血容量的病人,静脉容量下降导致静脉回流、每搏输出量减少,最终导致心输出量和运氧量减少。下列因素导致循环血量不足：

1. 失血（外伤或者胃肠道出血）。
2. 体液损失（腹泻或者烧伤）。
3. 第三间隙液体积聚（肠梗阻或者胰腺炎）。

（二）心源性休克

心源性休克指的是由于心肌泵功能障碍,导致组织灌注不足的状态,常见的病因有：

1. 心肌疾病　心肌梗死或者缺血、心肌病、心肌炎。
2. 心律失常。
3. 瓣膜疾病　急性主动脉瓣反流、严重主动脉狭窄、乳头肌或者腱索断裂导致二尖瓣反流、室间隔缺损。
4. 阻塞　肺阻塞、张力性气胸、缩窄性心包炎、心脏压塞。

（三）血管扩张性休克

血管扩张性休克的病人,组织不能有效地摄取氧气,血管调节的控制作用丧失导致血管扩张异常和血流分布异常,从而导致组织缺氧,心输出量通常保持不变或者升高。

血管扩张性休克的原因包括：

1. 严重的败血症（约占住院人数的3%,占重症监护室人数的15%）。
2. 大脑或者脊髓损伤后的神经源性休克会导致血管舒缩的紧张性下降以及心动过缓。
3. 过敏性反应。
4. 药物反应。
5. 肾上腺衰竭。
6. 与周围性分流形成有关的罕见疾病,如慢性肝衰竭和Paget病。

二、病情评估

（一）休克的临床表现

按照休克的发病过程,可分为休克代偿期和休克抑制期,或称休克早期和休克期。

1. **休克代偿期** 由于机体对有效循环血容量减少的早期有相应的代偿能力,病人的中枢神经系统兴奋性提高,交感－肾上腺轴兴奋,表现为精神紧张、兴奋或烦躁不安、皮肤苍白、四肢厥冷、心率加快、脉压小、呼吸加快、尿量减少等。此时,若处理及时、得当,休克可较快得到纠正。否则,病情继续发展,进入休克抑制期。

2. **休克抑制期** 病人神情淡漠、反应迟钝,甚至可出现意识模糊或昏迷;出冷汗、口唇肢端发绀;脉搏细速、血压进行性下降。严重时,全身皮肤、黏膜明显发绀,四肢厥冷,脉搏摸不清,血压测不出,尿少甚至无尿。若皮肤、黏膜出现瘀斑或消化道出血,提示病情已发展至弥散性血管内凝血阶段。若出现进行性呼吸困难、脉速、烦躁、发绀,一般吸氧不能改善呼吸状态,应考虑并发急性呼吸窘迫综合征。

(二)病情监测

1. **精神状态** 精神状态是脑组织血液灌流和全身循环状况的反映,例如病人神志清楚,对外界的刺激能正常反应,说明病人循环血量已基本足够;相反若病人表情淡漠、不安、谵妄或嗜睡、昏迷,反映脑因血液循环不良而发生障碍。

2. **皮肤** 皮肤温度、色泽是体表灌流情况的标志。如病人的四肢温暖,皮肤干燥,轻压指甲或口唇时,局部暂时缺血呈苍白,松压后色泽迅速转为正常,表明末梢循环已恢复、休克好转;反之则说明休克情况仍存在。

3. **血压** 维持稳定的组织器官灌注压在休克治疗中十分重要。通常认为收缩压 <90mmHg、脉压 <20mmHg 是休克存在的表现;血压回升、脉压增大则是休克好转的征象。在观察血压情况时,还要强调应定时测量、比较。但是,血压并不是反映休克程度最敏感的指标,在判断病情时,还应兼顾其他的参数进行综合分析。

4. **脉率** 脉率的变化多出现在血压变化之前。当血压还较低,但脉率已恢复且肢体温暖者,常表示休克趋向好转。常用脉率/收缩压(mmHg)计算休克指数,帮助判定休克的有无及轻重。指数为 0.5 多提示无休克;>1.0~1.5 提示有休克;>2.0 为严重休克。

5. **尿量** 尿量是反映肾血液灌注情况的有效指标。尿少通常是早期休克和休克复苏不完全的表现。尿量 <25ml/h、比重增加者表明仍存在肾血管收缩和供血量不足;血压正常但尿量仍少且比重偏低者,提示有急性肾衰竭可能。当尿量维持在 30ml/h 以上时,则休克已纠正。此外,创伤危重病人复苏时使用高渗溶液者可能产生明显的利尿作用;涉及神经垂体的颅脑损伤可出现尿崩现象;尿路损伤可导致少尿与无尿,判断病情时应予注意鉴别。

6. **中心静脉压(CVP)** 中心静脉压代表了右心房或者胸腔段腔静脉内

压力的变化,可反映全身血容量与右心功能之间的关系。CVP的正常值为5~10cmH$_2$O。当CVP<5cmH$_2$O时,表示血容量不足;高于15cmH$_2$O时,则提示心功能不全、静脉血管床过度收缩或肺循环阻力增高;若CVP超过20cmH$_2$O时,则表示存在充血性心力衰竭。临床实践中,通常进行连续测定,动态观察其变化趋势以准确反映右心前负荷的情况。

三、治疗措施

休克的治疗原则首先是稳定生命体征,恢复灌注和对组织提供足够的氧,保持重要器官的微循环灌注和改善细胞代谢,并在此前提下进行病因治疗,最终目的是防止多器官功能衰竭(MODS)。

(一)一般措施

镇静、吸氧、禁食、减少搬动;采取头和躯干抬高20°~30°、下肢抬高15°~20°体位,以增加回心血量。有心衰或肺水肿的病人取半卧位或端坐位,行心电、血压、脉氧饱和度和呼吸监护,血常规、血气分析及生化检查、12导联心电图、胸片、CVP等检查,留置导尿管,监测尿量,注意保暖。

(二)原发病治疗

应按休克的病因针对性治疗。

(三)补充血容量

除心源性休克外,补液是抗休克的基本治疗。尽快建立大静脉通道或双通路补液,快速补充等渗晶体液(如林格液或生理盐水)及胶体液(低分子右旋糖酐、血浆、白蛋白或代血浆),必要时进行成分输血。根据休克的监护指标调整补液量和速度,其中CVP和血压是简便客观的监护指标。当CVP>12cmH$_2$O时,应警惕发生肺水肿。根据休克类型和临床表现不同,动态调整补液种类、盐与糖液、胶体与晶体的比例,血细胞比容低时应输红细胞,血液浓缩宜补等渗晶体液,血液稀释宜补胶体液。

(四)纠正酸中毒

休克时常合并代谢性酸中毒,当机械通气和液体复苏后仍无效时,可给予碳酸氢钠100~250ml,静脉滴注,并根据血气分析调整。除了血气分析外,治疗还需结合病史、电解质及阴离子间隙等因素综合考虑,纠正电解质紊乱。

(五)改善低氧血症

保持呼吸道通畅,宜选用可携氧面罩或无创正压通气给氧,使血氧饱和度保持>95%,必要时行气管插管和机械通气,加强气道管理,防止继发呼吸机相关性肺炎。

(六)应用血管活性药物

适用于经补充血容量后血压仍不稳定,或休克症状未见缓解,血压仍继续下降的严重休克。常用药物有：

1. 多巴胺 5~20μg/（kg·min）静脉滴注,多用于轻、中度休克;重度休克 20~50μg/（kg·min）。

2. 多巴酚丁胺 常用于心源性休克,2.5~10μg/（kg·min）静脉滴注。

3. 异丙肾上腺素 0.5~1mg 加 5% 葡萄糖液 200~300ml 静脉滴注,速度为 2~4μg/min。适用于脉搏细弱、少尿、四肢厥冷的病人或心率缓慢（心动过缓、房室传导阻滞）,尖端扭转型室速的急诊治疗。

4. 去甲肾上腺素 适用于重度、极重度感染性休克,用 5% 葡萄糖或葡萄糖氯化钠注射液稀释,4~8μg/min 静脉滴注。

5. 肾上腺素 应用于过敏性休克,小儿 0.01mg/kg,每次最大剂量 0.5mg,皮下注射,必要时每隔 15 分钟重复 1 次;成人首次 0.5mg,皮下或肌内注射,随后 0.025~0.05mg 静脉注射,酌情重复。

6. 间羟胺 与多巴胺联合应用,15~100mg 加入氯化钠注射液或 5% 葡萄糖注射液 500ml 内,100~200μg/min 静脉滴注。

（七）防治并发症和重要器官功能障碍

1. 急性肾衰竭 纠正水、电解质及酸碱平衡紊乱,保持有效肾灌注;在补充容量的前提下使利尿药,呋塞米 40~120mg 或丁脲胺 1~4mg 静脉注射,无效可重复;必要时采用血液净化治疗。

2. 急性呼吸衰竭 保持呼吸道通畅,持续吸氧;适当应用呼吸兴奋剂尼可刹米、洛贝林;必要时呼吸机辅助通气。

3. 脑水肿治疗 降低颅内压,可合用 20% 甘露醇 250ml 或甘油果糖 250ml 快速静脉滴注,以及利尿药,糖皮质激素;昏迷病人酌情使用呼吸兴奋剂,如尼可刹米;烦躁、抽搐者使用地西泮、苯巴比妥;应用脑代谢活化剂,如 ATP、辅酶 A、脑活素等;加强支持疗法。

4. DIC 治疗 抗血小板凝集及改善微循环,如双嘧达莫、阿司匹林、低分子右旋糖酐或丹参注射液静脉滴注;高凝血期,肝素 1mg/kg 加葡萄糖液静脉滴注,根据凝血酶原时间调整剂量;补充凝血因子;纤溶低下、栓塞者,酌情使用溶栓剂;处理各类并发症。

四、护理措施

（一）体位

应将病人置于单人房间,保持安静,注意保暖,采取平卧位,也可采取头低脚高或仰卧中凹位,伴有急性左心衰者可取半坐卧位,绝对卧床休息。

（二）保持呼吸道通畅

1. 及时清理呼吸道分泌物 呼吸道梗阻时,应迅速协助医师行气管插管或气管切开,严重低氧血症、高碳酸血症或合并有颅脑损伤的病人应及早应用机械辅助呼吸。

2. 给氧　所有的休克病人都应接受面罩高流量吸氧,以增加动脉血氧含量,减轻组织器官缺氧状态。更严重的缺氧、呼吸困难或者肺水肿的病人,可能需要持续气道正压通气。吸氧的目标是维持$PaO_2>8kPa$并降低呼吸做功,从而降低呼吸肌的耗氧。部分休克病人出现呼吸肌疲劳和酸中毒需要早期插管和机械通气。

(三)补充血容量

1. 建立静脉通路　迅速建立两路或多路静脉通道,应尽量选择口径较粗的静脉留置针穿刺,周围静脉塌陷者可行深静脉置管,同时监测中心静脉压。

2. 注意输液速度　输液速度的快慢对于休克病人产生的作用显著不同,直接影响到循环血量的补充效果。除心源性休克外,起始的输液速度比输液质量更为重要,因此,严重休克病人首先应快速输液2000ml以扩容;抢救失血性休克病人时,输血速度应快于出血速度,血压才能维持。为防止快速输液引起急性心衰和肺水肿,应在输液同时监测心脏功能,常用方法有监测中心静脉压、平均动脉压、血压等。

3. 使用血管活性药物的护理

(1)必须十分熟悉血管活性药物的药理作用、常用剂量和使用方法。

(2)应用升压药时应密切注意血压情况,5~10min测量1次,根据血压的高低适当调节升压药物的浓度和输入速度。个别病人对升压药敏感,收缩压可突然升高,当病人感到头痛、头晕、烦躁不安时应立即停药,并报告医师进行处理。

(3)使用强血管收缩药时,切忌药液漏入皮下而致组织坏死。

(4)出血性休克病人,除补充血容量外应迅速止血,等休克初步纠正后再行根本的止血措施。肝脾破裂、四肢大血管损伤出血难以控制时,在快速输液、输血的同时,迅速做好术前准备,随时准备手术。

(四)消除病因

休克的抢救,根本问题在于去除病因,如出血性休克要立即止血;感染性休克要积极控制感染灶;心源性休克要纠正心功能不全等。

(五)病情观察

1. 意识与表情　因血流灌注不足,中枢神经系统处于缺氧状态,病人可出现表情淡漠、烦躁、意识模糊或昏迷。严重休克时病人由兴奋转为抑制,表明脑缺氧加重,病情恶化。及时治疗后病人从烦躁转为平静,从淡漠迟钝转为能对答自如。提示脑循环改善,应密切观察上述变化,及时向医师报告病情。烦躁不安或意识模糊的病人,应加强保护措施,以防坠床。

2. 皮肤色泽及肢体温度　休克时面色苍白、皮肤湿冷、四肢冰凉,表示病情较重,皮肤色泽逐渐转为红润、出汗停止、肢体转暖,说明血流灌注良好。根据微循环的变化,采取适当的护理措施。

3. 生命体征的观察　休克代偿期时,剧烈的血管收缩可使血压保持或接近正常,故应定期测量血压和进行比较。血压逐渐下降,收缩压低于90mmHg、脉压 <20mmHg 是休克存在的证据。血压回升,脉压增大,表明休克有所好转。脉搏细速常出现在血压下降之前。有时血压虽然仍低,但脉搏清楚,手足温暖,往往表示休克趋于好转。

4. 尿量　尿量是反映肾血液灌流情况的指标,借此也可反映生命器官血液灌流的情况。疑有休克时应放置导尿管,每小时测尿量 1 次。尿量每小时少于 25ml、比重增加,表明肾血管收缩仍存在或血容量仍不足;血压正常,但尿量仍少、比重降低,则可能已发生急性肾衰竭。尿量稳定在每小时 30ml 以上时,表示休克已经纠正。

(六) 注意保暖

谨防病人受凉,低温可影响血流速度,增加血液黏稠度,对微循环不利,调节室内温度,用棉被或毛毯保暖,维持病人正常体温。感染性休克病人往往伴有高热,可用冰袋降温,也可配合室内通风或药物降温,但应注意肢体的保暖。

(七) 对症处理

1. 过敏性休克病人应迅速脱离过敏原并吸氧,遵医嘱皮下注射盐酸肾上腺素、肌内注射异丙嗪或静脉注射地塞米松、10% 葡萄糖酸钙,静脉注射时要注意药液稀释,速度要慢,并观察疗效。

2. 休克伴喉头水肿、严重气道阻塞者需气管插管或气管切开正压供氧。应按相应的常规进行准备及护理。

3. 心源性休克病人往往伴有心力衰竭肺水肿,应让病人取半坐卧位,正确吸氧,控制静脉输液的速度,遵医嘱用药,推药速度缓慢,了解病人的自觉症状及观察心率的变化,当心率 <60 次 / 分时,应立即停药,通知医师进行处理。

4. 严重休克出现呼吸、心搏骤停时,应立即配合医师迅速进行心肺复苏。

(八) 饮食护理

意识清醒无消化道出血、无腹腔内脏损伤、不需手术的病人,可给予高热量、富含维生素的流质或半流质饮食;消化道出血及需要手术的病人应暂禁食,由静脉途径补充营养,维持水、电解质酸碱平衡。

(九) 心理护理

休克病人由于病情较重,病人常表现为恐惧、烦躁、精神紧张,个别病人伴有濒死感,护士在积极抢救的同时应给予心理疏导,耐心劝慰病人,护士应有的放矢地做好病人的心理疏导工作。

第十五节　急性中毒

一、概述

有毒化学物质进入人体后,达到中毒剂量产生组织和器官损害引起的全身性疾病称为中毒(poisoning)。引起中毒的化学物质称为毒物(poison)。

根据接触毒物的剂量、毒性和时间,通常将中毒分为急性中毒(acute poisoning)和慢性中毒(chronic poisoning)。急性中毒是指机体短时间内吸收大量某种或某些有毒物质导致躯体损害,其起病急、发展快、病情严重,如果不及时积极治疗,常会危及生命。慢性中毒是指长时间接触毒物,有毒物质在体内蓄积而中毒,其发病慢、病程长,常为职业中毒。

不同化学物质引起的急性中毒表现不完全相同。严重中毒时常表现为发绀、昏迷、惊厥、呼吸困难、休克和少尿等。

急性中毒的治疗原则首先要立即脱离中毒现场,终止与毒物继续接触。同时,检查并稳定生命体征,迅速清除体内已经吸收或尚未吸收的毒物。另外,尽早使用特效解毒药,给予对症支持治疗。

二、常见急性中毒的救护

(一)急性有机磷杀虫药中毒

急性有机磷杀虫药中毒(acute organic phosphorous insecticides poisoning,AOPIP)是指有机磷杀虫药(organic phosphorous insecticides,OPI)进入体内抑制乙酰胆碱酯酶(acetylcholinesterase,AChE)活性,引起体内生理效应部位乙酰胆碱(acetylcholine,ACh)大量蓄积,使胆碱能神经受到持续冲动,出现毒蕈碱样、烟碱样和中枢神经系统等中毒症状和体征,严重者常死于呼吸衰竭。

1. 急性中毒临床表现　急性中毒发病时间和症状与毒物种类、剂量、侵入途径和机体状态(如空腹或进餐)密切相关。口服中毒在10分钟至2小时发病;吸入后约30分钟发病;皮肤吸收后约2~6小时发病。可为个体、家庭成员或群体中毒。中毒后,出现急性胆碱能危象(acute cholinergic crisis),表现为:

(1)毒蕈碱样症状(muscarinic signs):又称M样症状,是急性有机磷中毒的主要体征之一。主要是副交感神经末梢过度兴奋,类似毒蕈碱样作用。平滑肌痉挛表现为瞳孔缩小、腹痛、腹泻;括约肌松弛表现为大小便失禁;腺体分泌增加表现为大汗、流泪和流涎;气道分泌物增多表现为咳嗽、气促、呼吸困难、双肺干性或湿性啰音,严重者发生肺水肿。

（2）烟碱样症状（nicotinic signs）：又称 N 样症状。在横纹肌神经肌肉接头处 ACh 蓄积过多，出现肌纤维颤动、全身肌强直性痉挛，也可出现肌力减退或瘫痪，呼吸肌麻痹引起呼吸衰竭或停止。交感神经节节后纤维末梢释放儿茶酚胺，表现为血压增高和心律失常。

（3）中枢神经系统症状：血 AChE 浓度明显降低而脑 AChE 浓度 >60% 时，通常不出现中毒症状和体征。脑 AChE 浓度 <60% 时，出现头晕、头痛、烦躁不安、谵妄、抽搐和昏迷，有的发生呼吸、循环衰竭死亡。

（4）局部损害：有些有机磷杀虫药接触皮肤后会发生过敏性皮炎、皮肤水疱或剥脱性皮炎；污染眼部时，出现结膜充血和瞳孔缩小。

（5）中间型综合征（intermediate syndrome）：多发生在重度有机磷杀虫药（甲胺磷、敌敌畏、乐果、久效磷）中毒后 24~96 小时及复能药用量不足的病人。突然出现屈颈肌和四肢近端肌无力和第Ⅲ、Ⅶ、Ⅸ、Ⅹ对脑神经支配的肌肉无力，出现睑下垂、眼外展障碍、面瘫和呼吸肌麻痹，引起通气障碍性呼吸困难或衰竭，可导致死亡。

2. 急性中毒程度诊断分级

（1）轻度中毒：仅有 M 样症状，ChE 活力 70%~50%。

（2）中度中毒：M 样症状加重，出现 N 样症状，ChE 活力 50%~30%。

（3）重度中毒：具有 M、N 样症状，并伴有肺水肿、抽搐、昏迷、呼吸肌麻痹和脑水肿，ChE 活力 30% 以下。

3. 抢救治疗措施

（1）迅速清除毒物：立即将病人撤离中毒现场。彻底清除未被机体吸收的毒物，如迅速脱去污染衣服，用清水或肥皂水（敌百虫中毒者忌用）清洗污染皮肤、毛发和指甲；眼部污染时，用清水、生理盐水、2% 碳酸氢钠溶液（敌百虫中毒者忌用）或 3% 硼酸溶液冲洗。

对于神志清楚且愿意配合的口服中毒者，可先予以催吐药物或机械刺激法催吐再行洗胃。用清水、2% 碳酸氢钠溶液（敌百虫中毒者忌用）或 1∶5000 高锰酸钾溶液（对硫磷中毒者忌用）反复洗胃，即首次洗胃后保留胃管，间隔 3~4 小时重复洗胃，直至洗出液清亮为止。毒物留样送检，然后用硫酸钠 20~40g 溶于 20ml 水口服，观察 30 分钟，无导泻作用时，再口服或经鼻胃管注入水 500ml。

（2）紧急复苏：有机磷杀虫药中毒常死于肺水肿、呼吸肌麻痹、呼吸中枢衰竭。对上述病人，要紧急采取复苏措施：清除呼吸道分泌物，保持呼吸道通畅，给氧，根据病情应用机械通气，加强气道的湿化。心脏停搏时，行体外心脏按压复苏等。

（3）应用解毒药物：在清除毒物过程中，同时根据有机磷杀虫药中毒程度选用 ChE 复能药和胆碱受体拮抗药治疗。根据病情,要早期、足量、联合和重复应用解毒药,并且选用合理给药途径及择期停药。中毒早期即联合应用抗胆碱能药与 ChE 复能药才能取得更好疗效(表 4–18)。

表 4–18 有机磷杀虫药中毒常用解毒药的剂量与用法

药名	用药阶段	轻度中毒	中度中毒	重度中毒
胆碱酯酶复活剂				
氯解磷定	首剂	0.5~0.75g 稀释后缓慢静脉注射	0.75~1.5g 稀释后缓慢静脉注射	1.5~2.0g 稀释后缓慢静脉注射,30~60分钟后视情况重复首次剂量的 1/2
	以后	必要时2小时后重复一次	0.5g 稀释后缓慢静脉注射,每2小时一次,共3次	1.0g/h,静脉滴注,6 小时后若病情显著改善,可停药观察
抗胆碱药				
阿托品	开始	2~4mg,皮下注射,每1~2小时一次	首剂 5~10mg,静脉注射;随后 1~2mg 静脉注射,每30分钟一次	首剂 10~20mg 静脉注射;随后 2~5mg 静脉注射,每 10~30 分钟一次
	阿托品化后	0.5mg 皮下注射,每 4~6 小时一次	0.5~1mg 皮下注射,每4~6小时一次	0.5~1mg 皮下注射,每 2~6 小时一次

(4)对症治疗:重度有机磷杀虫药中毒病人常伴有多种并发症,如酸中毒、低钾血症、严重心律失常、脑水肿等。特别是合并严重呼吸和循环衰竭时如处理不及时,应用的解毒药尚未发挥作用病人即已死亡。

(5)中间型综合征治疗:立即给予人工机械通气。同时应用氯解磷定每次 1.0g 肌注,酌情选择给药间隔时间,连用 2~3 天。积极对症治疗。

4. 护理措施

(1)迅速使病人脱离有毒环境,脱去染毒衣物,用肥皂水、1%~4% 碳酸氢钠溶液或大量清水彻底冲洗皮肤、头发,以免通过皮肤吸收加重中毒。眼睛污染后可用 2% 碳酸氢钠溶液或生理盐水连续冲洗。

(2)中毒后大量乙酰胆碱在体内蓄积,使副交感神经兴奋,引起腺体分泌增加,病人口腔、气管内分泌物增多。应解开病人衣领、腰带,以免妨碍呼吸,协助采取侧卧位或头偏向一侧,及时吸出口腔内的分泌物,防止窒息及吸入性肺炎,保持呼吸道通畅。

（3）对口服中毒者,应立即予以洗胃。洗胃应彻底。洗胃一般选用 1%~3% 碳酸氢钠溶液或 1% 生理盐水 1000ml,再用清水。插管后应先吸后灌,一次灌入量不宜过多,出入量相等,总灌洗量可达 10~20L,直至流出液体无色、无味为止。洗胃后常规给予泻药以排出肠道毒物。应注意美曲膦酯中毒时忌用碳酸氢钠洗胃;1605、1509、乐果等有机磷农药忌用高锰酸钾洗胃,因其氧化后毒性可增强。

（4）24h 内应绝对禁食,以后根据病情给予流质、半流质或普食。开始进食前,给予口服氢氧化铝凝胶 15ml 或十六角蒙脱石（思密达）等药物以保护胃黏膜。饮食应清淡、温冷,不宜给高蛋白、高脂肪、高糖类饮食。乐果中毒者病情好转时不宜过早进食,以免含毒浓度高的胆汁进入肠道而加重中毒。

（5）准备好各种抢救药物,建立静脉通路,以保证静脉滴注胆碱酯酶复能剂和静脉推注阿托品等。

（6）病情观察

1）重度中毒要有专人护理,详细记录特别护理记录单,每 15~30min 测血压、脉搏、呼吸 1 次,并注意观察瞳孔、神志变化、肺水肿、呼吸肌瘫痪或呼吸中枢衰竭等表现。

2）严格床头交接班,病情缓解后继续观察 3~5d,注意反跳现象。如为服毒自杀者,应针对病人具体情况做好心理护理。

3）掌握阿托品的作用机制及阿托品化的指征,防止阿托品中毒。尽早、足量使用胆碱酯酶复能剂,切忌与碱性药物配伍（因能水解成剧毒的氰化物）,静脉注射时应避免外漏,以免刺激周围组织。

4）动态监测血清胆碱酯酶活性以便掌握中毒的程度,了解治疗的效果和判定病人预后。

5）若服毒病人原有消化性溃疡,常会因洗胃及药物的刺激而引起上消化道出血,故应注意观察有无呕血和黑便。

（7）并发症的护理

1）高热:由于毒物刺激,肌肉震颤和收缩,可致机体产热增加。大量阿托品的应用,也可使散热受到障碍而致体温升高。对高热病人要注意观察体温变化,并根据情况做好物理及药物降温。

2）呼吸困难:并发呼吸困难者,可给予氧气吸入。为了避免呼吸道黏膜干燥、糜烂,并使分泌物易于排出,可给予温热湿氧气（湿化瓶液体保持在 60~70℃）吸入。气管切开及肺水肿者给予相应的护理。

3）尿潴留:绝大部分病人有不同程度的尿潴留,可给予导尿、诱导排尿等。

（二）百草枯中毒

百草枯（paraquat, PQ），为联吡啶类除草剂，喷洒后能够很快发挥作用，接触土壤后迅速失活，可经胃肠道、皮肤和呼吸道吸收，对人、畜有很强毒性作用。

急性百草枯中毒（acute paraquat poisoning）是指口服吸收后突出表现为进行性弥漫性肺纤维化，最终死于呼吸衰竭及（或）MODS。常为口服自杀或误服中毒，成年人口服致死量为 2~6g，病死率 90%~100%。

1. 临床表现

（1）呼吸系统：肺损伤是最严重的改变。大剂量中毒者可在 2~4 天出现咳嗽、逐渐加重的呼吸困难、发绀及肺水肿，常在 1~3 日内因急性呼吸窘迫综合征 ARDS 死亡。小剂量中毒经抢救存活者，部分病人经 1~2 周后可发生弥漫性肺间质纤维化导致呼吸衰竭而死亡。

（2）消化系统：口服中毒者会出现胸骨后烧灼感、恶心、呕吐、腹痛、腹泻、吞咽困难、胃肠道穿孔和出血。部分病人在 2~3 天后会出现肝损伤和肝坏死。

（3）皮肤：病人接触毒物部位皮肤迟发出现红斑、水疱、糜烂、溃疡和坏死。口服中毒者，口腔、食管黏膜灼伤及溃烂。毒物污染眼部时，可灼伤结膜或角膜。吸入者可出现鼻出血。

（4）其他：还可出现心悸、胸闷、气短、中毒性心肌炎症状；头晕、头痛、抽搐或昏迷等神经系统症状；百草枯吸收后 24 小时发生肾损害，表现血尿、蛋白尿或急性肾衰竭；也可出现溶血性贫血或 DIC、休克。

2. 急救护理措施

（1）百草枯目前尚无特效解毒剂，在中毒早期就要积极控制病情发展，阻止肺纤维化的发生。

（2）清除毒物污染，减少毒物吸收。立即脱去被百草枯污染的衣物，用肥皂水冲洗污染皮肤；口服者，用复方硼砂漱口液或氯己定（洗必泰）漱口；眼污染者，用 2%~4% 碳酸氢钠溶液冲洗数分钟，继而用生理盐水冲洗。

（3）口服中毒者，立即刺激咽喉部催吐并口服白陶土悬液，或就地用泥浆水 100~200ml 口服。用碱性液体（如肥皂水）充分洗胃后用白陶土 60g 或活性炭 30g 吸附。洗胃时注意控制压力，避免引起食管或胃穿孔，注意观察洗胃液的性状。

（4）洗胃后予番泻叶（10~15g 加 200ml 开水浸泡后凉服）或硫酸镁、甘露醇、大黄导泻。

（5）增加毒物排出，强化利尿积极充分静脉补液后，应用呋塞米维持尿量 200ml/h，注意观察病人尿量及尿液性质。除常规输液及利尿外，血液净化应尽早（6~12 小时内）进行，首先选用血液灌流，其百草枯清除率为血液透析的

5~7 倍。

（6）保持气道通畅,监测血氧饱和度或动脉血气。轻、中度低氧血症不宜常规供氧,吸氧会加速氧自由基形成,增强百草枯毒性和病死率。$PaO_2<40mmHg$ 或出现 ARDS 时,可吸入氧气,维持 $PaO_2>70mmHg$。

（7）出现上消化道出血病人,遵医嘱应用质子泵抑制药。除早期有消化道穿孔病人外,可给予流质饮食,保护消化道黏膜,防止食管粘连。加强口腔护理,促进口腔黏膜愈合,减少感染机会。

（三）镇静催眠药中毒

镇静催眠药是中枢神经系统抑制药,具有镇静、催眠作用,过大剂量可麻醉全身,包括延髓。一次大剂量服用可引起急性镇静催眠药中毒（acute sedative-hypnotic poisoning）。

现常用的镇静催眠药可分为四类:苯二氮䓬类,如地西泮（长效类）、阿普唑仑（中效类）等;巴比妥类,如苯巴比妥（长效类）、戊巴比妥（中效类）等;非巴比妥非苯二氮䓬类,如水合氯醛等;吩噻嗪类（抗精神病药）,如氯丙嗪、硫利达嗪（甲硫达嗪）、奋乃静等。

1. 急性中毒临床表现

（1）苯二氮䓬类药物中毒中枢神经系统抑制较轻,很少出现长时间深度昏迷、休克或呼吸抑制等严重症状,主要症状是嗜睡、头晕、言语含糊不清、共济失调等。

（2）巴比妥类药物与非巴比妥非苯二氮䓬类药物中毒症状相似,过量可引起中枢神经系统抑制,症状严重程度与服用剂量有关。

轻度中毒表现为嗜睡、情绪不稳定、注意力不集中、记忆力减退、共济失调、发音含糊不清、步态不稳和眼球震颤。

重度中毒表现为进行性中枢神经系统抑制,由嗜睡到深昏迷。呼吸抑制由呼吸浅而慢到呼吸停止。可出现低血压或休克、肌张力下降、体温不升,长期昏迷病人可并发肺炎、肺水肿、脑水肿和肾衰竭。

（3）吩噻嗪类中毒最常见的为锥体外系反应,临床表现为:①震颤麻痹综合征;②静坐不能;③急性肌张力障碍反应,例如斜颈、吞咽困难和牙关紧闭等。病情严重的病人可发生昏迷和呼吸抑制;全身抽搐少见。

2. 治疗措施

（1）维持昏迷病人重要器官功能

1）保持气道通畅:深昏迷病人应予气管插管保护气道,并保证吸入足够的氧和排出二氧化碳。

2）维持血压:急性中毒出现低血压多由于血管扩张所致,应输液补充血容量,如无效,可考虑给予适量多巴胺,参考剂量为 $10\sim20\mu g/(kg\cdot min)$。

3）心脏监护：心电图监护，如出现心律失常，酌情给予抗心律失常药。

4）促进意识恢复：病因未明的急性意识障碍病人，可考虑给予葡萄糖、维生素 B_1 和纳洛酮。

（2）清除毒物

1）洗胃。

2）活性炭：对吸附各种镇静催眠药有效。巴比妥类中毒时可考虑使用多剂活性炭。

3）碱化尿液与利尿：用呋塞米和碱化尿液治疗，只对长效巴比妥类中毒有效，对吩噻嗪类中毒无效。

4）血液净化：血液透析、血液灌流可促进苯巴比妥和吩噻嗪类药物清除，危重病人可考虑应用，尤其是合并心力衰竭和肾衰竭、酸碱平衡和电解质异常、病情进行性恶化病人。苯巴比妥类药物蛋白结合率高，推荐选择血液灌流。血液净化治疗对苯二氮䓬类中毒作用有限。

（3）特效解毒疗法：巴比妥类和吩噻嗪类药物中毒无特效解毒药。氟马西尼（flumazenil）是苯二氮䓬类拮抗剂，能通过竞争抑制苯二氮䓬类受体而阻断苯二氮䓬类药物的中枢神经系统作用。用法：0.2mg 静脉注射 30 秒钟，如无反应，再给 0.3mg，如仍然无反应，则每隔 1 分钟给予 0.5mg，最大剂量 3mg。此药禁用于已合用可致癫痫发作的药物，特别是三环类抗抑郁药的病人；不用于对苯二氮䓬类已有躯体性依赖和为控制癫痫而用苯二氮䓬类药物的病人，亦不用于颅内压升高者。

（4）对症治疗：多数镇静催眠类药物中毒以对症支持治疗为主，特别是吩噻嗪类药物中毒。吩噻嗪类药物中毒出现低血压时，应积极补充血容量，以维持血压。拟交感神经药物很少使用，必要时可考虑去甲肾上腺素或盐酸去氧肾上腺素（新福林）等 α 受体激动药。具有 β 受体激动作用的升压药物如肾上腺素、异丙肾上腺素及多巴胺，即使小剂量，也应避免使用，否则可加重低血压（因周围 β 受体激动有血管扩张作用）。

（5）专科会诊：应请精神科专科医师会诊。

3. 护理措施

（1）一般护理：中枢抑制药中毒病人多数是在情感受挫、情绪不稳定的情况下吞服大量药物，有条件时可将病人安置于单人房间，保持安静，避免不必要的刺激，减少探视。严重抑制、昏睡或昏迷病人应注意保暖，经常改变体位，头偏向一侧，保持呼吸道通畅，保持口鼻腔清洁，及时清理呕吐物，以防肺部感染及窒息。必要时留置导尿，并记录尿量。

（2）洗胃：洗胃是清除毒物的重要措施，服药 4h 之内应立即洗胃，即使超过 4h，也应视服药量的多少进行洗胃，以便清除胃内残留的药物。一般用

1∶8000 高锰酸钾溶液或温水洗胃。插胃管时动作应轻柔,以免损伤消化道黏膜。插胃管和洗胃过程中,应密切观察病人的面色和呼吸,防胃管和洗胃液进入气管而发生窒息。洗胃过程中如出现呼吸停止,应立即停止洗胃,即行气管插管进行人工呼吸器辅助呼吸。洗胃应严格掌握洗胃液的温度及出入量平衡,一次灌洗液 300~500ml,当入量大于出量时,要认真查找原因如胃管扭曲、阻塞、过浅等,排除原因后再继续洗胃,以免造成胃出血、胃扩张或胃破裂。观察洗出液的颜色和气味,如病人感觉腹痛或洗出血性液体时,应停止洗胃,立即协助医师进行对症处理。有消化道出血史者应禁忌洗胃。

(3)严密观察病情:注意病人生命体征变化,密切观察瞳孔的大小、肌力和肌张力、病理反射、昏迷的程度等;根据病情给予心电、呼吸、血压监测,病人绝对卧床,发现异常及时处理。

(4)洗胃的同时迅速建立静脉通道,及时按医嘱准确用药:

1)遵医嘱输入 5%~10% 葡萄糖液及生理盐水,每天补充液体总量在 3000ml 左右,以维持体液的平衡和促进毒物的排出。

2)周围循环衰竭的病人,遵医嘱给予右旋糖酐、5% 葡萄糖盐水、血浆或全血,补充血容量后若血压仍偏低,可酌情选用升压药使收缩压维持在 100~120mmHg。

3)肾功能良好时遵医嘱给予 20% 甘露醇 250ml,2~4 次 / 日,以促进利尿而加快毒物的排出,并注意水、电解质平衡。

4)昏迷病人遵医嘱可给予吗啡受体拮抗药纳洛酮静注或静滴。醒脑静可以增进大脑功能,兴奋中枢神经系统尤其是呼吸中枢。两者合用可以发挥强有力的催醒作用,使用后要注意观察疗效。

(四)急性一氧化碳中毒

含碳物质不完全燃烧可产生一氧化碳(carbon monoxide,CO),CO 是无色、无臭和无味气体,吸入过量 CO 引起的中毒称急性一氧化碳中毒(acute carbon monoxide poisoning),又称煤气中毒。CO 中毒主要导致细胞水平的氧输送和氧利用障碍。CO 中毒时,体内血管吻合支少且代谢旺盛的器官如大脑和心脏最易遭受损害。急性一氧化碳中毒是常见的生活中毒和职业中毒,是气体中毒致死的主要原因之一。

1. 急性中毒的临床表现

(1)轻度中毒病人有不同程度头痛、头晕、恶心、呕吐、心悸和四肢无力等。原有冠心病的病人可出现心绞痛。脱离中毒环境吸入新鲜空气或氧疗,症状很快消失。

(2)中度中毒病人出现胸闷、气短、呼吸困难、幻觉、视物不清、判断力降低、运动失调、嗜睡、意识模糊或浅昏迷。皮肤黏膜可呈樱桃红色。氧疗后病人可恢复正常且无明显并发症。

（3）重度中毒迅速出现昏迷、呼吸抑制、肺水肿、心律失常或心力衰竭。部分病人合并吸入性肺炎。受压部位皮肤易发生水疱或压迫性横纹肌溶解，可释放肌球蛋白而导致急性肾衰竭。

2. 治疗措施

（1）终止 CO 吸入：迅速将病人转移到空气新鲜处，终止 CO 继续吸入。卧床休息，保暖，保持呼吸道畅通。

（2）氧疗

1）吸氧：中毒者给予吸氧治疗，如鼻导管和面罩吸氧。吸入新鲜空气时，CO 由 COHb 释放出半量约需 4 小时；吸入纯氧时可缩短至 30~40 分钟；吸入 3 个大气压的纯氧可缩短至 20 分钟。

2）高压氧舱治疗：能增加血液中物理溶解氧，提高总体氧含量，促进氧释放和加速 CO 排出。可迅速纠正组织缺氧，缩短昏迷时间和病程，预防 CO 中毒引发的迟发性脑病。目前尚无高压氧舱统一治疗指征，多数高压氧舱中心把头痛、恶心、COHb 浓度 >40% 作为选择高压氧舱治疗的主要参考标准。临床医师也常用下述情形作为选择高压氧治疗的重要参考标准：昏迷、短暂意识丧失、ECG 心肌缺血表现、局灶神经功能缺陷等；COHb 浓度超过 15% 的孕妇也应考虑高压氧治疗。

（3）生命脏器功能支持：有严重冠状动脉粥样硬化病变基础的病人，COHb 浓度仅超过 20% 时，就有心搏骤停的危险，应密切进行心电监测。CO 中毒病人（无高压氧舱治疗指征者）推荐给予 100% 氧治疗，直至症状消失及 COHb 浓度降至 10% 以下；有心肺基础疾病病人，建议 100% 氧治疗至 COHb 浓度降至 2% 以下。

（4）防治脑水肿：严重中毒后，脑水肿可在 24~48 小时发展到高峰。在积极纠正缺氧同时给予脱水治疗。20% 甘露醇 1~2g/kg 静脉快速滴注（10ml/min）。待 2~3 天后颅内压增高现象好转，可减量。糖皮质激素有助于缓解脑水肿，但其临床价值尚有待验证。有频繁抽搐者，首选地西泮 10~20mg 静注。抽搐停止后再静脉滴注苯妥英钠 0.5~1g，剂量可在 4~6 小时内重复应用。

（5）防治并发症和后遗症：保持呼吸道通畅，必要时行气管切开。定时翻身以防发生压疮和肺炎。注意营养支持，必要时鼻饲。

3. 护理措施

（1）脱离中毒现场：立即将病人安置于空气新鲜的环境，给予高流量（4~6L/min）氧气吸入，尽早联系进行高压氧治疗，以便病人早日康复并减少并发症的发生。

（2）保持呼吸道通畅：昏迷病人取侧卧位或平卧头偏向一侧，及时清除口腔内的分泌物,保持呼吸道通畅,预防窒息和吸入性肺炎。定时翻身、拍背、吸痰,吸痰时动作要轻柔,必要时给予雾化吸入,以稀释痰液,促进痰液排出。

（3）严密观察病情

1）注意病人的自觉症状:由于一氧化碳中毒后机体缺氧,病人感觉头痛、头晕、恶心、呕吐、心悸、乏力,治疗过程中应注意自觉症状有无减轻或消失,如有恶化及时报告。

2）观察意识的改变:意识状态是反映 CO 中毒的程度和病情发展趋势的重要标志。若昏迷或意识障碍进行性加重,瞳孔对光反射迟钝或消失;单侧瞳孔缩小（<2mm）随即散大（>5mm）甚至涉及对侧,是小脑幕切迹疝的早期表现。如双侧瞳孔散大,对光反射消失,为颅内压增高、脑病晚期的表现。CO 中毒病人因缺氧可导致心肌损害,可能出现心动过速、期前收缩、间歇脉、血压下降等症状。

3）密切观察生命体征的变化:重度中毒病人常伴有脑水肿而出现惊厥或呼吸抑制,还可发生休克和严重的心肌损害,有时并发肺水肿、上消化道出血。使用心电监护仪持续监测生命体征变化,注意观察呼吸频率、节律改变,若呼吸深大、急促,应高度警惕代谢性酸中毒的发生。严密监测 HbCO 浓度、肝功能、肾功能及电解质,做好护理记录。

（4）饮食护理:昏迷病人暂禁饮食,通过静脉补充营养,必要时鼻饲,给予高热量、高蛋白、富含维生素的流质饮食。神志清醒后鼓励病人进食,多饮水。

（5）对症护理

1）重度中毒病人伴有抽搐、呕吐时,应将病人头偏向一侧,及时清除口腔内呕吐物,防止吸入气管。抽搐发作时,应将缠有纱布的压舌板放于上、下臼齿之间,防止舌咬伤,遵医嘱给予镇静药,并观察疗效。

2）由于缺氧病人表现有呼吸困难、胸闷,严重者可以出现呼吸衰竭,应严密观察呼吸速率、节律、深浅度的变化,保持呼吸道通畅,正确给氧,必要时行气管插管、呼吸机辅助呼吸,遵医嘱应用呼吸兴奋剂。准备好抢救物品,建立静脉通路。

（6）做好基础护理

1）昏迷或烦躁病人应加强保护措施,以免发生坠床、骨折等。

2）意识障碍出现尿失禁或不能自行排尿者,需行留置尿管。对留置尿管的病人每天会阴抹洗 1~2 次,同时注意会阴部清洁,导尿及冲洗膀胱时应严格无菌操作,防止泌尿系感染。并注意尿量观察,定时监测血生化、肾功能,保持电解质平衡。

3）中毒病人受压部位皮肤易出现水疱和红肿,应定时翻身,加强皮肤护理。若有大水疱出现,可用 5ml 无菌注射器刺破水疱抽出水分,并以 0.15% 碘伏棉球消毒后用无菌纱布敷盖包扎,每日换药1次。

（7）预防并发症:CO中毒病人常于中毒后2~4d发生肺水肿、肺炎。需注意保暖,避免感染,继续氧疗。必要时可进行心电监测,及时发现心肌损害及早处理。重症病人可出现清醒后再度昏迷现象,必须加强观察。

第十六节 中暑、淹溺与触电

一、中暑

中暑(heat illness)是在高温、湿度大且通风不良的环境中,病人因体温调节中枢功能障碍、汗腺功能衰竭和水、电解质丧失过多而出现的以中枢神经系统和心血管功能障碍为主要表现的疾病。

（一）病因

1. 重体力劳动、发热疾病、甲状腺功能亢进症和应用某些药物(如苯丙胺)使产热增加。

2. 湿度大、肥胖、穿透气不良衣服或无风天气等导致机体散热障碍。

3. 汗腺功能障碍(如系统性硬化病、先天性汗腺缺乏症、广泛皮肤瘢痕、抗胆碱能药或滥用毒品均可抑制出汗)。

4. 酷暑季节,老年人、久病卧床、产妇等长时间处于环境温度过高(>32℃)、湿度较大(>60%)、通风不良的室内。

（二）临床表现

1. 先兆中暑 长时间处于高温环境,出现多汗、口渴、头晕、耳鸣、恶心、胸闷、心悸、四肢无力、注意力不集中、体温正常或略升高但不超过38℃。如及时脱离高温环境,经对症处理后,症状可很快消除。

2. 轻度中暑 出现面色潮红、表情淡漠、烦躁不安、心率增快、皮肤湿冷、血压下降等早期循环功能紊乱症状,体温超过38℃。如采取及时有效地措施,可很快恢复正常。

3. 重度中暑 除具有轻度中暑症状外,同时伴有高热、四肢肌肉、腹肌甚至肠平滑肌发生痉挛、昏厥、休克、昏迷等症状。

（三）分类

临床上,根据发病机制和临床表现不同,通常将中暑分为热痉挛(heat cramp)、热衰竭(heat exhaustion)和热射病(heat stroke)。

1. 热痉挛 多发于高温环境下强体力劳动或剧烈活动后,大量出汗和饮用低张液体后出现低钠、低氯血症,表现为头痛、头晕和肢体、腹部、背部肌肉的肌群痛性痉挛,常呈对称性和阵发性,以腓肠肌为特征,肢体活动受限,有时腹痛与急腹症表现相似,数分钟缓解,体温一般正常,无神志障碍,热痉挛也可为热射病早期表现。

2. **热衰竭** 多见于老年人、儿童和慢性病病人。严重热应激时,体液和体钠丢失过多引起水电解质紊乱、外周血管扩张导致循环容量不足所致。表现为头晕、头痛、大汗淋漓、恶心、呕吐、心律失常、肌痉挛、直立性低血压或晕厥。中心体温(core body temperature, CBT)升高不超过40℃,无神志障碍。中枢神经系统损害不明显,病情轻而短暂者也称为热晕厥(heat syncope),可发展为热射病。

3. **热射病** 病人在全身乏力、恶心、头晕、头痛等早期症状的基础上,出现高热(中心体温>40℃)、无汗伴神志障碍,是中暑最严重的类型。早期受损器官依次为脑、肝、肾和心脏。根据发病机制分为劳力性(exertional heatstroke)热射病和非劳力性(nonexertional heatstroke)热射病两种类型。

(1)劳力性热射病:多发生在青壮年人群,在高温、高湿或强烈的太阳照射环境中作业或运动数小时导致内源性产热过多而发病,约50%病人大量出汗,心率160~180次/分,脉压增大,可发生横纹肌溶解、急性肾衰竭、肝衰竭、DIC或MODS,病死率高。

(2)非劳力性热射病:多发于居住在高温和通风不良的城市年老体弱或有慢性疾病史的居民,病人体温调节功能障碍散热减少,出现中心体温骤升,导致中枢神经系统和循环功能障碍。84%~100%病人出现无汗,皮肤干燥和发红,体温可达到40~42℃或更高。严重者会出现低血压、休克、心律失常及心力衰竭、肺水肿和脑水肿。约5%病人发生急性肾衰竭,可有轻、中度DIC,常在发病后24小时左右死亡。

(四)治疗措施

1. **现场处理** 迅速使病人脱离高温环境,将病人安置在通风良好的荫凉处,有条件的可将病人安置在20~25℃的空调或电扇房间里,没有条件的可选择空旷通风的房间或大树下,解开或脱去病人的衣服,取平卧位,同时按摩病人皮肤肌肉,促进循环散热。

2. **降温治疗** 快速降温是治疗的基础,迅速降温决定病人预后。降低劳力性热射病病人体温的时间段为"黄金半小时(golden halfhour)"。

(1)无虚脱病人,可用冷水浸浴(cold water immersion, CWI)或冰水浸浴(ice water immersion, IWI),浸浴时,应在病人头顶部放置用湿毛巾包裹的冰块,并使病人身体(除头部外)尽可能多地浸入1.7~14.0℃的冷水中,不断搅动冷水,保证病人皮肤表面与冷水接触。神志清醒者可给予口服0.1%凉盐水或清凉饮料。

(2)对老年人、新生儿、休克或心衰等病人,不能耐受冰水浴,可采用蒸发散热降温,用15℃冷水反复擦拭皮肤,在头、颈、腋窝、腹股沟等大血管走行处放置冰袋进行物理降温。

(3)体外降温效果不明显的病人可用冰盐水200ml进行胃或直肠灌洗,或用冰的5%葡萄糖盐水1000~2000ml静脉滴注。

(4)药物降温必须与物理降温同时使用,热射病病人应用解热镇痛药水杨酸盐治疗无效,而且可能有害。迅速降温出现寒战者,生理盐水500ml加氯丙嗪25~50mg静脉输注,应监测血压。

3. 液体复苏 低血压病人,应静脉输注生理盐水或乳酸林格液恢复血容量,最初4小时平均补充1200ml等张晶体溶液。必要时静脉滴注异丙肾上腺素,勿用血管收缩药,以免影响皮肤散热。

4. 支持治疗 出现多器官衰竭应予对症支持治疗。出现横纹肌溶解,尿量至少保持为2ml/(kg·h),尿pH>6.5。出现持续性无尿、尿毒症和高钾血症,可行血液透析或腹膜透析指征。DIC病人根据病情输注新鲜冷冻血浆和血小板。

(五)护理措施

1. 维持室温和环境温度在20~25℃以下,以利于病人体温尽快恢复正常。采取物理降温时,注意严密监测病人的呼吸、脉搏、血压,每10~30分钟测量体温一次,肛温降至38.5℃左右时,应暂停降温,继续观察,确保降温效果。出现体温居高不下时要防止高热惊厥,体温骤降时要防止虚脱或休克。若病人出现昏迷、呼吸抑制、血压骤降,立即停止降温。

2. 保持病人呼吸道通畅,吸氧。昏迷病人应进行气管内插管,加强气道护理,防止误吸。

3. 迅速开放静脉通道,纠正水电解质失衡,有颅内压增高病人遵医嘱静脉输注甘露醇时,应在30~60分钟内输入。病人痫性发作时,遵医嘱静脉输注地西泮。

4. 密切观察病人生命体征、神志和皮肤出汗情况。留置导尿管,监测尿量,保持尿量>30ml/h,发现异常及时查找原因,报告医师处理。

5. 中暑后病人出现高热、惊厥,易发生碰伤、坠床、感染等并发症,应加强基础护理,防治并发症。在降温过程中注意保护病人皮肤,冰袋放置位置准确,及时更换,防止冻伤及压疮发生。

6. 病人机体消耗大,应加强营养,给予清淡、易消化、高热量、高蛋白、高维生素、低脂肪的流质或半流质饮食或鼻饲饮食,鼓励病人多饮水,昏迷病人加强口腔护理。

二、淹溺

人体浸没于水或其他液体后,反射性引起喉痉挛和(或)呼吸障碍,发生窒息性缺氧的临床死亡状态称淹溺(drowning)。突然浸没于低于体温5℃以上的水后出现心脏停搏或猝死为淹没综合征(immersion syndrome)。淹没后综合征(postimmersion syndrome)指淹没一段时间恢复后因肺泡毛细血管内皮损伤和渗漏引起肺部炎症反应、肺泡表面活性物质减少或灭活出现的呼吸窘迫,是ARDS的一种类型。在我国,淹溺常见于儿童和青少年,是14岁以下儿童首位致死原因。

(一)临床表现

1. 一般表现 缺氧是淹溺者最重要的表现,病人症状的严重程度与溺水时间长短、吸水量多少、吸入物性质有关,常表现为窒息、颜面指端发绀、面部肿胀、眼结膜充血、口腔和鼻腔内充满泡沫或泥污、四肢厥冷、寒战、昏迷及意识模糊,呼吸心跳微弱或停止等。

2. 各系统表现

(1)呼吸系统:剧烈咳嗽、胸痛、呼吸表浅、急促或停止,淡水淹溺者多见咯粉红色泡沫痰、两肺湿啰音。

(2)循环系统:脉搏细速或不能触及、心音低钝、血压不稳定,严重者出现房颤、心力衰竭甚至心脏停搏。

(3)神经系统:烦躁不安或昏迷,可伴有抽搐、肌张力增加、牙关紧闭,可出现病理反射。

(4)消化系统:腹部膨隆,胃内充满水呈现扩张状态,复苏时及复苏后有呕吐,海水淹溺者口渴感明显。

(5)泌尿系统:尿液混浊呈现橘红色,可出现少尿或无尿,严重者发生肾小管坏死和急性肾衰竭。

(二)治疗措施

1. 院前急救

(1)现场急救:尽可能迅速将淹溺者安全地从水中救出,立即清除病人口鼻腔异物,取出义齿,用纱布包手指将舌头拉出口外固定,以防止舌回缩阻塞呼吸道。松解衣领和紧裹的内衣、胸罩、腰带等,保持呼吸道通畅。怀疑有异物阻塞病人气道,可用海姆立克急救法排出气道内异物。

(2)心肺复苏:评估病人的生命体征,若出现呼吸心搏骤停,应立即行心肺复苏术,气管内插管和吸氧。复苏时注意清理病人呕吐物,防止误吸。

(3)迅速排出肺和胃内积水若尚有心跳、呼吸,但又有明显呼吸道阻塞时,应立即让溺水者俯卧于施救者屈膝的大腿上,头部下垂,施救者平压病人背部或拍背,将呼吸道和胃内的水倒出;或由施救者抱住病人的腿部,让其腹部扒在施救者的肩背部,头部下垂予以倒水,但不要因倒水而延误心肺复苏。

2. 院内处理

（1）维持呼吸功能：吸入高浓度氧或高压氧治疗,对溺水者应监测动脉血气,根据病情采用机械通气。清醒病人可使用面或鼻罩持续气道正压吸氧。严重或进行性呼吸窘迫的病人应行气管内插管。经高流量吸氧后血氧饱和度低于 90% 或 PaO_2 低于 60mmHg 者须行气道正压通气。$PaCO_2$ 超过 50mmHg,行气管内插管和机械通气。

（2）复温：体温过低者,可采用体外或体内复温措施,使中心体温至少达到 30~35℃。

（3）脑复苏：有颅内压升高或昏迷者,应用呼吸机增加通气,使 $PaCO_2$ 保持在 25~30mmHg。同时,静脉输注甘露醇降低颅内压,缓解脑水肿。

（4）解除肺水肿：淹溺者若发生肺水肿,在采取加压吸氧的同时,应给予 40%~50% 的乙醇酒精湿化氧气吸入,以使肺泡表面的泡沫破裂消散,改善呼吸。

（5）放置胃管排出胃内容物,应用抗生素防止吸入性肺炎。

（三）护理措施

1. 密切观察病情变化

（1）定时测量病人的体温、脉搏、呼吸、血压、瞳孔和神志情况,观察生命体征的变化,尤其是呼吸的情况,注意有无呼吸困难、咳痰、肺部有无啰音等,发现异常及时报告医师并进行处理。

（2）监测尿液的颜色、量、性质,准确记录尿量。

2. 保持呼吸道通畅。及时、彻底清除淹溺者口鼻内的泥沙、杂草和分泌物。根据病人情况给予吸氧或行气管插管或气管切开。及时清除痰液,注意气道湿化,防止气道粘连和肺部感染。

3. 严格执行医嘱,根据不同淹溺情况正确输液。淡水淹溺者,切忌短时间内大量液体输入,以免加重血液稀释；海水淹溺者,切忌输入生理盐水,以免加重血液浓缩。

4. 心理护理,因淹溺病人常有恐惧和烦躁,尤其是自杀淹溺者,应做好耐心细致的心理疏导工作,消除病人的异常心理。

三、触电

一定量电流通过人体引起组织损伤和器官功能障碍或猝死称为电损伤（electrical injury）,也称触电（electrical shock）。电击包括低压电（≤380V）、高压电（>1000V）和超高压电或雷击（lightning injury,电压在 10 000 万伏以上）三种电击类型。电击损伤程度与电流强度、电流种类、电压高低、通电时间、人体电阻、电流途径有关。电流通过心脏易导致心搏骤停,通过脑干使中枢神经麻痹、呼吸暂停。

（一）临床表现

1. 局部表现

（1）低压电击伤：表面皮肤损伤面较小，呈圆形或椭圆形，局部烧伤较轻，受伤皮肤呈焦黄色或褐黑色，有时可见水疱，与健康皮肤分界清楚，边缘规则整齐。电流进口处烧伤较出口处严重，烧伤较深，可使皮下组织，甚至肌肉、肌腱、神经、骨骼等炭化。

（2）高压电击伤：烧伤面积大，伤口深，皮肤呈特有的树枝样或细条状斑纹，可深达肌肉骨骼，骨质断裂。电流入口处烧伤严重，烧伤部位组织炭化或坏死成洞，组织解剖结构清楚，常发生前臂腔隙综合征（compartment syndrome）。

2. 全身表现

（1）轻度电击者，会出现惊恐、心悸、精神紧张、全身无力和面色苍白等，一般会很快恢复，恢复后可出现肌肉疼痛、疲乏、头痛及神经兴奋症状。

（2）高压电击特别是雷击时，可立即发生意识丧失、心搏和呼吸骤停。大面积体表烧伤或组织损伤处体液丢失过多时，可出现低血容量性休克。

3. 并发症和后遗症

（1）大量组织损伤和溶血可引起高钾血症。直接肾脏损伤、肌肉组织坏死产生肌球蛋白尿（myoglobulinuria）和肌红蛋白尿（myoglobinuria）及溶血后血红蛋白尿（hemoglobinuria）都能促发急性肾衰竭。脱水或血容量不足时更能使病情加速或恶化。

（2）由于触电后大肌群强直性收缩和抽搐，可发生脊椎压缩性骨折或四肢关节脱位和骨折。

（3）孕妇电击后，常发生流产、死胎或宫内发育迟缓。

（二）治疗措施

1. 迅速切断电源，在确保施救者自身安全的前提下，利用绝缘物使触电者与电源分离，或采取相应保护措施将伤者搬离危险区。

2. 评估生命体征，出现呼吸心搏骤停时，立即行心肺复苏术，挽救病人生命。对所有电击病人，应连续进行48小时心电监测，以便发现电击后迟发性心律失常。对心律失常者，选用相关抗心律失常药，纠正心律失常，维持有效循环。

3. 触电后若发生心搏骤停，可导致水电解质与酸碱平衡紊乱，应给予对症处理，维持水电解质与酸碱平衡。

4. 触电后若心搏骤停，极易继发脑水肿，因此，在心肺复苏的同时，应及早采取措施，降低脑代谢，防治脑水肿。常用方法有：冷敷、冰水灌肠、冬眠疗法或注射能量合剂以改善脑细胞代谢。

5. 防治急性肾衰竭，静脉输注乳酸钠林格液，迅速恢复循环容量，维持尿量在50~75ml/h。出现肌球蛋白尿时，维持尿量在100~150ml/h。同时静脉输注碳酸氢钠（50mmol/L）碱化尿液，使血液 pH 值维持在 7.45 以上，预防急性肾衰竭。严重肌球蛋白尿病人恢复有效血容量后尿量仍未增加时，可在乳酸钠林格液 1L 中加入甘露醇 12.5g。尿内肌球蛋白消失后即停用甘露醇。热灼伤者，常有严重血容量不足，恢复有效循环容量前，避免静脉输注甘露醇。严重急性肾衰竭时，根据病情进行血液透析。

6. 触电后若伴有广泛组织烧伤、肢体坏死和骨折者，应立即给予包扎、固定等对症处理。若有肢体筋膜间室综合征出现时，应立即行筋膜间室切开减压，以免引起肢体坏死。坏死组织应进行清创术，预防注射破伤风抗毒素（3000U）。有继发感染者，给予抗生素治疗。

（三）护理措施

1. 严密观察生命体征，定时测量呼吸、脉搏、血压和体温。复苏后尤应注意观察缓和的心率和心律，判断有无心律失常；注意呼吸频率，判断有无呼吸抑制及因喉头肌肉痉挛引起的窒息发生，发现异常及时报告医师，并配合医师进行抢救。

2. 触电后病人会出现不同程度的神志变化，如短暂的烦躁和意识模糊、精神兴奋等，应严密观察病人的神志变化，采取必要的保护措施，避免发生意外。对有意识障碍的病人，应给予保护性措施，防止坠床和自伤。

3. 注意有无合并伤病人，触电后若自高处跌下，常可伴有颅脑损伤、脊髓损伤、血气胸、内脏破裂、骨折等，应注意观察病人的全身情况，及时发现和处理合并伤。如电流伤害到病人脊髓，应注意保持脊柱的固定和相对制动，防止脊髓再次受损。

4. 注意尿液性质和尿量。严重电击伤常伴有大量血红蛋白和肌红蛋白释放，经尿液排出，使尿液呈现暗红色或酱油色，可并发急性肾衰竭，应注意观察尿液的颜色、比重，准确记录尿量。

5. 病情危重的病人应注意做好基础护理，防止肺部感染、尿路感染、压疮等并发症的发生。

第十七节　危重病人营养支持

一、概述

危重症病人常常由于严重创伤、手术、感染、炎症或脓毒血症等引起机体内神经系统、内分泌系统及临床代谢改变，可引起包括肠功能衰竭在内的 MODS，导致极为严重的后果。营养支持作为有效的治疗手段，在减少并发症、保护脏器功能、修复创伤组织、控制感染和促进机体健康等方面起着重要的作用。

（一）危重症病人的代谢特点

危重症病人的基本代谢变化包括内分泌改变与糖代谢紊乱、能量代谢增高、蛋白质分解代谢加速、脂肪代谢紊乱、维生素代谢变化和胃肠功能改变。

1. 内分泌改变与糖代谢紊乱　在创伤、手术、感染等情况下，机体发生应激反应。

2. 能量代谢增高　危重症病人机体呈高代谢状态，基础代谢率可增加至正常人的数倍。

3. 蛋白质分解代谢加速　创伤、感染后消耗大量蛋白质，用于维持机体急性应激反应所需能量。

4. 脂肪代谢紊乱　在创伤、感染等应激状态下，储存的糖原很快被耗尽，脂肪被动员供能。

5. 维生素代谢改变　维生素 C 缺乏，伤口愈合延迟，白细胞数量下降。

6. 胃肠道功能改变　危重病人常并发应激性溃疡，病人常出现食欲下降、厌食、腹胀等情况。

（二）营养的评估

转入 ICU 且预计摄食不足的病人应先进行营养风险评估筛查（如营养风险评分 NRS—2002，NUTRIC 评分），有助于早期识别有高营养风险的病人。低营养风险为基础营养状况正常、疾病较轻，如 NRS—2002 评分≤3 或 NUTRIC 评分≤5。高营养风险：NRS—2002 评分≥5 或不考虑 IL-6 的情况下 NUTRIC 评分≥5。

对高营养风险病人再进行营养的评定。营养评定（nutritional assessment）是通过人体组成测定、人体测量、生化检查、临床检查及多项综合营养评定方法等手段，判定人体营养状况，确定营养不良的类型及程度，评估营养不良所致后果的危险性，并监测营养支持疗效的方法（表 4-19）。

表 4-19　简易营养评定法

参数	营养不良	中度营养不良	重度营养不良
体重	下降 10%~20%	下降 20%~40%	下降 >40%
上臂肌围	>80%	60%~80%	<60%
三头肌皮褶厚度	>80%	60%~80%	<60%
白蛋白（g/L）	30~35	21~30	<21
转铁蛋白（g/L）	1.50~1.75	1.00~1.50	<1.00
淋巴细胞总数	>1200	800~1200	<800
迟发性超敏反应	硬结 <5mm	无反应	无反应

1. 人体测量 包括身高、体重、体重指数、皮褶厚度、上臂肌围、腰围、臀围等指标的测量。

2. 生化及实验室检测

（1）蛋白质测定

1）内脏蛋白测定：是蛋白质营养状况测定中极其重要的方法之一，正常值为 35~55g/L，若 <35g/L 为营养不良，<20g/L 为重度营养不良。

2）肌酐身高指数（creatinine height index，CHI）：是衡量集体蛋白质水平敏感而重要的指标。测量方法为连续留取 3 天 24 小时尿液，取肌酐平均值并与相同性别及身高的标准肌酐值比较所得的百分比。>90% 为正常，80%~90% 为瘦体组织轻度缺乏，60%~80% 为中度缺乏，<60% 为重度缺乏。

3）氮平衡（nitrogen balance，NB）：是评价机体蛋白质营养状况最可靠和最常用的指标。计算公式：氮平衡（g/d）= 摄入氮量（g/d）−［尿中尿氮量（g/d）+3］。

（2）免疫功能评定

1）总淋巴细胞计数（total lymphocyte count，TLC）：是评定细胞免疫功能的简易方法。计算公式为 TLC= 淋巴细胞百分比 × 白细胞计数。正常为 $>20 \times 10^8$/L，$(12~20) \times 10^8$/L 为轻度营养不良，$(8~12) \times 10^8$/L 为中度营养不良，$<8 \times 10^8$/L 为重度营养不良。

2）皮肤迟发型超敏反应（skin delayed hypersensitivity，SDH）：该实验是将不同的抗原 0.1ml 注射于前臂屈侧表面不同位置，48 小时后测量接种处硬结直径，若 >5mm 为正常。

二、营养支持的方式

（一）营养支持途径及其选择原则

营养支持方式分肠内营养（enteral nutrition，EN）和肠外营养（parenteral nutrition，PN）两种。

随着临床营养支持的发展，营养支持方式早已由以胃肠外营养为主的营养支持方式，转变为通过鼻胃/鼻空肠导管或胃/肠造口等途径为主的肠内营养支持。EN 可利用胃肠道功能提供全面营养，它有符合生理、较经济和安全的优点，对具有胃肠道功能的病人应作为首选。PN 为经静脉给予营养，适于胃肠道功能丧失无法利用的病人。

（二）营养支持时机

低营养风险的病人，即使不能自主进食，在 ICU 的第一周不需要特别给予营养治疗。高营养风险的病人往往有严重的营养不良，在生命体征与内稳态失衡得到一定的控制后，为了维持细胞的代谢与器官的功能，防止进一步的营养损耗,只要病人能耐受,应在 24~48 小时内尽快达到目标量,同时注意监测再喂养综合征,并争取于 48~72 小时内提供 >80% 蛋白质与能量目标量。相反,延迟的营养补充可导致较长时间持续的营养与能量负平衡,后者与增加病人感染性并发症的发生率及延长入住 ICU 时间明显相关,并且增加了后期纠正营养不良的难度。

在应用营养支持前需对病人的代谢状态、脏器功能进行评估,了解与病情有关营养状态的病史,如有无肝病、心力衰竭、肾衰竭、肿瘤、糖尿病及高脂血症等病史。

三、肠外营养在重症的应用

对重症病人进行营养支持时,推荐对胃肠道功能完善的病人优先使用肠内营养支持。当胃肠道功能完善时,不推荐常规使用肠外营养支持,但对处于高营养风险的重症病人,考虑早期使用肠外营养,而非肠内营养。

PN 的适应证与禁忌证

不能耐受 EN 和 EN 选择禁忌的重症病人,应选择完全肠外营养支持(total parenteral nutrition, TPN)的途径。主要指合并胃肠功能障碍的重症病人,其他还包括存在尚未处理的腹部问题(如出血、腹腔感染)的外科病人和由于手术或解剖原因禁止肠道喂养的病人。胃肠道可以使用,但仅能承担部分的营养物质补充时,可添加部分肠外营养(partial parenteral nutrition, PPN)相结合的联合营养支持方式,目的在于肠功能支持。一旦病人胃肠道可以安全使用时,则逐渐减少至停止 PN,联合肠道喂养或开始经口进食。

1. PN 的禁忌证　在早期复苏阶段、血流动力学尚未稳定或存在有组织低灌注;严重高血糖尚未控制;严重水电解质与酸碱失衡;严重肝功能衰竭、肝性脑病;急性肾功能衰竭存在严重氮质血症时;需急诊手术,术前不可能实施营养支持者,均不宜给予 PN。

2. PN 的适应证　只要胃肠道解剖与功能允许,并能安全使用,应积极采用 EN;任何原因导致胃肠道不能使用或应用不足,需要营养支持的病人。

随着对 PN 了解的深入及其应用技术的不断完善,特别是“过度喂养”的认识和避免,使 PN 成为 ICU 病人安全有效的支持方式。对于 EN 禁忌的重症病人,如不有效地给予 PN,将使死亡的风险增加 3 倍。对这类病人,早期开始 PN(入 ICU 或创伤后 24~48h 内)将有助于降低感染性并发症的发生率,且 PN 是合并有肠功能障碍病人治疗的重要组成部分。

3. PN 的组成　肠外营养液由葡萄糖、氨基酸、脂肪、维生素、电解质、微量元素等混合制成。

(1)葡萄糖:糖类是人体内主要的供能物质,是肠外营养的主要能源物质之一。成人每日需要 4~5g/kg 葡萄糖,每日葡萄糖不宜超过 300~400g。

（2）氨基酸:氨基酸提供氮源,是合成蛋白质的基质,其需要量可以由体表面积或体重计算。以氮为单位,一般为 $8g/m^2$ 体表面积或 0.2~0.3g/kg,在氮丢失过多的情况下可以适当增加。

（3）脂肪:临床上肠外营养支持治疗中所使用的脂肪乳剂,为 10% 或 20% 脂肪乳剂。脂肪乳剂不仅可提供热能,而且可以避免必需脂肪酸缺乏。每 500ml 10% 脂肪乳剂可产生 450kcal 热能,一般输入量不超过每天 3g/kg。

（4）维生素:维生素是体内必需的物质,参与糖类、蛋白质和脂肪代谢,同时人体的生长发育及伤口修复都需要维生素的参与。维生素的种类较多,据其溶解性可分为脂溶性维生素和水溶性维生素。脂溶性维生素在人体内有一定的储备,短期禁食一般不会缺乏。水溶性维生素在体内没有储备,不能正常进食者都有缺乏的可能。长期 TPN 病人常需要提供多种维生素以预防其缺乏。

（5）电解质:电解质用量是根据病人的电解质情况适量补充,维持内环境的稳定。

（6）微量元素:微量元素参与酶、核酸、多种维生素和激素的作用,量虽少但作用很重要。

4. 肠外营养液的配制

（1）营养基质:主要包括氨基酸、单糖类、脂肪乳剂、电解质、维生素、微量元素和水,用量根据病人年龄、身高、体重、目前营养状况和病情需要适量补充。

（2）能量物质:主要是糖和脂肪乳剂,其每天需要量可按公式计算,严重创伤和感染应酌情增加 20%~40%。

（3）蛋白氮源:常采用复合氨基酸制剂,以提供适量的蛋白质补充体内蛋白质的消耗,维持正氮平衡和促进伤口愈合,按氮每天 0.2~0.24g/kg 供给,严重创伤和感染时,酌情增加 20%~40%。

（4）维生素和微量元素:长期禁食病人可有维生素和微量元素缺乏,但其表现无特异性,不易被觉察,临床上多以预防性使用为原则,目前用于胃肠外营养的维生素和微量元素多为复合制剂。

（5）水及电解质:水的需要应根据病人的病理状态、水分丢失和组织水合作用的需要而有所增减,一般每天总量在 3000ml 左右。电解质主要有钾、钠、钙、镁、磷和氯 6 种。

近年来主张将脂肪乳剂、氨基酸、碳水化合物、电解质、微量元素及维生素等各种营养液混合于密封的无菌输液袋中,称为全营养混合液（total nutrient admixture, TNA 或 all-in-one）。

5. 肠外营养的优点

（1）全部营养物质混合后同时均匀输入体内，有利于更好地代谢和利用，增加节氮效果。

（2）简化输液过程，节省护理时间。

（3）降低了与肠外营养有关的代谢性并发症发生率。

（4）配制时不需要用进气针，减少被污染和发生气栓的机会。该营养液既可经中心静脉又可经周围静脉输注，是目前医院内和家庭中进行 TPN 治疗的一种非常成功的方法。

6. 肠外营养的输入路径 肠外营养的输入途径包括周围静脉和中心静脉。

（1）中心静脉营养（central parenteral nutrition, CPN）是指全部营养要素通过中心静脉补充的营养支持方法。常用静脉有锁骨下静脉、颈外静脉、颈内静脉和股静脉等。优点有：①中心静脉管径粗，血液流速快，血流量大，输入液体很快被血液稀释，不受输入液体浓度、pH 值和输注速度的限制，对血管壁的刺激小；②能在 24 小时内持续不断地进行液体输注，可依据机体的需要最大限度地调整输入液量、浓度和速度，保证供给机体所需的热量和各种营养物质；③一次穿刺置管后可长期使用，减少了反复穿刺的痛苦。CPN 适宜于需长期 PN 支持者，但需要熟练的置管技术及严格的无菌技术，且易引起损伤、感染、空气栓塞、导管意外等多种并发重症。

（2）外周静脉营养（partial parenteral nutrition, PPN）是指通过外周静脉导管全面输送蛋白质和热量的方法，适宜于病情较轻、用量小、PN 支持不超过 2 周者。优点是任何可穿刺的周围静脉均可选用，能避免中央静脉置管的潜在并发症，并降低初始治疗费用。其不利之处是需频繁穿刺，易引起血管疼痛、静脉炎等并发症。因此，使用周围静脉营养时应每 24 小时更换输注部位，输注液的渗透压应低于 800~900mmol/L。

四、肠内营养在重症的应用

肠内营养系采用口服或管饲等方式经胃肠道提供代谢需要的能量及营养基质的营养治疗方式。只要胃肠功能允许，应尽量采用肠内营养。

肠内营养的适应证与禁忌证

1. 禁忌证 某些重症病人或疾病的危重时期是不宜选用 EN 的：

（1）严重应激状态，血流动力学尚不稳定，水电解质失衡未予纠正者，应先处理全身情况，待内环境稳定后再酌情考虑肠道喂养的时机。

（2）胃肠功能障碍者：腹腔感染未予控制导致肠管运动障碍，出现明显腹胀、肠鸣音消失或腹腔大量炎性积液时，不能耐受肠道喂养。

（3）肠管机械性完全性梗阻和其他原因的麻痹性肠梗阻者。

（4）肠瘘早期,腹腔感染较重且未局限者不宜行肠道喂养。

（5）急性肠道炎症伴有持续的腹泻、腹胀者,吸收等功能较差,不宜给予肠内营养。

（6）肠内营养过程中出现严重腹泻、腹胀者,经处理无缓解,应暂停肠道喂养。如认为是其他因素所致应给予相应对症处理,如广谱抗菌药物引起者应考虑停用抗菌药物,必要时加用抗真菌药物,其他原因亦可对症处理。

（7）较严重消化道出血及呕吐的病人。

（8）合并腹腔间隙综合征的病人。

（9）采取俯卧体位者,应暂停 EN,否则将增加胃内容物反流与误吸的风险。

2. 适应证

（1）不能经口进食或经口进食不足者:这类病人的胃肠道功能基本正常,但是由于不能经口进食或是经口进食普通食物不能满足机体所需要的营养素,因而选择使用鼻胃管或鼻肠管补充营养物质:①口腔或食管的炎症、肿瘤或手术的病人;②中枢神经性疾病、昏迷、咽反射消失以及脑神经损伤的病人;③有严重的感染、大面积创伤、恶性肿瘤等疾病时,营养素的需要量增加,但是经口进食不能满足需要者。

（2）胃肠道疾病病人:如短肠综合征、炎性肠道疾病、胰腺疾病以及胃肠瘘等疾病的稳定期,肠道恢复了一定功能的病人。

（3）手术前需要补充营养的病人:营养不良的择期手术病人,术前 2 周开始肠内营养治疗。

（4）手术后的营养不良病人:腹部手术后 24 小时,小肠的蠕动和吸收功能逐渐恢复,因此给营养不良的病人进行较大的手术时可以放置空肠造口以方便术后早期开始肠内营养。

3. 肠内营养制剂的种类　肠内营养制剂有多种分类方法,如根据其组成分为要素型、非要素型、组件型和特殊应用型肠内营养制剂四类。根据氮源不同分为由氨基酸提供氮源、由水解蛋白质提供氮源、由完全蛋白提供氮源的营养液。

（1）要素饮食（elemental diet）:是一种人工精制、营养素齐全、由无渣小分子物质组成的水溶性营养合成剂。其特点有营养全面、不需消化即可直接或接近直接吸收、不含残渣或残渣极少等。

（2）匀浆膳（homogenized diets）:是常用的非要素型肠内营养制剂,它是由天然食物配制而成的糊状、浓流质或粉剂的平衡饮食,其缺点主要包括维生素和矿物质的含量不甚明确或差异较大,固体成分易于沉降及黏度较高,不易通过细孔径喂养管。

（3）混合奶：是由多种自然食物混合制成半液体状态的饮食。其特点有：营养素种类齐全、黏稠度适宜，胃肠易消化。

（4）组件型肠内营养制剂：是仅以某种或某类营养素为主的肠内营养制剂，主要包括蛋白质组件、脂肪组件、糖类组件、维生素组件和矿物质组件。

（5）特殊应用型肠内营养制剂：是为特殊病人制备的营养液，常用的有浓缩营养液、高蛋白营养液、婴儿用营养液和特殊疾病营养液。

4. 肠内营养的输入途径　肠内营养的输入途径有口服、鼻胃管、鼻十二指肠管、鼻空肠管、胃造口、空肠造口等多种，具体供给途径的选择取决于疾病情况、喂养时间长短、病人精神状态及胃肠道功能。

（1）口服：是最经济、最安全、最简便的投给方式，而且符合人体正常生理过程。口服时，合理足够的膳食能满足大多数病人对各种营养素的需求。不能主动经口摄食或经口摄食不足的病人，则可通过其他方式进行肠内营养治疗。

（2）鼻胃及鼻十二指肠、空肠插管喂养途径：接受营养治疗不超过4周的病人，最理想的肠内营养治疗途径是放置细的鼻胃管，此喂养途径简单易行，是临床上使用最多的方法。其优点在于胃的容量大，对营养液的渗透压不敏感，适合于各种完全性营养配方。缺点是有反流与吸入气管的危险，长期使用者可出现咽部红肿、不适，增加呼吸系统并发症等。

（3）胃造瘘术：常用于较长时间不能经口进食者，这种方法接近正常饮食，能供给人体所需要的营养物质，方法简便。

（4）空肠造瘘术：为临床上肠内营养治疗应用最广泛的途径之一，误吸发生率低，喂养管可长期放置，病人无明显不适。

5. 肠内营养的输注方式　肠内营养的输注方式有一次性投给、间隙性重力滴注和连续性经泵输注三种方式。具体采用哪种方法取决于营养液的性质、喂养管的类型与大小、管端的位置及营养素的需要量。

（1）一次性投给：将营养液用注射器缓慢地注入喂养管内，每次200ml左右，每天6~8次。该方法容易引起腹胀、腹泻、恶心、呕吐，病人难以耐受，仅适合于经鼻胃置管或经胃造瘘的病人。

（2）间隙性重力输注：将营养液置于输液瓶或塑料袋中，经输液管与肠道喂养管连接，借重力将营养液缓慢滴入胃肠道内，每天4~6次，每次250~400ml，速度为20~30ml/min，每次持续30~60分钟，此法临床上常用，适用于鼻饲的病人。优点是病人有较多的自由活动时间，类似正常饮食，耐受性好。

（3）连续经泵输注：用输液泵将要素饮食输入胃和小肠内的方法，适用于十二指肠或空肠近端喂养病人,临床上多主张采用此方式进行肠内营养治疗。开始输注时速度宜慢,浓度宜低,从 40~60ml/h 逐渐增至 100~150ml/h,浓度亦逐渐增加,以便胃肠道逐步适应,耐受肠道营养液。临床实践表明,连续经泵滴注时,营养素吸收较间隙性输注更佳,大便次数及大便量也明显少于间隙性输注,病人胃肠道不良反应也较少,营养效果好。

五、营养支持的监护

营养支持的监护是营养支持的重要组成部分。监护的目的,一是了解营养治疗效果、及时发现问题并调整治疗方案,提高营养支持的效果。二是及时发现、预防和处理可能发生的并发症。故应做好严密的监测和高质量的护理。

(一)肠外营养支持的监护

1. 常规监护

(1)体重:监测体重有助于判断病人水合状态和营养量的供给是否合适。每天体重增加超过 250g,说明可能存在体液潴留。当输入液体过量引起右心衰竭,应调整液体输入量。静脉营养的前 2 周,每天测体重 1 次;以后每周测定 1 次。

(2)体温:监测体温能及时了解感染等并发症,每日测量体温 4 次。如病人出现高热、寒战等,应及时寻找感染源,进行抗感染治疗。

(3)输入速度:最好用输液泵,记 24 小时尿量,测定总出入液量。

(4)营养评价:每例病人应有临床观察表格,逐日填写平衡记录表。平衡表是了解肠外营养支持的重要依据,在静脉营养期间应进行营养状态的动态评价。

(5)环境的监护:保持环境清洁,物品每日用消毒液擦拭;空气清新,注意通风;床铺清洁,污染的衣、单应立即更换。

2. 中心静脉插管后监护

(1)中心静脉插管应通过 X 线片予以证实其导管尖端是否在下腔静脉的根部。

(2)插入导管处的皮肤应经常更换敷料,每周 2~3 次,并用碘伏做局部处理。

(3)每次治疗结束时应用生理盐水冲洗中心静脉导管,防止堵管。

(4)定期更换中心静脉导管。

3. 肠外营养支持的并发症

(1)穿刺插管引起的并发症,如损伤、空气栓塞、导管意外异位等。

(2)感染并发症导管引起局部或全身性感染是肠外营养的主要并发症,

最常见的是化脓性静脉炎。

（3）代谢性并发症，如糖代谢紊乱、脂肪代谢紊乱、低血糖、氨基酸代谢异常、水、电解质失衡等。

（二）肠内营养支持的监护

1. 喂养管的监护

（1）喂养开始前，必须确定导管的位置。胃内喂养管可通过吸出胃内容物而证实；十二指肠或空肠内置管可借助 X 线片或内镜定位而确定；导管内抽吸物的 pH 值测定对确定导管位置亦有价值，如为碱性说明导管在十二指肠内，如为酸性说明在胃内。

（2）保持喂养管固定可靠，防止脱落。注完饮食后，胃管末端用纱布包好夹紧，固定于病人床旁。

（3）保持喂养管通畅，在每次喂养前后均要用生理盐水冲洗喂养管，每次冲洗的液量至少为 50ml。

（4）每天检查鼻、口腔、咽喉部有无不适及疼痛，防止喂养管位置不当或长期置管引起的并发症。

2. 胃肠的监护

（1）监视胃内残留液量：最少每 4 小时测定一次，保证胃内残留液少于 150ml 时，以防引起误吸，当胃残留量 >150~200ml，表示排空不良，应予减量，加用促进胃排空药物，如仍不改善则应停输。

（2）胃肠道耐受性的监测：胃肠道不耐受表现有腹痛、腹泻、腹胀。降低输入速率或营养液浓度，保持一定的温度及防止营养液的污染，可使病人逐步适应。

3. 代谢的监护

（1）每日应记录病人的液体出入量。

（2）营养开始阶段，应每日查尿糖及酮体，以后可改为每周 2 次。

（3）定期测定血清胆红素、谷丙转氨酶、谷草转氨酶、碱性磷酸酶等，一般开始时每 3 天测 1 次，以后可每周测 1 次。

（4）定期查血糖、尿素、肌酐、电解质，开始阶段每 2 天测 1 次，以后每周测 1 次。

（5）定期进行全血细胞计数及凝血酶原时间测定，初期每周 2 次，稳定后每周 1 次。

（6）每天留 24 小时尿，测尿素氮或尿总氮，病情稳定后可每周留尿 1~2 次测以上指标。

4. 营养的监护

（1）治疗前应对病人进行全面的营养状况评定，根据病人的营养情况确定其营养素的补给量。

（2）体重、肱三头肌皮皱厚度（TSF）、上臂肌围（AMC）、淋巴细胞总数（TLC）应每周测定1次，长期肠内营养者2~3周测1次。

（3）测定内脏蛋白，如清蛋白、转铁蛋白、前清蛋白等。一般开始营养时应每周测1次，以后据病情每1~2周测定1次。

（4）氮平衡在初期应每天测定，病人稳定后可每周测1~2次。

（5）对长期行肠内营养者，可根据病人情况对容易出现缺乏的营养素，如锌、铜、铁、维生素B、叶酸等进行不定期测定。

5. 肠内营养支持的并发症

（1）机械性并发症常见有鼻咽不适、声嘶、食管炎等。

（2）胃肠道并发症如恶心、呕吐、腹泻、便秘等。

（3）代谢性并发症包括水、电解质、糖、维生素和蛋白质代谢的异常。

（4）感染性并发症主要有吸入性肺炎和营养液的污染。

6. 营养液的使用

（1）要素制剂的配置需要根据医嘱取用一定的量，先用少量温开水调制成糊状后再用温水稀释至一定的容积，充分搅拌成均匀溶液，喂养前第一滴至手背感知温度适宜后再给予病人喂养。

（2）匀浆是根据配法选择特定的食物按一定的数量称量备用，牛奶、豆浆与蔗糖等煮沸消毒，并与全部食物混合，装入搅拌机内磨碎搅成匀浆。应每天新鲜配制。

（3）商品肠内营养制剂打开后需在0~4℃冰箱中冷藏，24小时后废弃。

第十八节　危重病人管路护理

一、管路分类

临床中常用有很多不同种类、不同功能的管路，常作为治疗和观察病情的手段和判断预后的依据。作为护理人员，必须要管理好这些管道，保证其正常的工作。

（一）作用功能分类

1. 供给性管道　特指将氧气、能量、水分或药液等补充到体内的管道。如吸氧管、鼻饲管、输液管、输血管等。在危重抢救时，这些管道被称为“生命管”。

2. 排出性管道　指通过专用性管道引流出液体、气体等。如胃肠减压管、导尿管、各种手术后引流管等。常作为治疗、判断预后的有效指标。

3. 监测性管道 指放置在体内的观察和监护性管道,不少供给性或排出性管道也兼有此作用。如上腔静脉导管、中心静脉测压管等。例:上腔静脉导管,既可快速大量补液,也可测中心静脉压,表明右心前负荷,对指导补液有意义。

4. 综合性管道 兼有供给、排出、监测性的功能,在特定的情况下发挥特定的功能。如胃管可作为鼻饲管、减压管、引流管等。

(二)危险因素分类

1. Ⅰ类 高危管道:即可直接危及病人的生命的管道,稍有不当可造成病人死亡。如气管插管、气管切开套管等导管。

2. Ⅱ类 中危管道:可危及病人生命的管道,护理不当可造成病人死亡。如胸腔闭式引流管、深静脉置管、T管等引流管。

3. Ⅲ类 低危管道:不会直接危及病人生命,但如护理不当也可造成病人死亡等严重后果。如胃管、导尿管、周围静脉导管及伤口引流管等。

二、管道的护理

(一)中心静脉导管的护理

中心静脉导管是指经颈内静脉、锁骨下静脉、股静脉、贵要静脉等穿刺,沿血管走向至腔静脉的插管,其导管尖端到达上、下腔静脉。

护理要点:

1. 妥善固定导管 使用浓度为 20g/L 葡萄糖酸氯己定乙醇消毒液进行棉拭子擦拭消毒,由内向外缓慢旋转,逐步涂擦两遍,消毒范围为 10cm×12cm,无张力将无菌敷料中心覆盖于穿刺点上,捏导管凸起处,予塑形后抚平敷料,边去除敷料边框边按压敷料,用一条胶布交叉固定于敷料与外露导管交界处,再用两条胶布加强固定,最后在胶带上做好标记。随时检查,防止导管移位。

2. 避免导管扭曲、折叠、受压,告知病人翻身避免受压。

3. 消毒静脉穿刺部位、更换敷料,常规48h更换纱布敷料一次,聚氨酯膜每7天更换一次,如穿刺点有血迹或敷料松脱、卷边等,应立即更换,观察、记录插管局部有无红肿热痛等感染征象,一旦发生,应及时告知医生,进行相应的处理,必要时拔除管路。

4. 保持通畅,输液时定时用生理盐水 Q4h 冲管;输液结束后,可用浓度为 1~10U/ml 的肝素盐水脉冲式封管,以防导管内血栓形成。

5. 导管堵塞后严禁强行冲管,排除导管扭曲、打折、药物结晶等原因后可用 5000U/L 的尿激酶盐水进行溶栓。

6. 向病人讲解留置中心静脉导管的必要性,缓解病人紧张、恐惧情绪,取得病人合作,意识障碍病人可予以保护性约束或遵医嘱使用镇静剂,防止导管意外脱出。

(二)中心静脉压监测的护理

中心静脉压力监测是通过留置于中心静脉内的导管连接测压装置,监测右房及上下腔静脉内压力,是反映右心功能和血容量的重要监测手段,正常值为 $5\sim12cmH_2O$。

护理要点:

1. 排尽管道内气体,确保管道连接紧密,防止气泡进入体内形成气栓。

2. 保持测压装置始终与位于病人右侧腋中线第 4 肋间水平,体位改变时应重新校零。

3. 在测量静脉压力时管道内不得输注药物,以免影响所测压力的准确性。

4. 注意保持管道通畅,每次测压后应冲洗倒流入导管的血迹,防止导管内形成血凝块堵塞导管。

5. 严格无菌操作,防止导管相关性血流感染的发生。

三、气管插管的护理

气管插管是经鼻或经口将气管导管由声门送入气管,是临床中保证病人呼吸道通畅,有效进行辅助或控制性机械通气的主要方式。

护理要点:

1. 病人的头部稍后仰,协助其每 1~2 小时变换头部位置,避免导管压迫咽喉部及头皮压伤。

2. 妥善固定导管,避免导管随呼吸运动上、下滑动而损伤气管黏膜,可使用 Y 形固定:取 12~15cm 胶带,撕成 2 等分,末端保留 5cm 不撕开,将胶带的分叉处粘贴于离开嘴角 1cm 处,撕开的上侧固定在上嘴唇,另一侧由下而上固定导管,再撕取另一条,从对侧将撕开的上侧固定在上嘴唇,撕开的另一侧由下而上固定导管(图 4-3)。

3. 标明导管插入深度,随时检查导管位置,及时发现导管有无误入一侧支气管或滑出。

4. 选择合适的牙垫,比导管略粗,避免病人咬扁导管,影响气道通畅。

5. 保持导管通畅,及时吸出导管、口腔及鼻腔内的分泌物;选择合适的吸痰管,注意无菌操作,吸痰时间少于 15 秒,遵医嘱给予雾化吸入,防止痰液黏稠不易吸出。

6. 每班监测气囊内压力,保证气囊压力维持在 $30cmH_2O$ 左右,防止漏气或因压力过高而引起气管黏膜缺血坏死。

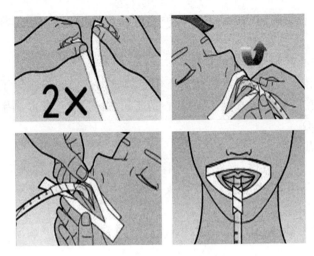

图 4-3　经口气管插管导管固定示意图

7. 保持口腔清洁,定时做好口腔护理,用清水冲洗口腔,防止口腔黏膜溃疡的发生。

8. 加强气道内湿化,湿化器温度维持在 32~34℃。

9. 拔除气管插管后,密切观察病人的反应,注意有无会厌炎、喉水肿、喉痉挛等并发症发生,并经鼻导管或开放式面罩给予吸氧,以防低氧血症的发生。

10. 向病人讲解留置气管插管的必要性,缓解病人紧张、焦虑情绪,取得病人配合,意识障碍病人可予以保护性约束或遵医嘱使用镇静剂,防止导管意外脱出。

四、气管切开导管的护理

气管切开导管是在甲状软骨下缘至近胸骨上窝处切开放入的导管,临床中常用于喉阻塞、下呼吸道分泌物潴留等原因引起的呼吸困难病人。

护理要点:

1. 固定导管的纱带要松紧适当,以容纳一手指为宜。

2. 支撑与呼吸机管道相连处的管道,以免重力作用于导管,引起气管受压而造成气管黏膜坏死。

3. 保持导管通畅,及时吸出导管、口腔及鼻腔内的分泌物;选择合适的吸痰管,注意无菌操作,吸痰时间少于 15 秒,遵医嘱予雾化吸入,防止痰液黏稠不易吸出。

4. 每班监测气囊内压力,保证气囊压力维持在 30cmH_2O 左右,防止漏气或因压力过高而引起气管黏膜缺血坏死。

5. 保持口腔清洁,定时做好口腔护理,用清水冲洗口腔,防止口腔黏膜溃疡的发生。

6. 加强气道内湿化,湿化器温度维持在 32~34℃。

7. 切口周围的敷料每日更换两次,保持清洁干燥;经常检查切口及周围皮肤有无感染、出血、皮下气肿等;如使用带内套囊导管,将其内套管取出消毒,每班一次,用流水刷洗后双氧水浸泡消毒,再用无菌生理盐水冲洗干净,重复两次。

8. 拔出气管导管后,及时清除窦道内分泌物,保持伤口敷料干燥,促使窦道逐渐愈合。

五、T 管引流的护理

T 管是引流胆汁、消除胆道感染、引流残余结石、支撑胆道等的重要通道。护理要点:

1. 妥善固定 术后将 T 管用缝线固定于腹壁后,还应用胶布螺旋形将其固定于腹壁皮肤上,在翻身、活动、搬动时注意妥善固定导管,防止导管牵拉而意外脱出,对躁动不安的病人应给予保护性约束或遵医嘱给予镇静剂,避免将 T 管拔出。

2. 保持有效引流 平卧时引流袋应低于腋中线水平,半卧位时应低于腹部切口,以防胆汁逆流引起感染。T 管应经常予以挤捏,保持引流通畅,防止其受压、扭曲、折叠。

3. 观察并记录引流液的颜色、量和性状 若胆汁突然减少甚至无胆汁流出,则有导管受压、扭曲、折叠、阻塞或脱出的可能;若引流量多,则提示下端有梗阻的可能或引流袋的位置太低,应立即检查,并通知医师及时处理。

4. 导管操作时严格执行无菌技术 保持引流管伤口敷料干燥,伤口周围皮肤每日以络合碘消毒,给予无菌纱布、棉垫覆盖,防止胆汁浸润皮肤引起发炎、红肿,定期更换无菌引流袋,预防感染的发生。

5. T 管拔除后残留窦道用凡士林纱布填塞,注意观察伤口敷料情况,渗湿及时更换。

六、脑室引流的护理

脑室引流是经颅骨钻孔或椎孔穿刺侧脑室,放置引流管,将脑脊液引流至体外,常选择半球额角或枕角进行穿刺,是抢救颅内高压危急状态、脑室检查、减轻脑膜刺激症状,预防脑膜粘连和蛛网膜粘连的重要手段。

护理要点:

1. 妥善固定引流管及引流瓶(袋)的位置,引流管开口需高于侧脑室平面 10~15cm,以维持正常的颅内压,在严格的无菌条件下连接引流瓶(袋)。

2. 注意控制引流速度及量,若引流过快过多,可使颅内压骤然降低,可根据引流的速度及量适当调整引流瓶(袋)的高度,每日引流量不超过 500ml 为宜。

3. 保持引流通畅,如引流管内的液面随病人呼吸、脉搏上下波动并不断有脑脊液流出,则为通畅;若引流管内无脑脊液流出,应立刻通知医生查明原因,予以相关处理;避免因翻身、活动等牵拉引流管,并注意防止引流管受压、扭曲等。

4. 观察并记录脑脊液的颜色、量及性状,如脑脊液中有大量血液或混浊,有絮状物等异常情况应立即通知医生予以处理。

5. 拔管前应抬高引流瓶或夹闭引流管 24 小时,如病人无颅高压症状可予拔管。拔管时夹闭引流管,防止管内液体逆流入脑室内引起感染。拔管后,如切口处有脑脊液漏出,应告知医师妥善处理,以免引起颅内感染。

七、胸腔闭式引流的护理

胸腔闭式引流是将引流管一端放入胸腔内,而另一端接入比其位置更低的水封瓶,以便排出气体或收集胸腔内液体,使得肺组织重新张开而恢复功能的方法。临床中广泛应用于血、气胸、脓胸的引流及心胸术后的引流等。

护理要点:

1. 更换引流瓶,根据引流液的情况每日更换引流瓶 1~2 次,注意引流瓶与引流管衔接紧密,防止气体进入,并注意严格无菌操作,防止感染的发生。

2. 保持引流瓶直立 保证引流瓶内管道端口埋于液面下 2~4cm,使得气水相隔,防止空气进入胸膜腔的发生;保持液面低于引流管胸腔出口 60~70cm,转运病人时应双钳夹闭引流管,防止瓶内液体倒流引起感染的发生。

3. 保持引流管通畅,注意瓶内液面水柱波动及气体逸出情况,经常挤压引流管,防止管道被血凝块堵塞,并严格交接班。

4. 严密观察引流情况,注意引流液的颜色、性质、量,并做好记录,如有异常及时通知医生予以相关处理。

5. 向病人做好宣教工作,讲解留置胸腔闭式引流的必要性,缓解病人紧张、焦虑情绪,取得病人配合,意识障碍病人可予以保护性约束或遵医嘱使用镇静剂,防止导管意外脱出。

6. 拔管时嘱病人深吸气后屏气,减轻拔管时的疼痛,拔管后立即用无菌纱布按压伤口,防止气体进入胸腔,并注意保持伤口敷料干燥,如有渗湿应立即更换。

八、导尿管的护理

导尿管是经尿道口插入留置于膀胱内,用于引流尿液、进行膀胱冲洗等操作的导管。

护理要点：

1. 妥善固定导尿管，向气囊内注入 10~20ml 生理盐水，为防止尿管的逆行感染等需将导尿管用胶布采用高举平台法再次固定，男性固定于下腹部或大腿前侧，或将阴茎及导管翻向下腹部，使之与腹壁成 60° 角，再固定于下腹的相应位置或腹股沟处，使耻骨前弯曲消失，集尿袋垂直固定于下方，并留出一定长度以便病人翻身，引流袋固定于床栏上；女病人，用胶布将体外的导尿管固定病人一侧大腿内侧，防止牵拉和滑脱。

2. 注意观察尿的颜色、性状及量，如有异常及时通知医生给予相应处理并做好记录。

3. 保持引流通畅，避免导管扭曲、受压，若引流不畅可挤压引流管，必要时遵医嘱予生理盐水冲洗。

4. 防止导尿管相关性尿路感染的发生，保持尿袋低于尿路引流部位，防止尿液倒流引起逆行感染。保持尿道口外阴清洁，及时除去分泌物及血痂；定时开放、夹闭导尿管，每天评估留置尿管的必要性，尽早拔除导尿管；定期更换导尿管，如疑被污染或密闭性被破坏时应立即更换尿管，注意严格无菌操作；每周监测尿常规和尿细菌培养，及时发现感染。

5. 对尿潴留、膀胱高度膨胀的病人，应缓慢解除，可先放出 500ml 尿液，然后逐渐放出，并采用间歇性引流，以防止膀胱出血。

6. 拔管前应先行夹管试验，以训练膀胱排尿，避免发生膀胱肌无力而引起拔管后尿潴留的发生。

九、胃管的护理

胃管留置主要是利用负压作用，将胃肠道中积聚的气体、液体吸出，减轻胃肠道内压力。用于消化道及腹部手术前后的减压和不能经口进食病人提供肠内营养的途径。

护理要点：

1. 根据病人病情的需要选择合适的胃管，尽量使用能长时间放置的材料，以延长更换时间。

2. 插管过程中如遭遇阻力，发生呼吸困难、发绀等症状应立即拔出，休息片刻后重插。

3. 妥善固定胃管，可用"人"字形或"工"字形胶带固定方法，先将一端粘贴于鼻翼，再将另一端环形缠绕胃管，最后使用高举平台法将导管固定于一侧脸颊，注意防止管道打折，胶布松紧适宜，避免压伤鼻尖。

4. 保持胃管通畅，如胃管不通畅时，遵医嘱用 20ml 的生理盐水冲洗胃管,反复冲洗直至通畅。但食管、胃手术后要在医生指导下进行,少量、低压,以防吻合口瘘或出血。

5. 胃肠减压期间应注意观察胃肠引流液的颜色、性质及量,如有异常及时通知医生予以处理做好相关记录。

6. 每班给予口腔护理,维持口腔清洁。

7. 每班交接、记录插管的深度。

8. 鼻饲前均应判定胃管位置后注入肠内营养液,鼻饲完毕后用少量温开水冲洗胃管后夹闭。

9. 长期留置胃管拔管时严禁暴力拔出,以免损伤黏膜。

10. 做好健康宣教,告知留置胃管的必要性,缓解病人紧张情绪,取得病人合作。如意识障碍病人可做好保护性约束或遵医嘱使用镇静剂,防止导管意外脱出。

管道的护理是一项最基础的护理工作,护理人员要加强理论学习,掌握各管道的作用及如何护理的基础知识,加强各管道的管理,发挥其应有的效能(图 4-4)。

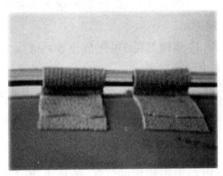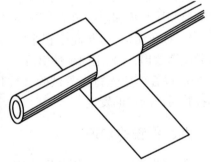

图 4-4 高举平台法

第十九节 危重病人皮肤护理

一、概述

压疮是指皮肤和(或)皮下组织长时间受压、血液循环障碍引起局部持续缺血、缺氧、营养不良而导致的软组织损害,通常位于骨隆突处,由于压力联合剪切力所致。

危重症病人由于病情复杂、危重,肢体活动障碍,长期卧床,常常处于被动或被迫卧位。ICU 压疮发生高达 7.78%,因此需要护理人员在救治和护理病人的过程中加强对病人皮肤的护理和保护,及时发现问题,找出引起皮肤问题的具体原因,实施相应的措施,有效地预防与皮肤有关的并发症发生。

二、压疮的分类及护理

(一)压疮的分类

1. 第一期　压疮淤血红润期。

(1)特点:常发生于骨隆突处,局部皮肤完好,伴有压之不褪色的局限性红斑,深色皮肤可能无明显的苍白改变,其颜色可能与周围组织不同。表现为红、肿、热、痛或麻木。

(2)处理要点:护理人员应做好评估,针对病人的情况积极采取有效的防护措施,防止局部再持续受压,可使用泡沫敷料、皮肤保护膜、透明贴等予局部减压,也可使用赛肤润涂抹于受压处皮肤,有效改善受压部位的微循环,还可用软枕等抬高、悬空受压部位;增加翻身频率,注意不要拖拉,产生摩擦和剪切力;保持局部皮肤清洁、干燥,床单无潮湿,平整无皱褶;改善全身营养状况。

2. 第二期　压疮炎性浸润期。

(1)特点:部分皮层缺失表现为浅表的开放性创面,伴有粉红色的伤口,无腐肉,也可为完整的或破裂的血清性水疱。皮层表现为紫红、硬结、水疱伴有疼痛感。

(2)处理要点

1)小水疱(直径小于 5mm):未破的小水疱要减少和避免摩擦,可先消毒后用无菌纱布、透气性薄膜敷料或泡沫敷料包裹防止破裂感染,使其自行吸收。

2)大水疱(直接大于 5mm):大水疱可先消毒水疱周围,用注射器在水疱的边缘抽出疱内液体或用针头刺破水疱,然后用无菌棉签挤压水疱内的液体或用无菌纱布吸出水疱内渗液,贴敷泡沫敷料,待水疱吸收后才将敷料撕除。如水疱表皮已经破溃,可消毒伤口及周围皮肤后,再用无菌敷料覆盖。注意严格无菌操作。

3)如真皮层破损,应消毒后用生理盐水清洗伤口及周围皮肤,去除残留在伤口的表皮破损的组织,然后根据伤口情况可选择合适的敷料。敷料更换频率应根据伤口的渗液情况决定。

3. 第三期　压疮浅度溃疡期。

(1)特点:出现表皮破损、溃疡形成,全层皮肤缺失,可见皮下脂肪暴露,但骨头、肌腱、肌肉未外露,有腐肉,但组织缺失的深度不明确,可能出现潜行和窦道。对于此期的伤口主要是要进行彻底清创、去除坏死组织,减少感染机会,有助于准确地评估伤口、选择合适的伤口敷料促进愈合。

（2）处理要点

1）有黄色腐肉，创面渗液多时，使用高吸收的敷料，如藻酸盐敷料，间隔换药。

2）伤口合并感染，可使用银离子敷料或含碘敷料，但不能长期使用，炎症控制后停止使用，否则影响创面的愈合；感染的创面可采集分泌物作细菌培养及药敏实验，按检查结果用药。

3）对大且深的伤口清创后，基底肉芽好的伤口应请专业伤口造口师或外科医生会诊，确定伤口处理方案。

4）不同部位发生三期压疮表现可有不同，如鼻梁、耳朵、枕骨或踝骨等部位皮下组织缺乏，如发生三期压疮可呈现浅表状，相反如皮下脂肪多的区域可以发展成为深度三期压疮。

4. 第四期　压疮坏死溃疡期。

（1）特点：侵入真皮下层、肌肉层、骨面、感染扩展，典型特征：全层组织缺失，伴有骨、肌腱或肌肉的暴露，在创面的基底某些区域可有腐肉或焦痂，常有潜行或窦道形成，可扩展至筋膜、肌腱或关节囊等部位，有可能引发骨髓炎，肉眼可见暴露的骨骼、肌腱等。

（2）处理要点：由于焦痂覆盖在伤口的表面，不能直接判断伤口的情况，所以需要清除焦痂后才能判断，如创面过于干燥或有难以清除的坏死组织时，可消毒后用刀片在焦痂上间断划开后用水凝胶进行自溶清创。根据伤口情况再配合采用外科清创的方法将焦痂和坏死组织清除，如有黑痂且伤口有感染症状时，须切开后将脓液引流出再清除坏死组织。

5. 第五期　可疑深部组织损伤期。

（1）特点：全层组织缺失，溃疡基底部有腐肉覆盖（黄色、黄褐色、灰色、绿色或褐色），和（或）伤口有焦痂附着（棕褐色、棕色或黑色），除非去除足够多的腐肉和（或）焦痂来暴露伤口基底部，否则无法判断其实际深度，也无法进行分期。

（2）处理要点

1）如果是足跟的稳定型焦痂（干燥、附着紧密、完整、无红斑或波动感），不应去除，可起到生物性屏障作用。

2）根据伤口不同阶段在清除伤口坏死组织后选择合适的敷料进行护理，如黑色伤口可使用清创胶，感染、黄色伤口使用藻酸盐阴离子敷料，粉色伤口可用造口粉覆盖后用泡沫或水胶体敷料保护。

6. 第六期　不明确分期。

（1）特点：局部皮肤完整但可出现颜色改变，如紫色或褐红色，或有充血的水疱，是皮下软组织受到压力或剪切力导致的此损害，与邻近组织比较，这些受损区域的软组织可能有疼痛、硬块、糜烂、松软、有黏糊状的渗出、潮湿、发热或冰冷,很难辨认出深层组织损伤情况。此期伤口即使接受最好的治疗,也可能会快速发展为深层组织的破溃。

（2）处理要点

1）保护局部,防止继续受压,密切观察发展趋势。

2）对无血疱、黑硬者,可使用泡沫、水胶体敷料;有血疱、黑硬者,可剪去疱皮,根据渗出量情况选择敷料,可用泡沫、水胶体敷料,并密切观察发展趋势。

（二）压疮相关因素的评估

1. 病人入院 24h 内应对全身皮肤进行系统评估。

2. 根据首次皮肤评估的结果及病人目前的病情来决定皮肤评估的频率。

3. 应注意对压疮好发部、骨隆突处皮肤的评估,如枕骨、骶骨、足跟等。

4. 对医疗器械与皮肤接触部位的评估,如无创面罩、骨牵引、经皮血氧饱和度监测、支架、夹板等部位。

5. 评估时还应注意对皮肤红肿、硬结、疼痛、皮温高、干燥、潮湿等进行评估。

6. 风险评估量表 目前使用最广泛的是 Branden 评分法（表 4-20）。

表 4-20 Branden 评分法

危险因素 \ 分数	1分	2分	3分	4分
感觉:对压力导致的不适感觉能力	完全受损	非常受损	轻度受损	无受损
潮湿:皮肤潮湿的程度	持续潮湿	经常潮湿	偶尔潮湿	很少潮湿
活动:身体的活动程度	卧床不起	局限于椅	偶尔行走	经常行走
移动:改变和控制体位的能力	完全不动	非常受限	轻度受限	不受限
营养:日常的摄食情况	非常缺乏	可能缺乏	营养充足	营养丰富
摩擦力和剪切力	有问题	潜在问题	无明显问题	

注:本表参考 Braden 评估表,总分 6~23 分,得分越低,发生压疮的危险性高。18 分是发生压疮危险的临界值,15~18 分提示轻度危险,13~14 分提示中度危险,10~12 分提示高度危险,9 分以下提示极度危险

（三）引起皮肤问题的高危因素

1. 被动或被迫卧床 病人自主活动受限,长期卧床,局部组织长期受压,持续缺血,缺氧,如护理不当可造成组织变性、坏死,形成水疱或表皮脱

落,全身任何一处皮肤均可为压疮好发部位,极度消瘦的病人,骨突部位明显。

2. 全身营养状况差　ICU病人病情危重,抵抗力差,常存在多器官脏器的衰竭,并伴有严重的低蛋白水肿,当血清白蛋白低于35g/L时压疮发生的可能性是正常的5倍。

3. 会阴部及肛周潮湿、分泌物的刺激　严重低蛋白水肿病人会阴部会发生水肿缺血,潮湿,易导致会阴部发生湿疹,甚至皮肤破损。腹泻病人大便失禁,粪便反复刺激会阴及肛周皮肤导致会阴部及肛周皮肤长期处于潮湿和代谢产物侵蚀状态,易发生皮肤糜烂,甚至继发感染;留置导尿管病人常有尿管周围溢尿现象。

4. 约束带的使用　对于神志障碍、烦躁不安的病人,常使用约束带进行保护性约束,由于使用不当或病人不配合,而引起约束部位皮肤勒伤。

5. 气管插管和气管切开病人固定带的使用　气管插管和气管切开病人分泌物及痰液使固定带潮湿变硬引起病人皮肤破损;固定带固定过紧,如不及时更换可导致皮肤勒伤。

6. 器械压伤　由于长期使用医疗器械导致的压伤,常见于长期不间断使用无创呼吸机辅助呼吸,面罩导致面部皮肤的压伤。

7. 冷热疗　使用冰毯机物理降温和热水袋的病人,由于全身循环差,病人感知不灵敏,容易引起皮肤损伤。

（四）压疮的护理

1. 定时翻身是预防压疮的最有效措施,侧卧时应尽量选择30°侧卧位;充分抬高足跟;除非病情需要,应避免长时间摇高床头超过30°体位、半卧位及90度侧卧位。

2. 保持皮肤清洁,避免环境因素导致的皮肤干燥;尽量避免皮肤接触大小便,伤口渗出液和汗液。在压疮好发部位皮肤可使用薄膜、泡沫、水胶体敷料,可减小皮肤承受的剪切力,禁止按摩受压皮肤。

3. 勤翻身,减少身体易受压部位承受压力的时间与强度;正确的搬动和翻动病人,避免摩擦力的产生;使用软枕、翻身垫等缓解压力,睡气垫或海绵垫床,禁止使用气垫圈;保持床单位清洁、干燥,如有潮湿应立即更换。

4. 根据病人伤口情况选择正确的敷料保护皮肤,预防压疮的发生。

5. 在清洗伤口和更换敷料时,动作轻柔,尽量避免换药引起病人的不适感,可使用避免引起疼痛或疼痛相对较小的敷料,如泡沫敷料等,也可遵医嘱使用镇痛药物。

6. 增强机体抵抗力,加强营养支持:可进食病人给予优质蛋白易消化食物;禁食病人应遵医嘱输注白蛋白、氨基酸等静脉营养。

7. 做好心理护理,安抚病人焦虑情绪,取得病人配合,保持舒适体位;病情允许的情况下,可协助病人在床上活动,做好知识宣教工作。

三、床上擦浴、洗头及翻身

完整的皮肤具有保护机体、调节体温、感觉、吸收、分泌及排泄等功能。皮肤的新陈代谢迅速,其代谢产物如皮脂、汗液及表皮碎屑等能与外界细菌及尘埃结合形成污垢,黏附于皮肤表面,如不及时清除,可刺激皮肤,降低皮肤抵抗力,以致破坏其屏障作用,成为细菌入侵的门户,造成各种感染。皮肤的清洁与护理有助于维持身体的完整性,给人体带来舒适,预防感染,防止压疮及其他并发症的发生,还可维护病人自身形象,促进康复。

(一)床上擦浴

适用于制动、活动受限、身体过于衰弱以及不能活动的危重症病人,如急性心梗、机械通气等必须卧床而无法自行沐浴的病人。

【操作目的】

1. 去除皮肤污垢,保持皮肤清洁,促进病人生理和心理上的舒适,增进健康。

2. 促进皮肤的血液循环,增强皮肤的排泄功能,预防感染和压疮等并发症的发生。

3. 帮助病人身体放松,为护理人员提供观察病人并与其建立良好护患关系的机会。

4. 观察病人的一般情况,活动肢体,防止肌肉挛缩和关节僵硬等并发症的发生。

【评估病人】

1. 评估病人的皮肤卫生情况。

2. 评估病人病情是否允许操作。

3. 向病人解释床上擦浴的目的、方法、注意事项及配合要点。

【操作用物】

治疗车内备:浴巾 2 条、毛巾 2 条、浴皂、小剪刀、梳子、浴毯、护肤用品(润肤剂、爽身粉)。

治疗盘外备:脸盆 2 个(内盛 50~52℃热水,并按年龄、季节和个人习惯调节水温)、清洁衣裤和被服。必要时备便盆、便盆巾和屏风。

【环境准备】

调节室温在 24℃以上,关好门窗,拉上窗帘或使用屏风遮挡。

【操作程序】

1. 核对床号姓名,评估病人。向病人解释床上擦浴的目的及配合要点,取得病人的配合,按需要给予便盆。

2. 洗手、戴口罩,准备用物,携用物至病人床旁,再次核对。

3. 关门窗,调节室温至 22~24℃。

4. 戴手套、协助病人移近护士侧并取舒适卧位,保持身体平衡。

5. 盖浴毯　根据病情放平床头及床尾支架,松开盖被,移至床尾。将浴毯盖于病人身上。

6. 备水　将脸盆和浴皂放于床旁桌上,倒入温水约 2/3 满。

7. 擦洗脸部及颈部

(1)将一条浴巾铺于病人枕上,将另一条浴巾盖于病人胸部。将毛巾叠成手套状,包于护士手上。将包好的毛巾放入水中,彻底浸湿。

(2)先用温水擦洗病人眼部,使用毛巾的不同部位,由内眦擦至外眦,轻轻擦干眼部。

(3)询问病人面部擦洗是否使用浴皂。按顺序彻底洗净并擦干前额、面颊、鼻部、颈部和耳部。

8. 擦洗上肢和手

(1)为病人脱去上衣,盖好浴毯,先脱近侧后脱对侧。如有肢体外伤或活动障碍,应先脱健侧,后脱患侧。

(2)移去近侧上肢浴毯,将浴巾纵向铺于病人上肢下面。

(3)将毛巾涂好浴皂,擦洗病人上肢,从远心端到近心端,至腋窝,然后用清水擦净,并用浴巾擦干。

(4)将浴巾对折,放于病人床边处,置浴盆于浴巾上,协助病人将手浸于脸盆中,洗净并擦干,根据情况修剪指甲。操作后移至对侧,同法擦洗对侧上肢。

9. 擦洗胸、腹部

(1)根据需要换水,检查水温。

(2)将浴巾盖于病人胸部,将浴毯向下折叠至病人脐部。护士一手掀起浴巾的一边,用另一包有毛巾的手擦洗病人胸部,女性病人擦洗中应特别注意擦净女性乳房下的皮肤皱褶处。必要时,可将乳房抬起擦洗下面的皮肤,擦洗过程中应保持浴巾盖于病人的胸部。擦洗完毕后擦干胸部皮肤。

(3)将浴巾纵向盖于病人的胸、腹部(可使用两条浴巾)。将浴毯向下折叠至会阴部。护士一手掀起浴巾的一边,用另一包有毛巾的手擦洗病人的腹部,同法擦洗另一侧。擦洗过程中应保持浴巾盖于病人腹部,擦洗完毕后彻底擦干腹部皮肤。

10. 擦洗背部

(1)协助病人取侧卧位,背向护士。将浴巾纵向铺于病人身下。

(2)将浴毯盖于病人的肩部和腿部。从颈部至臀部擦洗病人。

（3）查看病人骶尾部皮肤情况,必要时予以敷料保护。

（4）协助病人穿好清洁上衣,如有肢体外伤或活动障碍,应先穿患侧,后穿健侧。将浴毯盖于病人胸、腹部后换水。

11. 擦洗下肢、足部及会阴部

（1）将浴毯撤至床中线处,盖于远侧腿部,确保遮盖住会阴部。将浴巾纵向铺于近侧腿部下面,擦洗腿部。从踝部洗至膝关节处,再洗至大腿部,洗净后彻底擦干。

（2）一手托起病人的小腿部,将足部轻轻放于盆内,确保足部已接触至盆底部,浸泡足部时可擦洗腿部。擦洗足部,确保洗净脚趾之间的部分,根据情况修剪趾甲。彻底擦干足部,如果足部过于干燥,可使用润肤用品。

（3）护士移至床对侧。将浴毯盖于洗净的腿上,同法擦洗近侧腿部和足部。擦洗后,用浴毯盖好病人后换水。

（4）协助病人取仰卧位,用浴巾盖好上肢和胸部,将浴毯盖好下肢,只暴露会阴部。洗净并擦干会阴部。

12. 根据需要使用润肤用品,协助病人穿好衣服,梳头。

13. 整理床单位,清理用物,放回原处。

14. 洗手,记录 记录执行时间及护理效果。

【注意事项】

1. 擦浴中,应随时注意病人的病情变化,如出现面色苍白、脉速等征象,应立即停止擦浴,并给予适当处理。

2. 擦浴中随时注意病人的保暖,为病人盖好浴毯,天冷时可在被内操作,一般擦浴应在 15~30min 内完成。

（二）床上洗头

头发的清洁对长期卧床的病人尤为重要,由于体弱、新陈代谢紊乱,病人常易出汗,有头皮屑增多、脱发等,如不注意梳理,头发很容易出现汗臭和污垢,影响病人康复。为了保持头发的清洁,促进头皮的血液循环,对卧床汗多的病人,可在枕头上铺毛巾,每日用梳子蘸 50% 酒精梳理头发一次,达到易梳、清洁、去味的作用,每周应洗头一次。

【操作目的】

1. 去除头皮屑及污物,使头发清洁,减少感染机会。

2. 按摩头皮,促进头部血液循环,促进头发生长和代谢。

3. 使病人舒适,促进身心健康,建立良好的护患关系。

【评估病人】

1. 评估病人头发清洁度。

2. 评估病人病情是否允许操作。

【操作用物】

治疗车内备：洗头盆、一次性中单、一次性手套、毛巾（二条）、浴巾、纱布（一块）、棉球（两个）、水温计、水壶、（内盛43~45℃热水）、水桶、洗发液、梳子、必要时备电吹风、便盆及便盆巾。

【操作程序】

1. 核对床号姓名，评估病人。向病人解释洗头的目的及配合要点，取得病人的配合，按需要给予便盆。

2. 洗手、戴口罩，准备用物，携用物至病人床旁，再次核对。

3. 关门窗，调节室温至22~24℃。

4. 戴手套、病人取仰卧位，头靠近床头，将橡胶单和浴巾铺于枕上，将枕置于病人肩下，颈部围干毛巾，并用别针别上。

5. 将一次性中单和浴巾垫于枕上置于病人肩颈下，将洗头盆放在病人后颈下，协助病人将颈部枕于洗头盆突出部位，头部置于盆中，洗头盆螺纹管下端置于污水桶中。

6. 用棉球塞住双耳道，用纱布盖上双眼。

7. 松开头发，先用温水冲湿头发，再均匀涂上洗发液，由发际到脑后部反复揉搓，同时用指腹轻轻按摩头部，然后用温水边冲边揉搓，直至冲洗干净。

8. 取下眼上的纱布和耳中的棉球，用毛巾擦干面部后包好头发。

9. 撤去洗头盆，将枕从病人肩下移向床头，协助病人仰卧于床正中，枕于枕上。解下包头毛巾，再用浴巾擦干头发，用梳子梳理整齐，用电吹风将头发吹干，取下浴巾和一次性中单，取下颈部毛巾，脱手套。

10. 清理用物，协助病人取舒适的卧位，整理床单位，开窗通风。

11. 处理用物，洗手、戴口罩，完成记录。

【注意事项】

1. 洗头时应注意室内温度及病人的脸色、呼吸，如果有心悸、胸闷或面色苍白等情况，应立即停止洗头，放正体位，并及时吹干头发，防止着凉。

2. 洗头动作应轻、快，注意保暖，防止病人过度劳累。

3. 保护好病人的眼和耳，防止水进入，注意避免弄湿被褥和衣服。

（三）翻身

【操作目的】

1. 协助不能起床的病人更换卧位，使病人感觉舒适。

2. 预防并发症，使身体各部肌肉轮换承受身体的重量，减少局部长期受压而导致压疮的发生。

3. 检查、治疗和护理的需要。

4. 减少并发症的发生，如坠积性肺炎、关节畸形。

【评估病人】

1. 病人的病情、肢体活动情况及目前的体位。

2. 有无身体创伤、骨折固定、牵引情况、局部皮肤受压情况、床单位情况。

3. 病人的配合程度。

【操作用物】

1. 根据病人情况备齐用物。

2. 将翻身垫、中单、赛肤润、敷料等放于治疗车上推至床边。

【操作程序】

1. 仪表整洁、洗手、戴口罩。

2. 态度和蔼、举止端庄、查对、解释、评估、安抚病人。

3. 戴薄膜手套,倾倒、测量尿液,脱手套。

4. 倾倒呼吸机、呼吸机回路集水瓶内冷凝水,倾倒完毕,旋紧集水瓶。

5. 无创血压袖带更换至翻身侧肢体。

6. 翻身

双人翻身法:

（1）适应证:适用于重症或体重较重的病人,须有两人完成。

（2）方法

1）将病人移向床头,护士两人分别站在病床两侧,一人托住颈肩部及腰部,另一人托住背部及臀部,两人同时抬起病人移向床头。

2）从平卧位改为侧卧位,护士两人分别站于病床两侧,同时用力,先将病人肩部、背部移近翻身对侧床沿,然后将臀部、下肢移近翻身对侧床沿,再将病人双臂交叉于胸前,屈膝,一人扶病人的肩部、臀部,一人扶病人的腰部、膝部,同时用力,将病人翻向翻身侧,使用翻身垫妥善固定病人。

3）从侧卧位改为平卧位,先将病人放平,然后同样托住病人的不同部位,将病人移近床中央。

双人翻身法（两人站同侧）:

（1）适应证:适用于胸腰段骨折、截瘫的病人,需由两人完成。

（2）方法

1）从平卧位改为侧卧位,护士两人站于病床同侧,面向准备翻身的一边,一人托肩部、背部,一人托腰部、膝盖下方,同时用力,将病人移近护士,然后翻成侧卧位。

2）从侧卧位改为平卧位,先将病人放平,然后同样托住病人的不同部位,将病人移近床中央。

三人翻身法:

（1）适应证:适用于颈椎骨折高位截瘫的病人,需由三人完成。

（2）方法：一人保护头部，另两人站位和方法同两人翻身法，一定注意三人动作要一致，由保护头部的护士喊口令。

【注意事项】

1. 冷凝水倾倒完毕后，旋紧集水瓶，勿漏气。

2. 偏瘫病人测健侧肢体血压，有皮肤破损或已留置静脉针肢体勿测量无创血压。

3. 翻身前、翻身中、翻身后都要检查并安置好各种管道，防止管道脱落、移位、扭曲、受压，以保持通畅。操作时注意勿将导管拔出，翻身后检查各管是否安置妥当。

4. 翻身过程中严密观察病情变化，如有异常，立即停止操作。

5. 根据病人的病情及皮肤受压情况确定翻身间隔的时间，如发现病人皮肤有红肿或破损时，应及时处理，增加翻身次数，同时记录于特护记录单上。

6. 颅脑手术后的病人，头部转动过剧可引起脑疝，故一般只能卧于健侧或平卧；有骨牵引的病人，在翻身时，不可放松牵引；石膏固定或伤口较大的病人，翻身后，应将伤口侧置于合适的位置以防受压。

7. 一人操作时，不可拖拉。二人操作时，注意动作协调、轻稳。

8. 为手术后病人翻身时，应先检查敷料是否脱落或有无分泌物。浸湿的敷料应先更换，然后翻身。

第二十节　急危重病人的心理护理

危重症是急性或潜在的危及生命的健康问题，需要多个专业联合，进行持续的评估及治疗，以维持病情的稳定，预防并发症的出现。瞬间袭来的天灾、人祸，突发的心肌梗死、脑卒中以及慢性疾病的突然恶化等因素可使人产生濒死、恐惧、悲哀、无助和绝望等消极情绪，可以摧毁个体的心理应对机制，导致心理异常。事实告诉我们，病人在应激状态下接受抢救，会影响效果。如果能实施良好的心理护理，就能缓解病人对疾病的紧张、焦虑、悲观、抑郁等情绪；能调动其主观能动性，能协助病人适应新的社会角色和生活环境，帮助病人建立新的人际关系。因此，急、危重病人需要及时有效的心理护理。在治疗过程中，病人如果对治疗信心不足，即使采用最好的药物及医疗措施也不一定能顺利康复。让病人了解遵守治疗方案，促使病人朝着目标不懈努力，激励病人热爱生活，树立战胜疾病的信心，调动潜在的积极因素，从而达到促进康复的目的。

一、急危重病人心理状态

急危重病人的心理状态极其复杂,库布勒·罗斯(E.Kubler RoSs)将大多数面临死亡的病人心理分为 5 个连续的阶段,即否认期、愤怒期、协议期、抑郁期和接受期。

(一)否认期

不承认自己病情的严重,对可能发生的严重后果缺乏思想准备,总希望有治疗的奇迹出现以挽救生命。部分病人不但否认自己病情恶化的事实,而且还谈论疾病愈后的设想和打算。亦有病人怕别人悲痛,故意保持欢快和不在乎的神态,以掩饰内心的极度痛苦。

(二)愤怒期

度过了否认期,病人知道生命岌岌可危,开始埋怨自己命运不佳。病人表现为悲愤、烦躁、拒绝治疗,甚至敌视周围的人,或是拿家属和医务人员出气,借以发泄自己对疾病的反抗情绪,这是病人失助自怜心理的表露。

(三)妥协期

病人由愤怒期转入妥协期,显得平静、安详、友善、沉默不语。这时能顺从地接受治疗,要求生理上有舒适、周到的护理,希望能延缓死亡的时间。

(四)抑郁期

病人已知道自己面临垂危,表现为极度伤感,并急于安排后事,留下自己的遗言。大多数病人在这个时候不愿多说话,但又不愿孤独,希望多见些亲戚朋友,愿得到更多人的同情和关心。

(五)接受期

这是垂危病人的最后阶段。病人心里十分平静,对死亡已有充分准备,在临终前因疼痛难忍而希望速死。部分病人病情虽很严重,意识却十分清醒,表现为留恋人生,不愿死去。

二、临床上常见心理伤害表现

(一)惊慌恐惧

危重病人大多数对所遭受的意外伤害或病情急剧恶化缺乏足够的思想准备,表现出惊慌失措、恐惧万分。因此,在抢救过程中,要始终保持沉着、机智、果断、严谨的工作态度;严禁谈笑或议论与抢救无关的事宜,并向病人及家属多做解释和安慰,使他们尽快摆脱惊慌和恐惧,使其情绪安静下来,积极配合治疗和护理。

(二)急躁

由于突然患病,会对病人产生不利的心理刺激。身体上的痛苦、精神上的失落,以及后悔恐惧交织在一起,表现出急躁不安,甚至不配合治疗。

(三)焦虑孤独

外伤病人多以中青年为主,大多正处在事业和家庭的关键时期。担心肢体伤残是否能恢复,心理功能也相继遭到损害。加之发生突然,家属不能及时赶到医院,在抢救室、监护病房远离家属,探视的时间受限,因而引起病人的隔离感和孤独感。

(四)其他

外伤原因不同,也就有各种不同的心理活动,如因车祸或打架致伤,除有以上心理活动外,还担心医护人员不能根据病情做出正确处理或有偏向。个别病人不能如实叙述病情或故意把病情说重,给诊断和治疗带来困难。

三、护理干预措施及对策

(一)环境的改善

从生物、心理、社会三方面的因素考虑,给病人营造一个安静、整洁、温馨、舒适的休息环境。首先,减轻病人的感觉负荷,并解释影响病人及家属的环境刺激,以减少他们的恐惧和焦虑。我们采取的主要护理措施如:护士在操作中动作应轻柔、迅速、有条不紊地固定好插入病人体内的各种导管,整理各种监护仪的线路、管道,向病人讲明如何活动不会影响仪器设备的使用;使用各种仪器时操作动作要轻,尽量减小监护以及报警器的音量,如根据昼夜等情况调节监护仪的报警音量,使病人夜间能够得到充分的休息;关闭暂时不用的设备,将仪器放置时尽量避免靠近病人头部等。同时应使医疗护理操作紧凑些,睡时将灯光调暗趋于柔和;也可根据病情调整最佳舒适卧位和局部按摩的次数,有助于减轻因监测仪器带给病人的不适感,必要时给予镇静剂,以缓和病人的紧张情绪。其次,ICU 环境设置尽量家庭化,据报道,音乐疗法具有良好的心理治疗作用,可使交感神经活动相对减少,副交感神经活动相对增加,减轻焦虑,缓解疼痛,使病人产生舒适感。因此,ICU 内可播放一些曲调舒缓的音乐,给病人创造一种家庭氛围,减少其恐惧焦虑心理。尽量避免使病人看到同病室危重病人被抢救的场面,如遇到抢救时予以床帘遮挡。有资料表明:家属探视不是造成 ICU 院内感染的主要因素,允许家属探视,可以降低病人及家属的焦虑程度,减轻病人的孤独,因此可适当地开放 ICU 探视制度。如对于一些气管插管或气切的病人,鼓励家属能够通过书信交流给予病人战胜病魔的信心。

(二)加强 ICU 的护患交流

了解病人的病情状态,重视病人及家属的背景和存在问题,以便在护理工作中引起注意并协助解决;与此同时,护士可根据病人的病情、社会地位、文化背景等因素选择合适的语言交流方式,准确判断病人所要表达的意图,及时给予解答,减轻病人的精神负担和疾病痛苦。对要进入 ICU 监护的病人,耐心地讲明 ICU 监护的目的,使病人事先有良好的心理准备,避免紧张、焦虑、恐惧心理的发生;对老年、性格内向、既往病史中有过脑外伤、精神失常等病人,更要做好心理护理;对紧急进入 ICU 的病人,要争取时间进行心理护理。讲解重症监护的重要性和必要性,使病人减轻心理负担,同时让家属了解病人的病情,理解病人的痛苦和对家庭生活的影响,取得家属的配合。合理使用暗示性语言、安慰性语言、刺激性语言,并注意语言的情感性、道德性、语言环境和对话对象,使语言活动在护理工作中发挥良好的作用。

(三)注意沟通障碍的表现形式及护理,掌握良好的沟通技巧

在交流过程中,得体的称谓是成功沟通的前提,护士对病人的称谓得体与否在很大程度上决定着护患人际交往活动的成败,语言使用不当、专业术语过多,由于病人文化水平、专业知识存在差别,在护患沟通中常发生由于专业术语使用过多而产生概念上的误解或不被理解,使用他们熟悉的常用语,并注意口语的科学性通俗化,自然坦诚地与病人交谈,注意不要生搬医学术语,以满足不同层次病人的需要。同时在与病人及其家属交流时,由于社会地位、文化背景、地域的不同,难免产生交流障碍,在此需要临床护士善于控制自身情绪。行为科学告诉我们:"人的情绪和情感决定人对事物的态度,直接影响到人们的行为"。如当病人的仓促提问难以具体回答时,护士要有随机应变的能力,不要支支吾吾,岔开话题,否则,会加重病人的疑心和绝望感。

(四)加强非言语沟通

非言语沟通是指举止、行为、表情的沟通,护士大方的举止,整洁的外表,情绪变化尤其是面部表情的变化,对病人及其家属都有直接的感染作用,护士积极的情绪,和善可亲的表情,不仅能够调节病房和治疗环境的气氛,而且能转换病人的不良情绪,唤起病人治疗疾病的信心。注意目光的接触与身体语言,当你倾听病人的谈话与叙述时,目光可直接注视对方的双眼。在说明问题时,可借助某些手势加强谈话效果,但要注意运用适度,不能显得过分夸张,总的原则应是使自己的身体语言融入到治疗过程中去,以有利于治疗过程为准。除了目光的接触与身体语言之外,还有其他一些非言语性的技巧。如说话的语气、语调及速度就是其中之一,关键在于带着对病人的同情、理解与关切去讲话,讲话时,要尽量发出明确的声音,使对方能够听清楚,含混不清易使对方产生犹疑。

(五)自尊心的维护

ICU 病人大都全身裸露,而且由于工作原因,护士可能更多关注监护和治

疗效果。忽视了病人本身的存在,损伤病人自尊。所以我们在做任何治疗或护理操作时,尽量减少暴露部位,必要时应用屏风遮挡或让其穿上病衣。同时,做好晨、晚间护理(如为病人温水擦浴或清洗手脚、按摩经常受压部位皮肤)及各种基础护理,这样不仅可给予病人关心和安慰,还可以增进护患感情。

(六)提高病人对疾病的认知能力

帮助病人客观地看待自己的病情,以较客观合理的认识和信念来取代不合理的信念和态度,只有建立较为积极的看法与态度,才能产生健康的心理。如对于急性心肌梗死病人,要告诉病人只要正规治疗,是可以治愈的,同时应向病人讲解相关医学知识,使病人积极配合治疗的同时保持良好的心理状态,避免焦虑和紧张情绪的发生。

(七)消除依赖心理

对即将离开ICU产生依赖心理的病人,护士一方面要做好说服解释工作,使病人既明确自身疾病已经缓解,又要树立战胜疾病的信心,增强自身抗病能力。对产生呼吸机依赖心理的病人,应向病人解释,现在的病情已有很大好转,可以按计划间断撤离呼吸机,直至完全撤机。呼吸机就准备在病人身边,一旦感觉呼吸困难,可以随时接上呼吸机,这样可解除病人的担心。

护理是为人的健康提供服务的过程,护理活动是科学、艺术、人道主义的结合。良好的心理护理可以满足病人的合理需要,消除不良情绪反应,调动其战胜疾病的主观能动性,提高病人的适应能力。为病人提供一个良好的心理环境,对病人健康起到了积极的促进作用,使病人主动配合治疗和护理,有利于疾病的康复。

1. 陈曦,张丹梅.甲状腺功能亢进危象临床观察及护理[J].世界最新医学信息文摘,2015,15(15):251-154.

2. 宋鸽,张玉坤.甲亢危象的诊断与急救护理[J].健康之路,2016,15(2):156.

3. 赵太艳.甲亢危象病人临床护理观察[J].中观现代药物应用,2015,9(1):172-173.

4. 张慧娟,刘九月.小儿超高热80例临床治疗效果观察[J].中国医学工程,2012,20(5):100-101.

5. 刘惠萍,王昱秋.超高热危象的护理[J].黑龙江医学,1996(2):27-28.

6. 中国高血糖危象诊断与治疗指南[J].中华糖尿病杂志,2013,5(8):449-461.

7. 王建华.糖尿病病人高血糖危象细致护理干预探析[J].当代医学,2013,19(3):130.

8. 李悦森.糖尿病高血糖危象临床治疗及体会[J].中国老年保健医学,2014,12(4):11-13.

9. 周玉洁,杨美玲.压疮分期及其护理进展[J].中国护理管理,2014,14(7):683-686.

10. 卢蒲晗,余学锋.高血糖危象的治疗现状[J].药物与临床,2014,12(1):17-35.

11. 张文,罗震.高血压危象病人的临床救治与护理体会[J].中外医疗,2010(30):143-145.

12. 杨德艳.高血压危象病人的临床救治与护理体会[J].护理研究,2011,18(12):120-123.

13. 黄芳,戴玉芬.高血压危象的护理[J].甘肃中医,2008,21(3):39-40.

14. 罗东霞.重症肌无力及其危象的护理体会[J].河北医学,2010,16(6):745-747.

15. 王连竹,魏瑞丽.重症肌无力危象的临床护理[J].中国实用神经疾病杂志,2012,15(10):85-86.

16. 赵红霞.重症肌无力危象的诱发因素、抢救及护理[J].中国实用神经疾病杂志，2011，14（20）：68-69.

17. 刘钰，丁伟琪. 多脏器功能障碍综合征病人血浆 B 型利钠肽水平测定的价值［J］. 浙江中西医结合杂志，2015，25（4）：385-386.

18. 何振杨. 欧洲肠外营养学会重症病人肠外肠内营养指南简介［J］. 中华普通外科学文献，2010，4（4）：173-175.

19. 郑小琴，胡歆蕾. 皮肤消毒范围对预防中心静脉导管血流感染的影响［J］. 中国消毒学杂志，2014，31（5）：459-463.

20. 方慧，姬绍先. 气管切开手术后并发症防止与护理［J］. 护理实践与研究，2013，10（5）：79-81.

21. 杨艳，张婷. 留置导尿管外固定方法对男性病人短期留置导尿的影响［J］. 解放军护理杂志，2013，30（15）：23-25.

22. 侯宪红. 女性留置导尿病人不同导尿管外固定方式对导尿管相关性菌血症的影响［J］. 护士进修杂志，2014，29（21）：1933-1935.

23. 李来有，石晓蒙. 高龄肾衰病人不可分期压疮感染的护理［J］. 河北医药，2014，36（7）：1113-1114.

24. 刘胜利，杨麒麟. 压疮的护理及研究进展［J］. 中国医药指南，2013，11（18）：78-90.